Horst M. Oertle

Therapie des Stotterns

Ein Ratgeber

*Für Franziska
mit Dank für ihre
Offenheit, Herzlichkeit
und Menschlichkeit
6.2.99
HORST Michael*

Horst M. Oertle

Therapie des Stotterns

Ein Ratgeber

Die Bundesvereinigung Stotterer-Selbsthilfe e.V. ist gegründet worden, um die Lebenssituation stotternder Menschen zu verbessern. Das beinhaltet unter vielen anderen Aspekten, durch Information und Beratung über das Stottern aufzuklären und gegen jede gesellschaftliche Diskriminierung aktiv zu werden.
Meistens finden Betroffene die Adresse der Bundesvereinigung zufällig und sind dankbar, umfassend und kompetent über das Thema Stottern und Selbsthilfe beraten zu werden.

Diese fast vollständig überarbeitete Neuauflage des Therapieratgebers von 1992 ist eine Initiative des Demosthenes-Forums, einer Einrichtung der Bundesvereinigung Stotterer-Selbsthilfe e.V.

Impressum
Copyright © by Demosthenes Verlag der
Bundesvereinigung Stotterer-Selbsthilfe e.V., Köln
Printed in Germany ISBN 3-921897-37-8

| Umschlagentwurf: | Thomas Pradel |
| Umschlagrealisation: | Uwe Bley |

1. Auflage, Dezember 1998

Dieses Buch wurde gefördert vom
Bundesministerium für Gesundheit

Inhalt

Vorwort	Seite	9
Einleitung	Seite	12
Erfolgsgarantie gibt es nicht	Seite	15
Was wir über das Stottern wissen	Seite	18
Informationen zum Stottern	Seite	18
• Stottern ist „auffällig"	Seite	18
• Wie häufig tritt Stottern auf?	Seite	20
• Krankheit oder Störung	Seite	20
Theorien zum Stottern	Seite	22
• Einflüsse der Umwelt	Seite	22
• Disposition zum Stottern	Seite	25
Entstehung und Verlauf	Seite	29
• Wie lernt ein Kind sprechen?	Seite	29
• Wie entstehen Unflüssigkeiten beim Sprechen?	Seite	31
• Haben die Eltern etwas falsch gemacht?	Seite	32
So läßt sich Stottern am besten erklären	Seite	33
• Automatisierte Abläufe	Seite	33
• Korrekturversuche	Seite	33
• Umweltfaktoren	Seite	34
• Weitere Folgen	Seite	34
Therapievoraussetzungen verändern sich	Seite	35
• Kindergartenalter	Seite	35
• Schulalter	Seite	38
• Erwachsenenalter	Seite	40
Formen und Methoden der Stottertherapie	Seite	43
Formen der Behandlung	Seite	44
• Ambulante Behandlung	Seite	46
• Teilstationäre Behandlung	Seite	47
• Stationäre Behandlung	Seite	47

- Sprachheilschule .... Seite 50
Methoden der Stottertherapie .... Seite 50
- Abläufe und Bewegungen beim Sprechen .... Seite 51
- Einstellungen, Gefühle und soziale Fähigkeiten ...... Seite 61

Therapeutische Ansätze und Programme .... Seite 66
Verfahren, die speziell zur Behandlung des Stotterns
entwickelt wurden .... Seite 66
- Fluency-Shaping-Programme .... Seite 67
- Auf den Sprechablauf bezogene Therapiekonzepte . Seite 74
- Nichtvermeidungs-Verfahren .... Seite 81

Spezielle Verfahren für Kinder .... Seite 86
- Elternberatung .... Seite 87
- Indirekte Verfahren für junge stotternde Kinder .... Seite 88
- Direkte Verfahren für junge stotternde Kinder .... Seite 88
- Nichtvermeidungs-Therapie mit Kindern .... Seite 89
- Gruppentherapie mit Schulkindern .... Seite 90
- Stationäre Therapie für Kinder und Jugendliche .... Seite 91

Verfahren aus der Psychotherapie .... Seite 92
- Verhaltenstherapie .... Seite 92
- Spieltherapie .... Seite 93
- Familientherapie/Systemische Ansätze .... Seite 94
- Neurolinguistisches Programmieren (NLP) .... Seite 94
- Individualpsychologischer Ansatz .... Seite 95
- Hypnose und Hypnotherapie .... Seite 96

Verfahren aus anderen Bereichen .... Seite 97
- Schlaffhorst-Andersen-Methode .... Seite 97
- Akzentmethode .... Seite 98
- Kinesiologie, BrainGym, Hörschwellentraining ...... Seite 99
- Alexandertechnik .... Seite 100
- Akupunktur .... Seite 101

Behandlung mit Medikamenten .... Seite 101

Wie finde ich die geeignete Stottertherapie? .... Seite 103
Wer behandelt Stottern? .... Seite 105
Wunder gibt es immer wieder .... Seite 106

Finanzierung von Therapie .... Seite 111
Selbsttherapie und Selbsthilfe .... Seite 115
Vorbereiten auf eine Stottertherapie .... Seite 120
Anhang .... Seite 139
   Adressen .... Seite 139
   Glossar .... Seite 140
   Index .... Seite 144
   Bücher & Videos .... Seite 147

Vorwort

Wenn jemand stottert, wird davon ausgegangen, daß er oder sie darunter leidet.

Stottern ist auffällig, nicht „normal":
Es ist eine Störung, die sich einschränkend auf die Fähigkeit auswirkt, sich mitzuteilen. Gleichzeitig regt sie die Beobachter an, sich Gedanken über den Sprecher zu machen: Stottern fällt auf.

Stottern ist unberechenbar:
Wann es auftritt, wie es sich entwickelt oder wie schwer es das Sprechen beeinträchtigt, läßt sich nicht sicher vorhersagen.

Stottern ist unsichtbar:
Es läßt sich solange verbergen, bis bei einem Sprechversuch wahrnehmbare Abweichungen vom gewohnten Sprechfluß auftreten.

Stottern läßt Zweifel an der Selbstkontrolle aufkommen:
Ein Teil des Körpers scheint nicht dem Willen desjenigen zu gehorchen, dem er gehört.

Dies alles kann dazu führen, daß sich stotternde Menschen ihres Stotterns schämen, daß sie sich hilflos fühlen, daß ihnen das Auftreten des Stotterns peinlich ist. Aber auch die Gesprächspartner sind verunsichert, wissen nicht, wie sie mit dem Stottern umgehen sollen. Das spüren stotternde Kinder im Kindergarten wie in der Schule. Und Erwachsene im Freundeskreis wie im Beruf.

Warum haben Unterbrechungen des fließenden Sprechens so weitreichende Folgen?

Wollen wir in einer Diskussion ernst genommen werden, müssen wir unsere Argumente schnell einwerfen. Wir müssen möglichst ohne Verzögerung die Sprechpausen der anderen nutzen. Wer überall „gut auftreten" kann, wird bewundert. Man gehört dazu, wenn man mit sicherer Stimme schlagfertig und geistreich seine Gesprächsbeiträge einbringt. Wenn man in der Lage ist, zum richtigen Zeitpunkt das Richtige zu sagen. Wer dagegen plötzlich stecken bleibt, vielleicht sogar mit weit aufgerissenem Mund oder zusammengekniffenen Augen dem Gesprächspartner gegenübersteht, verletzt ungewollt nicht nur die Regeln eines Dialogs, sondern zeigt auch, daß er will und nicht kann. Der Stotternde weiß nicht, was der andere dann von ihm hält, geht aber davon aus, daß es nicht positiv sein kann.

Jeder Mensch braucht die Anerkennung seiner Mitmenschen. Jeder ist auf die Bestätigung der sozialen Gemeinschaft angewiesen, zu der er gehört oder gehören will. Stottern ist also nicht einfach nur eine Einschränkung beim Sprechen, sondern kann auf vielfältige Weise das innere Gleichgewicht, das Wohlbefinden stören und das Selbstwertgefühl beeinträchtigen. Es kann den Lebensverlauf des Betroffenen prägen, seine Entfaltungsmöglichkeiten hemmen.

Stottern wird deshalb von vielen als ein Makel, ein Defekt gesehen, der beseitigt werden muß. Von einer Behandlung wird erwartet, daß sie das Problem überwinden hilft. Leider geht das nicht wie bei einer Reparatur, bei der ein defektes Teil gegen ein funktionierendes Ersatzteil ausgetauscht wird. „Do-it-yourself" ist angesagt.

Therapeuten sind lediglich die Berater, die dafür entsprechende Techniken und Methoden anbieten.

- Wie aber findet man den richtigen Berater?
- Wer bietet die geeigneten Hilfen an?
- Welche unterschiedlichen Ansätze gibt es?

- Mit welchem zeitlichen und finanziellen Aufwand muß gerechnet werden?
- Was erwartet mich in einer Therapie?

Mit diesem Therapieratgeber halten Sie ein Buch in der Hand, das Ihnen auf solche Fragen Antwort gibt. Er wendet sich gleichermaßen an Betroffene wie an Eltern von stotternden Kindern oder Jugendlichen (spezielle Ratgeber finden sich im Anhang unter „Bücher und Videos").

Ein Ratgeber kann keine Therapie ersetzen. Aber er kann Ihnen Informationen bieten, die Sie selbst zur Expertin oder zum Experten in Sachen Stottern werden lassen. Und das ist die beste Voraussetzung dafür, eine gute Therapie zu finden und sie erfolgreich werden zu lassen.

Viel Spaß beim Lesen!

Für die freundliche Unterstützung bei der Erstellung dieses Ratgebers und die Zusendung von Beiträgen über einzelne Verfahren bedanken wir uns herzlich bei Klaus-Dieter Dohne, Alexander Wolff von Gudenberg, Jürgen Kellner, Jochen Künzel, Holger Prüß, Margarete Saatweber, Hans-Werner Stecker, Bernhard Trenkle, den Mitarbeitern des Demosthenes-Forums und allen, die sich an der Überarbeitung beteiligt haben.

Einleitung

Wer eine Stottertherapie sucht, ist in der Regel zunächst hilflos. Je mehr Informationen man erhält, desto mehr sieht man sich einem Dschungel von Namen, Ansätzen und Methoden gegenüber. Seit im ausgehenden 19. Jahrhundert systematische Versuche der Beeinflussung des Stotterns entstanden sind, hieß es ständig aufs Neue: „Heureka – ich habe es gefunden!". Schulen und Fachrichtungen bekämpften sich und warfen sich gegenseitig Scharlatanerie oder Effektlosigkeit vor. Bis heute vergeht kaum ein Monat, in dem nicht in einer Zeitschrift oder Fernsehsendung eine scheinbar völlig neue Therapie angepriesen wird, die „endlich das Stotterübel beseitigt". Einzelne Verfahren sind eine Zeit lang in der Gunst der Fachöffentlichkeit, verschwinden – oft nach dem Ableben ihrer Erfinder – dann von der Bildfläche, um Jahre später wiederentdeckt oder unter anderem Namen neu aufgelegt zu werden.

Genau betrachtet gibt es „das" Stottern nicht. Es hat bei jedem Menschen eine jeweils einzigartige Ausprägung. Welche Behandlung bei welchem Therapeuten für einen Stotternden mit seiner individuellen Problematik die beste ist, läßt sich nicht von vornherein festlegen. Viele Versuche, die Frage der Indikation (welche Therapie für welches Stottern?) zu lösen, waren erfolglos. So kommt es bei allen Therapieformen zu Erfolgen wie zu Mißerfolgen. Sowohl auf der Seite der Betroffenen, als auch auf der Seite der Therapeuten gibt es eine anhaltende Unzufriedenheit. Sie führt dazu, daß sich beide Gruppen ständig auf der Suche befinden. Die Therapeuten suchen eine Therapie, die sie möglichst bei allen Stotternden effektiv anwenden können. Die Betroffenen selbst suchen den Therapeuten, der ihnen endlich hilft.

Eine sehr oberflächliche Einteilung möglicher therapeutischer Vorgehensweisen kann sich aus der Feststellung der Bedeutung des Stotterns für den Betroffenen und seine Umgebung ableiten:

Wenn das Stottern zwar die Ausdrucksmöglichkeiten einschränkt, sonst aber nicht wesentlich die persönliche Entwicklung belastet: Therapie mit den Schwerpunkten ➟ **Sprechtechnik, Sprechbewegungen.**

Wenn das Stottern als sehr negativ und behindernd erlebt wird, Angst und Minderwertigkeitsgefühle auslöst, die eigenen Entfaltungsmöglichkeiten behindert: Therapie mit den Schwerpunkten ➟ **Sprachverwendung, Einstellung zum Sprechen, Soziale Fähigkeiten.**

Wenn das Stottern so übermächtig erscheint, daß es das Leben des Betroffenen und seiner familiären Umwelt ständig negativ beeinflußt: Therapie mit dem Schwerpunkt ➟ **Psychotherapie.**

Wenn das Stottern keine besondere Rolle spielt, die persönlichen Beziehungen, die Ausdrucksmöglichkeiten in Schule oder Beruf und das eigene Selbstwertgefühl nicht beeinträchtigt, ist eine Therapie vermutlich nicht notwendig.

In allen Fällen ist eine Mitarbeit in einer Gruppe der Stotterer-Selbsthilfe sicher sehr lohnend.

Dieser Ratgeber ist als Anregung zum Nachdenken gedacht. Er soll Impulse geben, die Notwendigkeit einer Therapie für den einzelnen Stotternden zu klären. Und er soll Wege aufzeigen, die geeignete Therapieform zu finden.

Natürlich haben Sie am meisten von diesem Buch, wenn Sie es vollständig durchlesen. Es eignet sich aber auch zum Nachschlagen.

➟ Wenn Sie noch unsicher sind, ob Sie überhaupt eine Therapie beginnen sollen	Erfolgsgarantie gibt es nicht .... Seite 15 Vorbereiten auf eine Stottertherapie .... Seite 120
➟ Wenn Sie etwas über den heutigen Wissensstand zum Stottern erfahren wollen	Was wir über das Stottern wissen .... Seite 18

⇒ Wenn Sie sich für eine Therapie entschlossen haben, aber noch auf der Suche nach einem Therapeuten sind	Wie finde ich die geeignete Stottertherapie? .... Seite 103 Wer behandelt Stottern? Seite 105 Wunder gibt es immer wieder .... Seite 106
⇒ Wenn Sie wissen wollen, wer die Kosten einer Stottertherapie trägt	Finanzierung von Therapie .... Seite 111
⇒ Wenn Sie sich über die Arbeit der Selbsthilfe und die Möglichkeiten der Selbsttherapie informieren wollen	Selbsthilfe und Selbsttherapie .... Seite 115

Damit der Text besser lesbar ist, wurde bei Bezeichnungen für Personen manchmal nur die männliche, an einigen Stellen auch nur die weibliche Form gewählt.

Bitte denken Sie sich beim Lesen immer auch die andere Form dazu.

Erfolgsgarantie gibt es nicht

Stottertherapie ist etwas Seltsames: Der Stotternde investiert viel Zeit und Energie, nicht selten auch Geld, muß selbst noch mitarbeiten und manchmal unangenehme Aufgaben bewältigen – und niemand mag ihm „Erfolg" garantieren!?

Warum kann so ein Therapie-Ratgeber nicht wie in den heute überall zu findenden Produkt-Tests einfach Bilanz ziehen und Bewertungen verteilen wie: Die Soundso-Therapie ist Testsieger!?

Solche Erwartungen müssen wir gleich am Anfang unseres Ratgebers enttäuschen, weil es nicht sinnvoll ist, erfolgreiche Therapien von weniger erfolgreichen unterscheiden zu wollen. Therapie ist wie ein Maßanzug, im besten Fall genau zugeschnitten auf die jeweilige Person. Man könnte über die Qualität der Nähte und des Stoffes etwas aussagen, aber nicht darüber, wie der Maßanzug dem Einzelnen paßt oder gefällt. Einige Gründe dafür sollen kurz angesprochen werden.

Unterschiedliche Therapieziele

So individuell verschieden das Stottern ist, so unterschiedlich sind auch die Vorstellungen der Stotternden von dem, was sie erreichen wollen. Natürlich wünscht sich jeder Betroffene, nach der Therapie dauerhaft in möglichst allen Situationen ohne besondere Anstrengung fließend sprechen zu können. Ein solch hochgestecktes Ziel könnte aber die Mehrheit der Nicht-Stotternden auch nicht erreichen. Deshalb wird bei der Zielformulierung bescheidener vorgegangen: Es geht um die Verminderung der Häufigkeit und Stärke der Stottersymptome oder um die Verbesserung der Fähigkeiten, in Gesprächssituationen selbstbewußt auftreten zu können. Jeder Stotternde sollte sich vor der Therapie genau überlegen, was ihm persönlich das Wichtigste ist. Nur dann besteht die Chance, eine Therapie zu finden, die wie ein Maßanzug paßt. (Wer sich nach den im Kapitel „Vorbereiten auf eine Stottertherapie" beschriebenen Vorschlägen richtet, dürfte dafür gute Voraussetzungen haben.) Es ist also notwendig, die unterschiedlichen Effekte der einzelnen Therapieangebote zu kennen.

Wann ist der Erfolg stabil?

Von besonderer Bedeutung für die Frage nach dem Erfolg ist die Dauer der Effekte bzw. Veränderungen. Wir gehen heute davon aus, daß es oft möglich ist, in sehr kurzer Zeit die Fähigkeit zu fließendem Sprechen aufzubauen. Ob sie aber langfristig erhalten und auch in möglicherweise kritischen Situationen beibehalten werden kann, ist damit noch nicht gesagt. In der Stotterforschung wird von einem Zeitraum von mindestens drei, besser noch fünf Jahren ausgegangen, den die Veränderungen überdauern müssen, bevor der Effekt einer Therapie wirklich als dauerhaft angesehen werden kann.

„Messung" des Erfolgs

Hinzu kommt noch, daß in aller Regel die Therapeuten weder von ihrer Ausbildung noch von der verfügbaren Zeit her in der Lage sind, langfristige Untersuchungen über die Effektivität ihrer Therapie durchzuführen. So liegen bis heute kaum zuverlässige Daten über die verschiedenen stottertherapeutischen Ansätze vor. Erst in jüngster Zeit ist in der Öffentlichkeit die Forderung lauter geworden, daß Therapeuten die Ergebnisse ihrer Tätigkeit dokumentieren und auswerten sollen. Von daher steht die Entwicklung von Instrumenten zur „Messung" der Therapie-Effekte noch am Anfang. Trotzdem oder gerade deshalb sei hier nochmals betont: Es ist gut und unterstützenswert, wenn Ihr Therapeut vor Therapiebeginn, nach Abschluß der Therapie und möglichst auch in größeren zeitlichen Abständen hinterher Ihr Sprachverhalten analysiert und Ihnen Fragebogen zur Selbsteinschätzung vorlegt.

Die Bundesvereinigung Stotterer-Selbsthilfe e.V. ist dabei, ein Projekt zur Evaluation (= Verfahren zur Einschätzung der Wirksamkeit von Therapien) von Stottertherapien (PEVOS) ins Leben zu rufen. Stottertherapeuten sind dazu aufgerufen, sich daran zu beteiligen. (Nähere Informationen bei der Bundesvereinigung Stotterer-Selbsthilfe e.V.)

Dem Ziel näher rücken

Eine vollständige „Heilung" – also lebenslang nicht mehr zu stottern – sollten Sie von einer Therapie nicht erwarten. Wer aber sein Sprechen und seine Fähigkeit, sich sprachlich auszudrücken, verbessern will, sollte eine Therapie versuchen. Stellen Sie sich bitte darauf ein, daß nicht gleich der erste Therapieversuch schon den Durchbruch bringt. Vielleicht ist das Stottern für eine gewisse Zeit verschwunden, um dann plötzlich in der alten Stärke wieder aufzutreten. Lassen Sie sich davon nicht entmutigen. Sehen Sie diese Therapie als einen ersten Schritt an, dem weitere folgen müssen. Viele haben erst nach mehreren Therapien ihr Ziel erreicht. Wenn also die Frage gestellt wird, ob der Aufwand für eine Therapie lohnt, lautet unsere Antwort: Ja, wenn sie als Chance verstanden wird, dem eigenen Ziel ein Stück näher zu kommen.

Was wir über das Stottern wissen

Wer sich für das Stottern interessiert, mag sich zunächst darüber wundern, daß ein scheinbar so einfaches Problem nicht längst durch die Wissenschaft gelöst ist. In Fachbüchern werden in der Regel zahlreiche Forschungsergebnisse dargestellt, klare Aussagen über die Entstehung dieser Beeinträchtigung des Sprechens gibt es aber nicht. Die meisten Seiten sind gefüllt mit ungeklärten Problemen, Widersprüchen und Geheimnissen. Auch über den Verlauf und die Behandlung des Stotterns gibt es nur selten eindeutige Informationen. Wen wundert es da, daß immer wieder über neue, sensationelle Heilmethoden in den Medien berichtet wird. Oder daß sich hartnäckig die Auffassung hält, Stottern sei rein psychisch bedingt.

In diesem Ratgeber wird versucht, die heutigen Erkenntnisse so zu vermitteln, daß sie nachvollziehbar sind. Wir wissen inzwischen einiges über das Stottern. Auch wenn nicht alle Unklarheiten beseitigt sind, gibt es doch Antworten auf die Fragen nach den Ursachen und Behandlungsmöglichkeiten.

Gehen Sie mit uns auf Entdeckungsreise, um zu erfahren, was über das Stottern herausgefunden wurde.

Informationen zum Stottern

Stottern ist „auffällig"

Das Problem Stottern ist schon seit langer Zeit in praktisch allen Sprachkulturen bekannt. Es gibt Hinweise in alten Überlieferungen, daß das Stottern seit der Entwicklung der menschlichen Sprache besteht. Genauso alt sind sicherlich die Versuche, diese Auffälligkeit in den Griff zu bekommen, darunter auch der berühmt gewordene Kieselstein, den Demosthenes beim Sprechen in den Mund genommen haben soll, um damit fließendes Sprechen einzuüben.

Stottern ist unüberhörbar und unübersehbar. Dennoch ist es gar nicht so einfach, seine Formen und Ausprägungen zu beschreiben. Die gebräuchlichen Definitionen stellen zunächst sehr abstrakt fest: Als Stottern wird eine auffällige Unterbrechung des fließenden Sprechens bezeichnet. Das Problem dabei ist, daß die Beschreibung von außen erfolgt: durch das Urteil der Zuhörer bestimmt sich, welche Unterbrechung auffällig ist und was als „fließendes Sprechen" angesehen wird. Denn Unterbrechungen des Redeflusses gibt es bei jedem Sprecher, z.B. wenn er Luft holen oder über den weiteren Verlauf seiner Äußerung nachdenken muß. Auffällig sind Unterbrechungen dann, wenn sie dem Gefühl der Zuhörer nach als zu lang andauernd oder zu häufig auftretend bewertet werden. Auffällig sind sie, wenn dabei besondere Anstrengungen, Geräusche und Bewegungen zu beobachten sind, die Nichtstotternde beim Sprechen nicht zeigen. Eine objektive Messung, eine von den Sprechgewohnheiten der Mehrheit unabhängige Identifikation des Stotterns ist also nicht einfach.

Versuchen wir nun, das Stottern etwas genauer zu fassen und in der Sprache der Medizin die verschiedenen von außen beobachtbaren Erscheinungen als „Symptome" (also mögliche Ausdrucksformen) des im Inneren vermuteten Problems zu beschreiben. Im deutschen Sprachraum ist es üblich, zwei Formen zu unterscheiden:

- Das **klonische** Stottersymptom: Häufige Wiederholung von einzelnen Lauten, Silben, Wortteilen oder Wörtern und damit verbunden die Unterbrechung des weiteren Verlaufs der Äußerung.
- Das **tonische** Stottersymptom: Plötzliches Anhalten im Sprechen, Langziehen eines Lautes oder angestrengtes Pressen mit nachfolgender ruckartiger Auflösung oder Abbruch der Äußerung.

Dabei ist wesentlich, daß der Stotternde offenbar keine Möglichkeit hat, diese Symptome zu unterdrücken. Die Häufigkeit des Auftretens, die Anzahl der Wiederholungen, die Intensität des Pressens und vor allem die unterschiedlichen weiteren Begleitsymptome sind bei jedem Stotternden verschieden. Wir werden später darauf zurückkommen.

Hier sei zunächst nur festgehalten: Jedes Stottern ist anders, „das Stottern" gibt es nicht.

Wie häufig tritt Stottern auf?

Die ersten Auffälligkeiten treten fast immer bei Kindern im Alter von 2 bis 6 Jahren auf. In diesem Altersbereich stottern etwa 5 % der Kinder, später reduziert sich dieser Anteil. Wenn das Stottern ohne direkte Behandlung wieder verschwindet, wird dies „Spontanremission" genannt. Ungefähr 80 % der Kinder können ihre anfänglichen Sprechprobleme ohne therapeutische Hilfen überwinden. Bei den restlichen 20 % entwickelt sich ein sogenanntes manifestes, auch „chronisch" genanntes Stottern, das bis ins Erwachsenenalter in mehr oder weniger auffälliger Form bestehen bleibt. Es wird angenommen, daß bei etwa 1 % der erwachsenen Bevölkerung ein solches Stottern das Sprechen beeinträchtigt. Dabei sind Männer stärker betroffen als Frauen. Die wissenschaftlichen Angaben über die Verteilung des Stotterns auf die beiden Geschlechter gehen allerdings sehr auseinander. Realistisch erscheint ein Verhältnis von etwa 4 : 1 (Männer : Frauen).

Krankheit oder Störung?

Die Frage, woher das Stottern kommt und wie es einzuordnen ist, beschäftigt die Menschen schon seit langer Zeit. Ob es als eine Krankheit angesehen wurde oder als eine vorübergehende Störung, hing davon ab, welche Fachrichtung sich mit dem Stottern beschäftigte. Auch die Fragestellungen waren unterschiedlich. Naturwissenschaftler versuchten, bestimmte „Defekte" im Organismus des Stotternden zu finden, andere untersuchten mehr die Lebensbedingungen und ihren Einfluß auf das Sprechen. Beispiele dafür sind die Untersuchungen zur Vererbung einerseits und zum Einfluß unterschiedlicher kultureller Bedingungen andererseits.

Wird Stottern vererbt?

Schon die Feststellung, daß es mehr männliche als weibliche Stotternde gibt, deutet auf eine Beteiligung genetischer Faktoren hin. Bei der Erforschung dieser Frage wurden zum einen Zwillingspaare und zum anderen mehrere Familiengenerationen untersucht. Bei eineiigen Zwillingen stellte sich tatsächlich heraus, daß sie in einem hohen Maße in bezug auf das Stottern übereinstimmten. Allerdings gab es auch Zwillingspaare, bei denen nur eines der beiden Kinder stotterte. Damit kann ausgeschlossen werden, daß es ein „Stotter-Gen" gibt, daß also das Stottern direkt vererbt wird. Wahrscheinlicher ist dagegen die Vererbung bestimmter Voraussetzungen. Dafür sprechen auch die Ergebnisse der Untersuchungen mehrerer Familiengenerationen. In Familien mit stotternden Kindern fand man deutlich mehr stotternde Verwandte bzw. Vorfahren als in Familien, in denen kein Kind stotterte. Besonders häufig war die „Weitergabe" des Stotterns von Müttern an ihre Söhne.

Es muß aber dringend davor gewarnt werden, diese Ergebnisse als eindeutig zu bewerten. Immerhin kann es durchaus auch daran liegen, daß immer wieder ähnliche Bedingungen für das Aufwachsen von Kindern in diesen Familien geschaffen wurden.

Kulturelle Einflüsse
Besondere kulturelle Bedingungen für die Entstehung des Stotterns wurden sowohl in der Familie als auch in der gesellschaftlichen Struktur gesucht.

Während es in bezug auf das Erziehungsverhalten innerhalb der Familien Stotternder keine eindeutigen Aussagen gab, wurde von Forschungsergebnissen berichtet, die im Vergleich unterschiedlicher Kulturen eine größere Häufigkeit des Stotterns dort feststellten, wo auf sprachliche Gewandtheit besonders viel Wert gelegt wurde.

Eine einfache Erklärung („Stottern wird vererbt" oder: „Stottern entsteht durch Erziehung") gibt es also nicht.

Im folgenden werden die unterschiedlichen Theorien kurz dargestellt, um das heute bestehende Wissen zu skizzieren und deutlich zu machen, welche Annahmen den verschiedenen Therapieangeboten zu Grunde liegen.

Theorien zum Stottern

Es gibt heute zwei gegensätzliche theoretische Positionen. Die eine vertritt die Auffassung, daß Stotternde zunächst die gleichen Voraussetzungen mitbringen wie Nichtstotternde und das Stottern erst im Verlauf der Kindheit durch Umwelteinflüsse entsteht. Die andere geht von Unterschieden zwischen Stotternden und Nichtstotternden aus. Diese von vornherein vorhandenen „Dispositionen" können unter bestimmten Umständen bewirken, daß das Stottern im Kindesalter daraus hervorgeht.

Auch wenn es inzwischen als gesichert gilt, daß diese beiden Positionen sich nicht grundsätzlich ausschließen, sollen zum besseren Verständnis zunächst die einzelnen Annahmen dargestellt werden.

Einflüsse der Umwelt

Fast alle Stotternden schreiben das stärkere oder schwächere Auftreten ihrer Symptome den jeweiligen Situationen zu. Fühlen sie sich ruhig und ausgeglichen, mit den Gesprächspartnern vertraut und von ihnen anerkannt, sei das Stottern weniger oder gar nicht zu beobachten. Stattdessen steige die Intensität und/oder Häufigkeit der Symptome sofort an, wenn sie unter Druck gesetzt werden. Diese Variabilität der Symptomatik wird als Begründung für eine psychische Verursachung des Stotterns angesehen. Bei fast jedem Stotternden kommt es zwischendurch zu Phasen fließenden Sprechens. Auf den ersten Blick scheint die zeitweise vorhandene Fähigkeit, ohne Stottern sprechen zu können, eine körperliche Disposition oder Fehlfunktion als Ursache auszuschließen.

Außerdem wurde in den vergangenen Jahrzehnten durch vielfältige Untersuchungen belegt, daß sich Stotternde weder in bezug auf ihre Intelligenzleistungen noch ihre Persönlichkeitsmerkmale von Nichtstotternden unterscheiden.

Auf welche Weise sollen nun psychische Reaktionen auf Umwelteinflüsse verantwortlich dafür sein, daß es zum Stottern kommt?

Psychoanalytische Theorien

Stottern wird in den verschiedenen Ausprägungen der psychoanalytischen Theorien als Neurose, also als psychische Störung oder Erkrankung angesehen. In der Neurose offenbart sich ein unbewußter Konflikt des Betroffenen. Die Symptome sind untaugliche Versuche, diesen zu verbergen oder zu kompensieren. Wie nun der Konflikt beschrieben wird, hängt von der jeweiligen psychoanalytischen Schule oder Denkweise ab. Der Ursprung der Neurose wird an sehr unterschiedlichen Phasen der kindlichen Entwicklung festgemacht. Immer wird dabei allerdings Bezug auf die Familie (meist auf die Mutter) genommen und die Familiensituation als gestört angesehen. Wenn stotternde Kinder und Jugendliche ängstlich und gehemmt wirken, wird davon ausgegangen, daß ihr Selbstwertgefühl im Kindesalter gelitten haben muß. Die Erklärungen beziehen sich deshalb fast immer auf das Machtgefälle zwischen Eltern und Kind. Das Stottern wird als eine Form der Gegenwehr oder Verteidigung gegenüber der als feindlich erlebten Umwelt gedeutet. Ängste und Hemmungen, sich selbstbewußt auszudrücken, werden damit erklärt, daß Bedürfnisse nach Liebe, Sicherheit und Selbständigkeit innerhalb der Familie nicht ausreichend befriedigt wurden.

Die Attraktivität tiefenpsychologischer Annahmen bestimmt die öffentliche Meinung bis heute: Stotternde haben einen „psychischen Knacks" und innerhalb der Familie „stimmt etwas nicht". Die vorliegenden Forschungsergebnisse widersprechen diesen Vermutungen allerdings erheblich. In einer großen Anzahl von Untersuchungen zur Familiensituation stotternder Kinder konnte im Vergleich zu nichtstotternden Kindern kein klarer Unterschied nachgewiesen werden. Anders ausgedrückt: Es gibt Kinder, die kein Stottern entwickeln, obwohl auch sie einer z.B. besonders fordernden oder besonders verwöhnenden Erziehung ausgesetzt sind. Wir glauben daher, daß die unterschiedlichen psychoanalytischen Theorien die Ursache des Stotterns nicht angemessen erklären können.

Für die spätere Aufrechterhaltung des Stotterns geben aber psychoanalytische Theorien einige wesentliche Hinweise. So ist z.B. die Hilflosigkeit des Stotternden gegenüber seinen Symptomen eine grundlegende Erfahrung, die zu einer Entfremdung dem eigenen Körper und der eigenen Person gegenüber führen kann. Damit sind vielfältige Möglichkeiten eröffnet, Unzulänglichkeiten und Unfähigkeiten mit dem „Defekt" Stottern zu begründen. Es gehört dann zum Selbstbild, sich als „schwach" oder „minderwertig" in bezug auf Kommunikation zu sehen. Dies kann komplexe Vermeidungsstrategien gegenüber Sprechanforderungen zur Folge haben.

Lerntheorien

Wie menschliches Verhalten zu erklären ist, versuchen Lerntheorien oder Verhaltenstheorien zu beschreiben. Aus ihnen leiten sich die später unter „Therapieverfahren" dargestellten verhaltenstherapeutischen Ansätze ab. Für einen Vertreter der Lerntheorie ist Stottern ein „gelerntes Verhalten". Er geht davon aus, daß sich Stottern vom normalen Sprechen nur durch eine größere Anzahl von Unterbrechungen unterscheidet. Im Gegensatz zum Psychoanalytiker formuliert der Lerntheoretiker keine Annahmen über innere Zustände oder Prozesse, die ihren Ursprung in der Kindheit und Erziehung haben. Ihn interessiert nur das von außen beobachtbare Verhalten.

Gelerntes Verhalten entsteht auf der Basis von zwei grundlegenden Prinzipien, der „klassischen Konditionierung" und der „operanten Konditionierung". Angewandt auf das Stottern geht man bei ersterem davon aus, daß ein Kind zunächst eine unauffällige Sprachentwicklung mit gelegentlichen Unflüssigkeiten zeigt. Können diese Unflüssigkeiten nun häufig mit dem Erleben von Streß oder Bestrafung (also negativen Umweltreaktionen) in Verbindung gebracht werden, bewirkt dies eine Koppelung der negativ erlebten Situation mit dem Stottern. Schließlich wird allein die Situation, in der Sprechen gefordert wird, zum Auslöser für Erregung, unregelmäßige Atmung, Störung der motorischen Abläufe, und hat damit Stottern zur Folge.

Die operante Konditionierung wird so beschrieben: Ein Verhalten wird dann öfter gezeigt, wenn danach eine Verstärkung (z.B. durch Lob) folgt. Umgekehrt wird ein Verhalten seltener gezeigt, wenn keine Verstärkung bzw. eine Bestrafung folgt. Auf das Stottern bezogen wird zunächst wieder eine normale Sprachentwicklung angenommen, bei der jedoch von der Umwelt die sporadisch auftretenden Unflüssigkeiten besonders beachtet werden. Diese Beachtung kann die Funktion einer Verstärkung erhalten, wenn das Kind regelmäßig durch Stottersymptome die Aufmerksamkeit der Erwachsenen auf sich zieht. Vor allem auch bei der Durchsetzung von Wünschen des Kindes kann sich ein sogenannter Krankheitsgewinn entwickeln: Das Kind stottert verstärkt, wenn es etwas erreichen oder Kritik an seinem Tun entschärfen möchte.

Heute werden die lerntheoretischen Erklärungsversuche in der dargestellten Einfachheit nicht mehr vertreten, sondern haben vielfältige Erweiterungen erfahren. Trotzdem gilt für die auf den beschriebenen Prinzipien basierenden theoretischen Modelle ähnlich wie für die psychoanalytischen Theorien, daß sie zur Erklärung der Ursachen weniger geeignet sind als zur Beschreibung der Bedingungen, die Stottern aufrechterhalten.

Disposition zum Stottern

In den letzten 20 Jahren wurden durch die heute möglichen Untersuchungsmethoden Bestätigungen für viele Annahmen gefunden, die von den Pionieren der Stotterforschung zum Ende des 19. Jahrhunderts und zum Anfang des 20. Jahrhunderts bereits formuliert wurden. Im Vergleich zwischen Stotternden und Nichtstotternden fand man nun doch kleine, aber möglicherweise wesentliche Unterschiede und stellte Theorien darüber auf, wie diese für die Entstehung des Stotterns verantwortlich sein könnten. Einige wesentliche theoretische Positionen werden im folgenden beschrieben.

Gestörte Bewegungsabläufe beim Sprechen

Um den Nachweis der Andersartigkeit der stotternden Population zu erbringen, nahm man sich ab etwa 1930 zunächst die Sprechorgane vor. Es schien sehr naheliegend, das Stottern entweder an einer nicht ganz korrekten Atmung, einer vielleicht nicht ausreichenden Beweglichkeit der Artikulationsorgane (Zunge, Kiefer, Lippen usw.) oder einer nicht richtig funktionierenden Stimmgebung im Kehlkopf festzumachen. Leider waren die Ergebnisse enttäuschend: Mit den damals vergleichsweise groben Methoden ließ sich kein Unterschied zwischen Stotternden und Nichtstotternden nachweisen.

Erst als in den 70er Jahren mit verfeinerten Instrumenten erneut begonnen wurde, Bewegungs-Abläufe zu vergleichen, ergaben sich doch solche Unterschiede. Sie bezogen sich einmal auf Messungen der Reaktionszeit (z.B. auf ein Signal hin eine Fingerbewegung zu machen), bei denen Stotternde tendenziell langsamer waren, zum anderen auf die Koordination der am Sprechen beteiligten Muskeln, die Stotternden nicht immer korrekt gelang. Insbesondere bei der Stimmgebung, also der Funktion des Kehlkopfes und der Stimmbänder fanden sich einige Abweichungen.

Bis heute werden die am Sprechen beteiligten Bewegungsabläufe und Organfunktionen in verschiedenen Forschungseinrichtungen und mit unterschiedlichen Zielsetzungen untersucht, um genauer erfassen zu können, worin die vermuteten Dispositionen zum Stottern bestehen. Man kann wohl davon ausgehen, daß die dabei entdeckten Unterschiede einen Teil der Ursachen des Stotterns erklären. Bei näherer Betrachtung erweist sich das Problem jedoch als außerordentlich komplex. Deshalb wollen wir auch noch andere theoretische Modelle darstellen.

Gestörte Wahrnehmungsprozesse

Ausgehend von der Feststellung, daß Stotternde fast immer einen mehr oder weniger großen Anteil ihrer Äußerungen bis zum nächsten Symptom fließend sprechen können, nahm man eine Störung der Rückmeldung des eigenen Sprechens an. Anfang der 50er Jahre hatte B. S. Lee von einem Experiment berichtet, bei dem er Nichtstotternde mit Hilfe eines Gerätes zum „Stottern" gebracht hatte. Das Gerät nahm die Sprachäußerungen über ein Mikrofon auf und gab sie mit einer minimalen Verzögerung (ca. 100-200 Millisekunden) über Kopfhörer an den Sprecher zurück, was bei sonst fließend sprechenden Personen Redefluß-Unterbrechungen zur Folge hatte („Lee-Effekt").

Erstaunlich war, daß bei stotternden Personen der genau entgegengesetzte Effekt auftrat: Sie sprachen unter Verzögerter Akustischer Rückmeldung (VAR; englisch: Delayed Auditory Feedback, DAF) plötzlich weitgehend fließend. Offensichtlich hat also die zeitliche Verzögerung der Rückmeldung über die Ohren eine Auswirkung auf den Sprechfluß.

Die theoretische Annahme ist nun, daß der Mensch beim Sprechen ständig verschiedene Rückmeldungen über seine eigenen Äußerungen erhält, die im Gehirn integriert werden und dann die weiteren Sprechprozesse steuern. Sprechen wird – wie oben beschrieben – einmal über die Schallwellen, gleichzeitig aber auch über die sogenannte Knochenleitung (Übertragung der Schwingungen über Schädelknochen) und zusätzlich über Sensoren in den beteiligten Sprechorganen (Bewegungsempfindungen: kinästhetisches Feedback; Berührungsempfindungen: taktiles Feedback) rückgemeldet. Verzögert sich nun eine der Rückmeldungen, kann sie nicht mehr korrekt integriert werden und es kommt zu Störungen der Sprechsteuerung.

Zahlreiche Untersuchungen zur zentralen Verarbeitung von Höreindrücken bestätigten die Vermutung, daß Stotternde ihr Sprechen stärker über das Gehör und weniger über die Sensoren der Sprechorgane kontrollieren. Es wäre also denkbar, daß eine Disposition zum Stottern von Anfang an darin besteht, daß bei den später stotternden Kindern die Verarbeitung der Eigen-Wahrnehmungen beim Sprechen beeinträchtigt ist.

Gestörte Prozesse im Zentralnervensystem

Daß die beiden Hirnhälften für unterschiedliche Funktionen zuständig sind, wird schon seit über 100 Jahren angenommen. Die Programmierung und Verarbeitung von Sprache wird bei rechtshändigen Menschen weitgehend von der linken Gehirnhälfte (Hemisphäre) kontrolliert, bei Linkshändern ist auch die rechte Hemisphäre beteiligt. In einigen Untersuchungen fand man heraus, daß Stotternde bei der Sprachverarbeitung und -produktion die rechte Hemisphäre mehr einsetzen, auch wenn sie rechtshändig sind. Es könnte also sein, daß in bezug auf Sprache eine nicht genügend ausgeprägte Führungsfunktion (Dominanz) einer der beiden Hemisphären bei Stotternden vorliegt. Dies würde auch den größeren Anteil stotternder Jungen erklären, weil in einer bestimmten Wachstumsphase im Alter von etwa zwei bis vier Jahren das männliche Hormon Testosteron die Entwicklung der linken Hemisphäre verzögert.

Nun ist die Hirnforschung besonders in Hinblick auf das Stottern noch längst nicht so weit, die komplexen Vorgänge wirklich zu erklären. Trotz der anfangs betonten Zuständigkeit der linken Hemisphäre sind immer auch rechtshemisphärische Teile beim Sprechen beteiligt, beispielsweise bei der gefühlsmäßigen Färbung oder Betonung einer Äußerung. Es gibt aber einige Hinweise darauf, daß die komplizierten und in Sekundenbruchteilen ablaufenden Abstimmungen zwischen den beiden Hemisphären dann nicht immer gelingen, wenn keine ausgeprägte Dominanz einer Hirnhälfte vorliegt.

Da die linke Hemisphäre für die Verarbeitung und Produktion der hintereinander folgenden sprachlichen Abschnitte einer Äußerung besser geeignet ist, gilt es als wahrscheinlich, daß sie für den Sprechfluß und die Kontrolle über die Sensoren der Sprechorgane verantwortlich ist. Es wäre demnach denkbar, daß Stotternde zwischendurch auf eine Kontrolle durch die rechte Hemisphäre „umschalten", die für die automatische, schrittweise Steuerung nicht geeignet ist, und es so zu den typischen Redeflußunterbrechungen kommt.

Einflüsse der Sprachentwicklung

Einer der gebräuchlichsten Ratschläge für stotternde Kinder heißt: „Sprich langsam!" Zunächst mag dies auch helfen, weil dem Kind damit die Möglichkeit gegeben ist, die Äußerung in Ruhe vorzubereiten. Wir wissen heute, daß ein Teil der stotternden Kinder Rückstände in der Entwicklung der Sprachfähigkeiten zeigt. Diese Rückstände sind oft aber nicht leicht zu erkennen, so daß sie von den Eltern nicht unbedingt als solche wahrgenommen werden. Trotzdem kann es zu Verunsicherungen führen, wenn die Aussprache eines komplizierten Wortes nicht gleich gelingt oder ein bestimmter Begriff nicht sofort gefunden wird. Ähnlich ist es bei den grammatischen Konstruktionen, die mit zunehmendem Alter ebenfalls anspruchsvoller werden.

Bei der Erforschung der Sprachentwicklung hat man in einer Studie herausgefunden, daß bei später stotternden Kindern schon früh gewisse Verzögerungen beim Stimmeinsatz und beim Übergang von einem Laut zum nächsten vorkommen.

Entstehung und Verlauf

Für die Entstehung des Stotterns werden heute andere Faktoren verantwortlich gemacht als für den Verlauf, also die weitere Ausbildung der Symptomatik. Um nachvollziehen zu können, wie das Stottern beginnt, müssen wir uns erst einmal vergegenwärtigen, wie überhaupt Sprache gelernt wird. Daraus ergeben sich Hinweise darauf, wie erste Unflüssigkeiten entstehen und wie sich unter bestimmten Umständen ein andauerndes Stottern herausbildet.

Wie lernt ein Kind sprechen?

Am Anfang der kindlichen Sprachentwicklung ist bekanntlich nicht das Wort, sondern der Schrei. Es dauert eine lange Zeit, bis aus den unterschiedlichen Lautäußerungen eines Kleinkindes erste wahrnehmbare Wörter werden. Im Alter zwischen 2 und 6 Jahren durchläuft ein Kind eine Vielzahl von komplexen Entwicklungsschritten in der Sprachentwicklung:

Die grammatischen Fähigkeiten entwickeln sich stürmisch, die Sätze werden immer länger und komplexer. Die Planung im Kopf muß schneller ablaufen. Gleichzeitig erweitert sich der Wortschatz des Kindes laufend. Die Wörter müssen kürzer hintereinander und treffender aus dem Gedächtnis abgerufen werden. In der Aussprache werden immer längere und komplexere Wort- und Lautreihen verwendet. Das Kind lernt mit der Sprache auch die Gesprächsregeln, den Wechsel zwischen Zuhören und Sprechen in einem Dialog. Es ist von daher kein Wunder, wenn die Koordination der ca. 100 am Sprechvorgang beteiligten Muskeln noch nicht immer störungsfrei gelingt.

Besonders im 3. und 4. Lebensjahr gibt es bei ca. 75 % - 80 % aller Kinder eine Phase von mehr oder weniger unflüssigem Sprechen. Dies ist zunächst kein Stottern, sondern Ergebnis der Bemühungen des Kindes, seine sprachlichen Fähigkeiten zu erweitern. Manche Kinder lassen sich leichter verunsichern und scheinen störungsanfälliger zu sein als andere. Es kommt über längere Zeit zu kurzen Wiederholungen von Wörtern oder Silben, was für Eltern durchaus beunruhigend sein kann.

Diese Auffälligkeit hat viele Bezeichnungen erfahren (Entwicklungs-Stottern, physiologische Iterationen, physiologisches Stottern usw.), wir wollen sie entwicklungsbedingte Unflüssigkeiten nennen. Wie kommt es dazu?

Wenn das Kind seine Muttersprache erlernt, versucht es, seine eigenen Äußerungen den Lautfolgen (Wörtern) anzugleichen, die seine Eltern vormachen. Es hört den Eltern zu und es hört sich selbst zu. Und es versucht, sein Sprechen perfekter zu machen. Es kontrolliert seine Aussprache willentlich und bewußt über das Gehör. Je besser ihm das gelingt, desto häufiger kommt es mit seinen Äußerungen ans Ziel seiner Wünsche, wird gelobt und bestätigt. Im Verlauf der weiteren Entwicklung verliert nun jedoch diese anfänglich notwendige Kontrolle über das Gehör ihre Bedeutung. Sie kann mit der zunehmenden Komplexität der kindlichen Sprachentwicklung nicht mehr Schritt halten, weil nicht mehr nur einzelne Wörter, sondern ganze Sätze produziert werden müssen. Als eine Art Übungseffekt wird die Produktion häufig benutzter Wörter und Redewendungen automatisiert. Und wie bei vielen anderen Tätigkeiten denken wir schließlich gar nicht mehr darüber nach, wie die einzelnen motorischen Fähigkeiten, die wir anfangs so mühevoll gelernt haben, nacheinander ausgeführt werden müssen. So entsteht auch die Fähigkeit zu sprechen scheinbar von selbst.

Die Kontrolle dieser komplizierten Aufgaben haben uns inzwischen andere, sogenannte neuromotorische Prozesse in unserem Zentralnervensystem abgenommen, die still im Hintergrund ihre Arbeit leisten. Wir können uns stattdessen beim Sprechen auf andere Dinge konzentrieren, zum Beispiel darauf, was wir sagen möchten.

Diese Automatisierung des Sprechens wird vor allem durch sogenannte propriozeptive und kinästhetische Wahrnehmungs- und Steuerungssysteme überwacht. Das Kind achtet beim Sprechen also nicht mehr mit dem Ohr auf korrekte Ausführung, sondern seine Tast- und Berührungssensoren sowie die Organe für Lage- und Bewegungsempfindungen regeln das komplexe Zusammenspiel.

Wenn das Kind im Verlauf der Sprachentwicklung mehr und mehr die erforderlichen Abstimmungs- und Koordinationsprozesse automatisiert, nennt man dies die Autoregulation des Sprechens.

Wie entstehen Unflüssigkeiten beim Sprechen?

Es wird vermutet, daß der Prozeß der Verfeinerung der Autoregulation durch Eltern oder Geschwister gestört werden kann. Und zwar sowohl dadurch, daß sie die sprachlichen Äußerungen des Kleinkindes zu wenig beachten, als auch dadurch, daß die normalen frühkindlichen Sprechprobleme besonders aufmerksam verfolgt werden. Möglicherweise bemüht sich das Kind eifrig um eine korrekte Anwendung des gerade Gelernten, sucht nach den richtigen Lauten oder Wörtern und verzögert dabei für einen Moment sein Sprechen. Wenn es in diesem Augenblick Korrekturen oder Unterbrechungen bzw. Nichtbeachtung erfährt, versucht es unbewußt, das geforderte korrekte und fließende Sprechen mit besonderer Anstrengung zu erzeugen. Und dies gelingt ihm nur, wenn es auf eine bewußte, willentliche Überwachung des Sprechvorgangs „zurückschaltet", seine Aufmerksamkeit also vollständig auf den Sprechablauf richtet. Das Kind setzt damit eine Methode ein, die der Komplexität der sprachlichen Anforderungen nicht mehr gerecht werden kann. Wenn dies häufiger vorkommt, wird leider dadurch gleichzeitig die Fortentwicklung der Autoregulation behindert.

Es ist also denkbar, daß Eltern ihr Kind in gutgemeinter Absicht korrigieren und ungewollt eine Verunsicherung bewirken. Unflüssigkeiten entstehen demnach durch das besondere Bemühen des Kindes, zu zeigen, wie gut es schon sprechen kann. Wenn Eltern die schon erreichten Fähigkeiten anerkennen und ihrem Kind Zeit geben, sich zu äußern, können seine Korrekturversuche Erfolg haben. Zeitweise unflüssiges Sprechen wird dann immer seltener und verschwindet schließlich ganz.

Stottern muß also nicht zwangsläufig aus diesen Unflüssigkeiten hervorgehen. Wenn aber bestimmte Faktoren hinzukommen, kann sich daraus ein beginnendes Stottern entwickeln. Welche Faktoren sind dies und was bedeutet die Aussage, daß manche Kinder eine „Disposition" zum Stottern mitbringen?

Haben die Eltern etwas falsch gemacht?

Wenn ein Kind stottert, stellen sich Eltern fast immer die Frage, inwieweit sie „schuld" an der Entstehung des Stotterns sind. Sie machen sich Sorgen um die weitere Entwicklung und suchen nach „Erziehungsfehlern", weil sie gehört haben, Stottern sei psychisch bedingt. Häufig werden auch problematische oder gescheiterte Elternbeziehungen als Ursachen angesehen. Auf diese Weise kann das Stottern eines Kindes oft die ganze Familie belasten. Wir wollen diesen Erklärungsversuchen an dieser Stelle zunächst eine klare Absage erteilen: Wenn Stottern ausschließlich durch das Verhalten der Eltern entstehen würde, müßten fast alle Kinder stottern. Es gibt wohl sehr selten Eltern, die nie etwas falsch machen.

Auch Ereignisse, die für das Kind aufregend oder belastend waren, werden manchmal in Verbindung mit dem Beginn des Stotterns gebracht. So können beispielsweise erste massive Unflüssigkeiten in Zusammenhang damit beobachtet worden sein, daß das Kind einen Unfall hatte oder im Supermarkt verloren gegangen ist. Niemand kann ausschließen, daß besonders dramatische Erlebnisse sich auf das Sprechen des Kindes auswirken. Es gibt aber viele stotternde Kinder ohne solche Erlebnisse und umgekehrt auch Kinder, die trotz solcher Erfahrungen nicht zu stottern begannen.

Wenn sich in dieser Phase ein dauerhaftes Stottern herausbildet, spielen vermutlich die anfangs beschriebenen Dispositionen eine wesentliche Rolle. Ob nun die genannten kleinen Verzögerungen im Ablauf der Koordination von Stimmgebung, Artikulationsbewegung und Atmung oder die zentrale Verarbeitung und Steuerung durch die beiden Hirnhälften die Korrekturversuche kurzzeitig stören, ist sicher individuell verschieden. In jedem Fall dürften die noch nicht ganz ausgereiften Korrekturfähigkeiten des Kindes die Grundlage sein, auf der sich Stottern entwickelt. Wie haben wir uns dies nun genau vorzustellen, welche der vielen Erklärungen trifft nach dem heutigen Wissensstand am besten zu?

So läßt sich Stottern am besten erklären

Daß jede Bewegung durch Muskelveränderung und jede Muskelveränderung durch einen Nervenimpuls hervorgerufen wird, ist sicherlich eine allgemein bekannte Feststellung. Daß aber beim Sprechen vermutlich bis zu 140.000 solcher Impulse pro Sekunde in der richtigen Reihenfolge und Intensität abgegeben werden müssen, dürfte weniger bekannt sein. Eine bewußte Erzeugung dieser Impulsmuster ist undenkbar. Stattdessen gehen wir von einer Vielzahl kleiner Programme aus, die für jeden Laut, für die Verbindung verschiedener Laute oder für Wörter bzw. Redewendungen gespeichert sind und abgerufen werden können. Um fließend sprechen zu können, müssen wir in der Lage sein, die richtigen Programme in der richtigen Reihenfolge und zum richtigen Zeitpunkt abzurufen. Und jedes dieser kleinen Programme muß einen jeweils korrekten Ablauf gewährleisten.

Automatisierte Abläufe

Wenn nun, wie oben dargestellt, die Entwicklung der Autoregulation des Sprechens nicht vollkommen fehlerfrei gelingt, kommt es notwendigerweise innerhalb einzelner Programme oder bei der Zusammenstellung verschiedener Programme zu Fehlleistungen. Gelingt die Korrektur, wird nicht nur fließendes Weitersprechen, sondern auch die Vervollständigung der Autoregulation erreicht. Gelingt sie häufiger nicht, wird dies einerseits Reaktionen der Umwelt zur Folge haben und andererseits dazu führen, daß auf eine bewußtere Regulationsebene zurückgegangen wird, um auf andere Weise die notwendige Korrektur zu versuchen.

Korrekturversuche

Was wir als Stottersymptom von außen beobachten können, ist vermutlich das Ergebnis eines solchen nicht gelungenen Korrekturversuchs. Man könnte also sagen, daß das Stottern durch das Bestreben entsteht, nicht zu stottern. Das Kind macht die Erfahrung, daß seine bis dahin entwickelten Programme zur Sprechsteuerung nicht ganz fehlerfrei arbeiten. Es bemerkt darüber hinaus, daß seine Korrekturen ebenfalls scheitern.

Wenn sich bei einem Teil der Kinder in bestimmten Phasen Erlebnisse dieser Art häufen, ist davon auszugehen, daß ihnen von vornherein bestimmte Voraussetzungen für gelungene Korrekturen fehlen. Sie bringen also eine Disposition zum Stottern mit. Dadurch allein entsteht aber noch nicht zwangsläufig ein dauerhaftes Stottern.

Umweltfaktoren

Erst im zweiten Schritt dürften Umweltfaktoren die entscheidende Rolle spielen, nämlich bei der Ausprägung des weiteren Verlaufs. Das stotternde Kind wird sich bei jedem mißlungenen Korrekturversuch stärker bewußt, daß seine Art zu sprechen anders ist. Es versucht, auf neue Weise, mit noch mehr Anstrengung oder mit Unterstützung durch eine Kopf- oder Handbewegung, das Weitersprechen durchzusetzen. Dies gelingt manchmal, so daß diese unterstützende Bewegung in das Programm eingebaut, also Teil des Sprechens wird. Gleichzeitig beobachtet es sich selbst beim Sprechen immer aufmerksamer, weil es ständig damit rechnet, wieder „hängen zu bleiben". Gerade in solchen Situationen, in denen ihm die Anforderung an schnelles und perfektes Sprechen besonders hoch erscheinen, möchte es das Stottern vermeiden. Damit verbunden steigt die innere Anspannung, die Aufmerksamkeit wird von der inhaltlichen Gestaltung der Äußerung abgezogen und auf das Programm für die fließende Sprechbewegung gerichtet: Das Kind hört sich verstärkt selbst zu und verursacht dadurch neue Stottersymptome.

Weitere Folgen

Schließlich ist die Erfahrung, trotz Anstrengung und aufmerksamer Eigenkontrolle das Stottern nicht verhindern zu können, zur eigentlichen Störung geworden. Die Hilflosigkeit gegenüber diesen Unterbrechungen beim Sprechen führt allmählich zu einer gewissen Abstumpfung, einer resignativen Haltung in bezug auf das eigene Sprechvermögen, so daß die zunächst bewußte Kontrolle allmählich wieder aufgegeben wird und die Korrekturversuche in die Sprechprogramme eingebaut werden. Genau daraus resultiert auch die Individualität des

Stotterns, weil jede stotternde Person die ihr eigenen Korrekturversuche zum Bestandteil ihres Sprechens macht. Im Verlauf der weiteren Entwicklung ergeben sich durchaus auch Veränderungen in der Art und Stärke des Stotterns, wenn durch eigene Versuche oder therapeutische Ratschläge neue Erfahrungen eingebracht werden.

Therapievoraussetzungen verändern sich

Auf dem Weg vom Kind zum Jugendlichen und schließlich zum Erwachsenen verändern sich die Lebensbedingungen. In der Schule nehmen mit den Jahren die Anforderungen an das sprachliche Ausdrucksvermögen zu. Berufliche Ausbildung und Berufstätigkeit, aber auch das Zusammenleben in einer Partnerschaft stellen meist recht hohe Ansprüche an die Fähigkeit zur Kommunikation.

Auch ist die Art und Weise, wie ein Mensch stottert, nicht in allen Lebensphasen gleich. Am Anfang gibt es in aller Regel noch viele Äußerungen, bei denen die Autoregulation des Sprechens gelingt. Oft variiert das Stottern im Kindesalter sehr stark, manchmal tritt es auch eine gewisse Zeit überhaupt nicht auf, um dann plötzlich ohne ersichtlichen Anlaß wieder das Sprechen zu beeinträchtigen. Mit zunehmendem Alter wird die Variabilität weniger. Ein erwachsener Stotternder kann sich quasi auf sein Stottern verlassen und ist ohne Probleme in der Lage, bestimmte Situationen vorab in bezug auf sein Stottern einzuschätzen. Auch bei Jugendlichen und Erwachsenen gibt es fast immer Situationen oder einzelne Äußerungen mit gelungener Sprechregulation.

Im folgenden wird deshalb auf die besondere Lebenssituation in den drei wesentlichen Altersstufen eingegangen. Dabei werden die unterschiedlichen Aspekte des Stotterns und deren Bedeutung für die Therapie kurz dargestellt.

Kindergartenalter

Stottern entsteht – wie anfangs dargestellt – meist im Vorschulalter. In dieser Phase kommen auf den kleinen Menschen viele neue Eindrükke und Erlebnisse zu. Von der vertrauten Welt der Familie aus geht er auf den Spielplatz oder in den Kindergarten und fällt dort mit seinem besonderen Sprechverhalten auf. Es kann zu Auseinandersetzungen mit anderen Kindern kommen, bei denen die sprachliche Beeinträchtigung hinderlich ist. Viele stotternde Kinder werden heute gut aufgenommen und integriert, manche müssen erfahren, daß sie verlacht oder gehänselt werden. In jedem Fall aber machen sich die Eltern Sorgen darüber und versuchen, Hilfen für ihr Kind zu finden. Zunächst sind dies vielleicht Ratschläge wie „Sprich langsam!" oder „Denke erst nach, bevor du sprichst!". Weil dies in den meisten Fällen wenig am Stottern ändert, wird nach therapeutischen Hilfen gesucht. Auch die Erzieherinnen im Kindergarten oder die Lehrerinnen in der Schule drängen darauf, daß die Eltern mit dem Kind zur Therapie gehen.

Bis vor einigen Jahren waren viele Fachleute der Meinung, Stottern könne erst ab einem Alter von etwa 9 Jahren sinnvoll behandelt werden. Sie gaben Eltern den Rat, abzuwarten und darauf zu hoffen, daß sich das Stottern „auswächst". Wie bei anderen Störungen gehen wir heute davon aus, daß es effektiver ist, möglichst früh zu beginnen. Dies zum einen deshalb, weil im Vorschulalter manche Reifungsprozesse des Gehirns und des Nervensystems noch nicht abgeschlossen und daher therapeutisch einfacher zu beeinflussen sind. Zum anderen aber auch aus dem Grund, daß im Vergleich zu späteren Lebensphasen die Anforderungen an sprachliche Leistungen noch nicht so ausgeprägt sind und damit auch sprachliches Versagen nicht so oft erlebt wird. Einige Forscher sehen das frühkindliche Stottern als „primäre" Störung mit relativ spannungslosen Unterbrechungen. Im weiteren Verlauf kommen „sekundäre" Störungen wie körperliche Anspannungen, Mitbewegungen oder Vermeidungsverhalten hinzu. Das Stottern wird so komplexer und erfordert eine vielfältigere und intensivere Behandlung. Allerdings ergeben sich auch einige Schwierigkeiten:

— Oft ist die Sprachentwicklung noch nicht abgeschlossen. Es muß also genau abgeklärt werden, ob wirklich das Stottern oder vielleicht erst einmal eine Verzögerung der Sprachentwicklung angegangen werden muß.

— Es muß gründlich untersucht werden, ob die Unterbrechungen wirklich schon als beginnendes Stottern zu sehen sind. Sollte es sich lediglich um normale Unflüssigkeiten handeln, die den Spracherwerb begleiten, wäre eine direkte therapeutische Arbeit mit dem Kind unangebracht und eine Beratung der Eltern sinnvoll. Umgekehrt wäre es natürlich fatal, wenn hilfesuchende Eltern mit ihrem Kind abgewiesen würden und sich das Stottern fester etablieren könnte.

— Zwar nimmt das Kind seine Andersartigkeit beim Sprechen durchaus wahr, eine starke Motivation, an der Veränderung aktiv mitzuwirken, ergibt sich daraus aber nicht von selbst. Meist sind es die Eltern, teilweise auch gedrängt von Verwandten oder Freunden, die möglichst noch vor Schuleintritt des Kindes das Problem „Stottern" aus der Welt geschafft haben wollen. Diese Erwartung kann den Druck für das Kind verstärken und die Behandlung beeinträchtigen.

Um sicher sein zu können, ob eine Therapie sinnvoll und notwendig ist, sollten Sie sich als Eltern beraten lassen. Beratungsangebote gibt es von der Bundesvereinigung Stotterer-Selbsthilfe e.V. (Beratungsstellen, Elternseminare, Buch „Wenn mein Kind stottert") oder von Logopäden/Sprachheilpädagogen in logopädischer Praxis.

Später wird genauer darauf eingegangen, wie eine Therapie für diese Altersgruppe aufgebaut sein sollte. Hier sei zunächst nur darauf verwiesen, daß Kinder „im Spiel" lernen, daß also eine Stottertherapie für Vorschulkinder die Bedürfnisse und Lernformen von Kindern aufgreifen muß.

Wir wollen an dieser Stelle nicht verschweigen, daß nach unseren Erfahrungen viele Hausärzte und Kinderärzte dazu neigen, das Stottern im Kindesalter zu verharmlosen und Eltern zum Abwarten zu raten. Fragen Sie in einem solchen Fall lieber bei Ihrer Krankenkasse oder beim Gesundheitsamt nach erfahrenen Stottertherapeuten in Ihrer Nähe, die Sie versiert beraten können.

Schulalter

Zwar machen auch heute noch viele Stotternde in der Grundschule die Erfahrung, ausgelacht und gehänselt zu werden. Aufgrund der zunehmenden Aufmerksamkeit gegenüber intoleranten Reaktionen wird aber auch von stotternden Schülern bzw. ihren Eltern berichtet, daß zumindest in der Grundschule die jeweilige Klassenlehrerin bei entsprechenden Versuchen einschritt und Diskriminierungen verhinderte. Besondere Probleme ergeben sich in den höheren Klassen, einmal durch die häufig wechselnde Zusammensetzung, zum anderen aber auch wegen der immer höheren Anforderungen, mündlich im Unterricht mitzuwirken. Beispielsweise bedeutet die oft gebräuchliche Methode, daß ein Text nacheinander von verschiedenen Schülern einer Klasse laut vorgelesen werden muß, für Stotternde eine besonders große Hürde.

Bis heute hält sich auch in der Schule das Vorurteil, Stotternde wären in ihrer Intelligenz beeinträchtigt. Dem muß aber entschieden widersprochen werden. Alle diesbezüglich gemachten Erhebungen stellten klar, daß die Intelligenz genau so wie bei Nichtstotternden verteilt ist.

Viele Lehrerinnen und Lehrer fühlen sich durch das Problem „Stottern" überfordert und reagieren entsprechend hilflos. Sollen sie den stotternden Schüler aufrufen und ihn mit seinem Stottern vor der Klasse „bloßstellen", oder sollen sie ihn möglichst wenig zu mündlicher Mitwirkung anregen, damit sein Problem nicht so offensichtlich wird? Sollen sie ihm helfen, indem sie seine Äußerungen ergänzen oder ihm Ratschläge zu fließendem Sprechen geben? Diese Fragen sind nicht pauschal zu beantworten, sie erfordern ein Gespräch zwischen Lehrer und Schüler, eine Vereinbarung, die beiden gerecht wird. Eine gute Hilfe dafür ist der Ratgeber für Lehrerinnen und Lehrer, erhältlich bei der Bundesvereinigung Stotterer-Selbsthilfe e.V.

Nicht nur die Lebenssituation, sondern auch die Erfahrung mit dem Stottern ist für Jugendliche anders als für Kinder. Sie haben meist zehn Jahre und länger mit ihrem Stottern verbracht, mehrere eigene Versuche gemacht und vielleicht auch Therapien probiert, ohne daß sich ihre Erwartungen erfüllen. Sie haben unterschiedliche Reaktionen auf ihr Stottern erfahren und sich eine ihnen entsprechende Antwort darauf zurechtgelegt.

Einerseits erfahren Stotternde oft besondere Zuwendung und Aufmerksamkeit, werden mitunter bedauert und geschont. Die Umwelt versucht, sich so zu verhalten, daß sich das Stottern nicht verstärkt. Viele Eltern kennen das Gefühl von Hilflosigkeit und Schuld, wenn sie Forderungen an ihr Kind stellen, es bestrafen oder kritisieren und damit besonders massive Blockierungen auslösen. Das Stottern hat damit eine andere Qualität bekommen: Es läßt sich auch zur Durchsetzung von Bedürfnissen oder zur Gewinnung von Privilegien nutzen. Innerhalb der Familie kann dies schwerwiegende Folgen haben, wenn sich z.B. ein Elternteil zu besonderer Fürsorge verpflichtet fühlt oder Auseinandersetzungen mit Geschwistern zu bestehen sind. Stotternde Kinder und Jugendliche können auf diese Weise mit ihrer Symptomatik ihre soziale Umwelt kontrollieren und sie beispielsweise dazu veranlassen, ihnen in vielen Situationen das Sprechen abzunehmen (Telefonieren, Bestellen im Restaurant usw.).

Andererseits wird das Stottern verstärkt als Makel angesehen und für Ablehnungen von Seiten Gleichaltriger verantwortlich gemacht. Gerade in einer Lebensphase, in der die Zugehörigkeit zu einer „Clique" für das Befinden und die Entwicklung mit das Wichtigste ist, führt ein solcher Makel oft dazu, eine geringerwertige Rolle in der Gemeinschaft zugewiesen zu bekommen. Wenn das Stottern die sprachliche Ausdrucksfähigkeit stark beeinträchtigt, steht man meist nicht im Mittelpunkt des Geschehens, sondern eher am Rand.

Auch die Besorgnis der Eltern kann negativ wahrgenommen werden, weil Jugendliche sehr genau spüren, wenn sie aus dem egoistischen Interesse heraus entsteht, mit seinem Kind nicht auffallen zu wollen. Stotternde Jugendliche fühlen sich als Person nicht ernst genommen und akzeptiert, wenn sie merken, daß das Stottern für ihre Eltern peinlicher ist als für sie selbst.

Wenn es gegen Ende der Schulzeit darum geht, sich für eine Berufsausbildung zu entscheiden, wird oft aufgrund des Stotterns zu einem Beruf geraten, in dem möglichst wenig gesprochen werden muß. Wir halten diese Einschränkung nicht für richtig. Im beruflichen Alltag gibt es heute immer weniger Berufe, in denen es nicht zum täglichen Brot gehört, per Telefon etwas zu besprechen oder zu organisieren.

Durch die Zunahme des Dienstleistungssektors bzw. die Abnahme der Arbeitsplätze in der Produktion ergibt sich fast von selbst die Notwendigkeit von häufiger Kommunikation in fast allen Berufen. Außerdem zeigen viele Beispiele von stotternden Erwachsenen, daß man auch in sogenannten Sprecherberufen bestehen kann. Es gibt unter ihnen Ärztinnen und Steuerberater, Lehrerinnen und Verwaltungsfachangestellte. Möglicherweise kann sogar das Ziel, einen bestimmten Beruf zu erlernen und auszuüben, einen Jugendlichen besonders motivieren, an seinem Stottern zu arbeiten. Wichtig ist allerdings, z.B. bei Bewerbungsgesprächen, das Stottern offen anzusprechen. So gerät der Stotternde nicht unter den Druck, ständig darauf achtgeben zu müssen, wann sich das erste Symptom bemerkbar macht.

Für die Therapie mit stotternden Schulkindern und Jugendlichen gibt es besondere Gesichtspunkte. So sind Jugendliche unabhängig von der Beeinträchtigung ihrer Ausdrucksfähigkeit innerlich selten bereit, viel Zeit und Energie aufzubringen. Da ihnen von Eltern und anderen Erwachsenen immer wieder mit Blick auf die berufliche Zukunft deutlich gemacht wird, daß sie an ihrem Stottern arbeiten müssen, lassen sie sich auf therapeutische Angebote ein. Während und nach der Pubertät befinden sie sich aber in einer Lebensphase, in der sie versuchen, sich von den Erwachsenen unabhängig zu machen. Über eigene Probleme zu sprechen, die eigenen Gefühle zu analysieren und dies dann noch im Dialog mit einem Erwachsenen, dem Therapeuten, fällt Jugendlichen verständlicherweise besonders schwer. Von daher ist die Erwartung meist unrealistisch, daß ein Jugendlicher in der Therapie sein Stottern vollständig überwindet. Trotzdem ist jede Initiative zur Veränderung des Stotterns lohnend.

Neben den Beratungsangeboten gibt es bei der Bundesvereinigung Stotterer-Selbsthilfe e.V. auch den Ratgeber für Jugendliche „Wenn das Sprechen klemmt" (Hrsg. Demosthenes-Institut).

Erwachsenenalter

Die Lebenssituation von erwachsenen Stotternden ist in der Regel durch Berufstätigkeit, Partnerschaft und Familie geprägt. Sie haben sich ihren Alltag auf das Stottern zugeschnitten, vielleicht einen Beruf gewählt, in dem sie wenig sprechen müssen, und ihre sozialen Kontakte so sortiert, daß sie trotz des Stotterns akzeptiert werden. Bis dahin haben sie wegen ihres Stotterns viele Spießrutenläufe hinter sich gebracht und auf unterschiedliche Weise Ängste, Frustrationen, Scham und Peinlichkeit erfahren. Sie haben in aller Regel mehrere Therapieversuche gemacht, letztlich mit dem Ergebnis einer vorübergehenden Linderung des Problems und einem Wiederauftreten des Stotterns. Auf diesem Hintergrund ist es verständlich, daß manche resigniert feststellen, ihnen sei nun mal nicht zu helfen, und daß die Bereitschaft für einen neuerlichen Versuch nicht sehr groß ist.

Allerdings kommt es auch im Leben eines erwachsenen Stotternden, der sich mit seinem Problem gut arrangiert hat, manchmal zu Veränderungen. Dies kann eine anstehende Prüfung, ein Arbeitsplatzwechsel, ein beruflicher Aufstieg oder aber eine Beziehungskrise, Auflösung der Partnerschaft und Neuorientierung sein. Nicht nur für Stotternde, sondern für alle Menschen ist die Suche eines Lebenspartners und die Gestaltung der Partnerbeziehung schwierig. Allerdings vergessen Stotternde manchmal, daß nicht nur sie diese Probleme meistern müssen. In der Literatur und im Film gibt es unzählige Figuren, die verlassen wurden, unglücklich verliebt oder abgeblitzt sind. Und die meisten von ihnen stotterten nicht. Allerdings liegt es sehr nahe, das Stottern verantwortlich zu machen, wenn er oder sie bei jemand nicht „landen" konnte. Überhaupt kann das Stottern in allen kniffligen Lebenslagen ein guter Sündenbock für Mißgeschicke aller Art sein. Innerhalb einer Partnerschaft ist es unter Umständen eine Quelle von hartnäckigen Problemen, wenn die Arbeitsteilung der beiden Partner sich am Stottern orientiert. Vermutlich lassen sich viele Stotternde in der Partnerschaft zuviel abnehmen bzw. lassen Partner oder Partnerin zu häufig für sich sprechen.

In der Therapie mit erwachsenen Stotternden ist es deshalb unerläßlich, auch die jeweiligen Partner oder Freunde einzubeziehen, um auf solche Gewohnheiten eingehen zu können. Es liegt auf der Hand, daß eine Therapie mit Erwachsenen vom begrenzten zeitlichen Spielraum her sehr intensiv, zum anderen aber auch von den Inhalten her breit gefächert sein muß. Etablierte Gewohnheiten müssen hinterfragt werden, die durch ein komplexes System von Vermeidungsstrategien entstanden sind. Die Rolle im Freundes- oder Kollegenkreis muß reflektiert werden. Ängste, Scham- und Versagensgefühle sind wichtige Themen. Es ist also nur eingeschränkt möglich, die Unterbrechungen im Redefluß allein zum Gegenstand der Therapie zu machen. Aus unserer Sicht kann eine gründliche Vorbereitung auf die Therapie eine wesentliche Hilfe sein, sich selbst darüber klar zu werden, welche Ziele in der Therapie erreicht werden sollen.

Der Erfahrungsaustausch mit anderen stotternden Erwachsenen, wie er in Selbsthilfe-Gruppen möglich ist, kann dafür eine wertvolle Hilfe sein (siehe auch das Kapitel: „Vorbereiten auf eine Therapie").

Formen und Methoden der Stottertherapie

Niemand kann heute behaupten, er kenne alle Therapieverfahren zum Stottern. Wir haben versucht, die aus unserer Sicht bekanntesten Verfahren zusammenzustellen, und bitten um Nachsicht, wenn die eine oder andere Methode nicht dabei ist. Wie auf anderen Gebieten gibt es auch hier immer wieder neue Erkenntnisse und Entwicklungen, so daß zwangsläufig die Aktualität eines Therapie-Ratgebers mit den Jahren abnimmt. Deshalb sei besonders betont, daß die Bundesvereinigung Stotterer-Selbsthilfe e.V. telefonisch Informationen über Therapieformen anbietet, die immer auf dem neuesten Stand sind.

Im Kapitel „Selbsthilfe und Selbsttherapie" ist die Arbeit der Selbsthilfe-Gruppen und ihres Dachverbandes, der Bundesvereinigung Stotterer-Selbsthilfe e.V., beschrieben. Adressen und Telefonnummern finden Sie im Anhang.

Es gibt Verfahren und Methoden, die von den vielen am Sprechen beteiligten Prozessen nur einen einzelnen Aspekt als für das Stottern verantwortlich ansehen und sich weitgehend auf dessen Veränderung beschränken. Solche eindimensionalen Therapien können Einzelnen durchaus geholfen haben. Die Erfahrung zeigt aber, daß es notwendig ist, an mehreren Aspekten des Sprechens anzusetzen und unterschiedliche Methoden für die individuell verschiedenen Arten des Stotterns anzubieten. Deshalb soll hier im wesentlichen von solchen Therapieverfahren berichtet werden.

Eine besondere Schwierigkeit bei der Beschreibung von Stottertherapien liegt darin, daß sie meist mit den Namen derer verbunden sind, die sie entwickelt und durchgeführt haben. Häufig haben einzelne Therapeuten aus ihren Erfahrungen heraus bestimmte Elemente hinzugefügt oder weggelassen.

Es würde den Rahmen dieses Ratgebers sprengen, wollte man jede einzelne Therapie beschreiben. Wir werden in der folgenden Darstellung nur solche Namen erwähnen, die „Geschichte" geworden oder mit der Bezeichnung bestimmter Therapien direkt verbunden sind. Um die sprachliche Verwirrung etwas zu reduzieren, werden zunächst einige der verwendeten Begriffe erläutert.

- Therapiemethoden, Sprechtechniken, Sprechhilfen:
    Dies sind die Grundelemente der Stottertherapie. Sie beziehen sich auf bestimmte am Sprechen beteiligte Prozesse. In der Regel wird in einer qualifizierten Stottertherapie nicht nur eine Methode oder Technik angeboten.
- Therapieprogramme:
    Programme sind Methodenkombinationen mit spezifischen zeitlichen Abfolgen. Sie sind normalerweise mehrere Jahre erprobt und verfeinert, gut dokumentiert (Handbuch) und setzen fast immer eine spezielle Schulung des Therapeuten voraus.
- Therapiekonzepte:
    Systematische Zusammenstellungen von therapeutischen Methoden werden Konzepte genannt. Sie basieren auf bestimmten Vorstellungen vom Stottern, also auf theoretischen Modellen, mit deren Hilfe das Stottern erklärt werden soll.
- Therapeutische Ansätze:
    Ähnliche Vorgehensweisen lassen sich unter dem Sammelbegriff der Ansätze zusammenfassen. Dabei sind die Grundannahmen über das Stottern identisch, die eingesetzten Methoden aber unterschiedlich gewichtet.

Formen der Behandlung

Ob eine Therapie erfolgreich ist oder nicht, bestimmt sich nicht nur nach der Methode, sondern auch nach Art, Häufigkeit und Dauer der therapeutischen Kontakte. Zunächst gibt es große Unterschiede im zeitlichen Aufwand, der von einer Woche bis hin zu vielen Monaten variiert. Dann kommt es darauf an, ob der Therapeut mit einem

Stotternden alleine oder mit einer kleineren oder größeren Gruppe arbeitet. Schließlich gibt es Unterschiede in der Gestaltung des Tagesablaufs, manche Therapeuten haben nur einige Minuten pro Tag aktiven Kontakt, andere befassen sich täglich mehrere Stunden mit dem oder den Klienten. Einen Mix aus allen genannten Möglichkeiten gibt es natürlich auch, z.b. bei den Intervalltherapien, die am Anfang eine intensive Behandlungsphase und später nach Therapiepausen regelmäßige Auffrischungen anbieten.

Welche Behandlungsform sinnvoll erscheint, ist auch vom Alter bzw. der Lebenssituation des Stotternden abhängig. Kinder und Jugendliche haben eher die Möglichkeit zu einer mehrere Monate dauernden Therapie, während berufstätige Erwachsene eher kurze intensive bzw. Intervall-Therapien bevorzugen dürften. Dabei ist zu berücksichtigen, daß in einer intensiven Therapie zwar Fortschritte schneller zu erreichen sind, gleichzeitig ein sogenannter Rückfall aber nach Abschluß der Intensivphase ebenso schnell auftreten kann. Diese Effekte sind vergleichbar mit den Erfahrungen von Kurpatienten, die sich am Ende der Kur recht wohl fühlen, nach der Rückkehr in den Alltag aber schnell wieder die alten Beschwerden spüren, wenn sie nicht ihre Lebensführung konsequent verändern.

Die folgende Darstellung der unterschiedlichen angebotenen Behandlungsformen (auch „therapeutisches Setting" genannt) und die Liste der verschiedenen Therapieangebote sieht auf den ersten Blick recht üppig aus. Es scheint so, als ob in unserem Land alle Möglichkeiten erreichbar seien. Dem ist aber nicht so, im Gegenteil: Zwar gibt es inzwischen eine große Zahl von sprachtherapeutischen Angeboten, speziell in bezug auf das Stottern sind wir aber ein Entwicklungsland. Viele der Sprachspezialisten scheuen sich nämlich davor, Stottern zu behandeln. Bisher können sie es sich auch noch leisten, weil die Nachfrage größer ist als das Angebot. (Für Logopädinnen und Sprachtherapeuten ist es durchaus lohnend, sich auf Stottertherapie zu spezialisieren. Einige Jahre Erfahrung sind in Zeiten zunehmender Konkurrenz wertvoll.)

Erschwerend kommt hinzu, daß die Organisationsformen der Sprachtherapie und die Zuständigkeiten der Kostenträger und Behandlungsinstitutionen von Region zu Region, von Bundesland zu Bundesland verschieden sind. Manchmal ist es deshalb eher eine Frage des persönlichen Glücks, in der Nähe des eigenen Wohnortes eine geeignete Stottertherapie zu finden.

Unabhängig von den inhaltlichen Ausrichtungen sollen im folgenden die unterschiedlichen Angebote beschrieben werden.

Ambulante Behandlung

Logopädische oder sprachtherapeutische Praxis

Logopädische oder sprachtherapeutische Praxen gibt es in größeren Städten mehr, in ländlichen Gebieten weniger. Es werden nicht nur Stottertherapien, sondern auch Behandlungen von Kindern mit Sprachentwicklungsproblemen oder von Erwachsenen mit Stimmstörungen oder Aphasie (Sprachverlust nach Unfall, Gehirnschlag usw.) durchgeführt. Teilweise arbeiten mehrere Sprachtherapeutinnen zusammen und spezialisieren sich auf einzelne Bereiche. Deshalb ist es sinnvoll, nach einer Spezialisierung auf Stottertherapie zu fragen.

Ambulante Therapie findet fast immer in der Form statt, daß eine Therapiestunde (seltener zwei oder mehr) pro Woche durchgeführt wird. Bei älteren Jugendlichen und Erwachsenen kann sich auf diese Weise eine Therapie über mehrere Jahre erstrecken.

In einzelnen sprachtherapeutischen Praxen werden auch mehrstufige Therapien mit einem intensiven Anfangsteil und mehreren nachfolgenden Einheiten angeboten (siehe auch stationäre Behandlung).

Ein wichtiger Hinweis, falls Sie sich unsicher sind, ob eine Therapie bei Ihnen oder Ihrem Kind sinnvoll ist: Trotz oft langer Wartelisten werden Sie in fast jeder logopädischen Praxis auch kurzfristig einen Termin für eine „Logopädische Untersuchung und Beratung" bekommen.

Beratungsstelle

In einigen Städten gibt es spezielle Beratungsstellen, in denen Eltern sich informieren können. Dort kann auch eine Diagnose der Sprachstörung durchgeführt werden, um beurteilen zu können, ob eine Therapie erfolgen soll und welches Angebot geeignet ist. Meist werden Eltern-abende und eine längerfristige Begleitung der Familien angeboten. Nähere Hinweise gibt es bei der Bundesvereinigung Stotterer-Selbsthilfe e.V.

Teilstationäre Behandlung

Teilstationäre Behandlung im Kindergarten

Sprachheilkindergärten nehmen während des Tages Vorschulkinder mit Sprachstörungen auf und bieten neben der Sprachtherapie eine Förderung der verschiedenen Entwicklungsbereiche (Bewegung, Wahrnehmung, Vorschulkenntnisse) mit dem Ziel der Einschulungsreife. Der größere Teil der Kinder zeigt Verzögerungen in der Sprachentwicklung, die beim Lesen- und Schreibenlernen nachteilig wären. Bei einem kleineren Teil hat sich entweder zusätzlich zur Sprachentwicklungsverzögerung oder isoliert ein Stottern herausgebildet, welches in ambulanter Behandlung einmal pro Woche nicht ausreichend zu beeinflussen ist. In aller Regel werden die Kinder morgens mit einem Bus oder Taxi zum Sprachheilkindergarten gebracht und nachmittags nach Hause gefahren.

Andere Formen teilstationärer Behandlung

Teilweise existieren auch für ältere Kinder teilstationäre Einrichtungen an Kliniken oder in Therapiezentren. Manchmal wird diese Behandlungsform auch von speziellen Sprachbehindertenschulen angeboten. Die Kinder sind dann tageweise oder während der Woche in der Einrichtung und erhalten neben dem Schulunterricht und der Sprachtherapie besondere Förderung in unterschiedlichen Bereichen.

Stationäre Behandlung

Ambulante Therapien haben zwar den Vorteil, daß die gewohnten Tätigkeiten nur durch eine knappe Stunde beim Therapeuten unterbrochen werden und man die vertraute Umgebung nicht verlassen muß. Aber es gibt auch Nachteile: Die üblichen Alltagssorgen, die Auseinandersetzungen in der Familie oder am Arbeitsplatz verdrängen meist sehr schnell die in der Therapiestunde gemachten neuen Erfahrungen.

Vielleicht gelingt es auch nicht, die erforderliche Energie und Disziplin aufzubringen, oder es fehlt der notwendige Abstand, um sich ganz auf sich selbst und die besonderen Anforderungen der Therapie konzentrieren zu können.

Außerdem ist davon auszugehen, daß gerade die Feinabstimmung von sprechmotorischen Abläufen nur dann zur „Routine" werden kann, wenn nicht im Anschluß an eine Therapiestunde durch die vielen gestotterten Abläufe im Alltag alles wieder „gelöscht" wird. Wie beim Klavierspielen sind längere tägliche Übungszeiten, sozusagen Fingerübungen des fließenden Sprechens, unerläßlich.

Schließlich ist auch nicht immer eine geeignete Stottertherapie in der Nähe des eigenen Wohnortes zu finden. Deshalb sind unter Umständen stationäre Therapieangebote die richtige Wahl. Dabei gibt es allerdings einige entscheidende Unterschiede.

Institut oder Klinik

Es gibt diverse Institute, die intensive ganztägige Behandlungsformen anbieten, wobei die Behandlungsdauer zwischen einer und ca. drei Wochen liegt. In der Regel muß man sich um Übernachtung und Verpflegung selbst kümmern. Die Kosten hierfür kommen zu den ziemlich gepfefferten Behandlungshonoraren privater Institute noch hinzu.

An Universitätskliniken, Landeskliniken und Krankenhäusern (HNO- bzw. Phoniatrische Abteilungen) werden neben ambulanter Stottertherapie teilweise auch stationäre Behandlungsformen angeboten. Wie auch in speziellen Rehakliniken für Stimm- und Sprachstörungen werden diese unter ärztlicher Leitung durchgeführt. Von daher übernehmen die Krankenkassen zumindest einen Teil der Kosten. Kliniken bieten ergänzend zur Sprachtherapie oft auch psychotherapeutische oder physiotherapeutische Behandlungen an.

Sprachheilzentrum

In der Trägerschaft von Wohlfahrtsverbänden oder einzelnen Bundesländern gibt es Sprachheilzentren, die eine längerfristige stationäre Behandlung und Förderung anbieten. Die Stottertherapie ist meist nicht das einzige Angebot. Es werden Kinder, Jugendliche und Erwachsene mit unterschiedlichen Sprach- und Stimmstörungen nach einem umfassenden Konzept behandelt. Die mehrere Monate dauernde Behandlung ist vor allem dann sinnvoll, wenn zuvor durchgeführte ambulante Therapien keinen dauerhaften Erfolg erbrachten. Man geht dann davon aus, daß in einem besonderen therapeutischen Umfeld durch die Zusammenarbeit von verschiedenen Fachkräften grundlegende Voraussetzungen für Veränderungen der ganzen Person geschaffen werden. Dieser „ganzheitliche Ansatz" beinhaltet, daß sowohl die Einstellungen, Gefühle und sozialen Fähigkeiten als auch die Wahrnehmungs- und Bewegungsfähigkeiten zusammen mit den sprachlichen Fähigkeiten entwickelt werden müssen, um dauerhafte Wirkungen zu erreichen.

Intensivtherapie und Intervalltherapie

Als besondere Form der stationären Behandlung werden in unterschiedlichen Institutionen Intensivtherapien angeboten, in denen eine Gruppe von Stotternden für einen Zeitraum von einer bis mehreren Wochen jeden Tag gemeinsam oder einzeln Therapie-Übungen durchführt. Es gibt diverse Angebote mit Intensivphasen, sowohl mit mehr auf den Sprechablauf als auch mit mehr auf Einstellungen und Gefühle bezogenen Inhalten. Fast immer arbeiten die Stotternden während einer solchen Intensivtherapie täglich bis zu 8 Stunden an ihren Problemen. Unabhängig von der Therapie sind am Ende der Intensivphase in aller Regel deutliche Veränderungen erreicht. Dann aber kommt der „Knackpunkt": In den Alltag zurückgekehrt soll das Gelernte erhalten und eigenständig weiterentwickelt werden. Es ist durchaus legitim, einen Rückfall für sehr wahrscheinlich zu halten. Wenn nun keine weitere Begleitung mehr erfolgt, hat die Intensivtherapie oft nach kurzer Zeit ihre Wirkung verloren.

Bei Intervalltherapien gehört es daher zum Konzept, daß am Anfang eine Intensivphase und danach mehrere Auffrischungskurse eingeplant sind. Während der Intensivphase wird der Grundstock gelegt. Der Stotternde genehmigt sich eine „Auszeit", um sich nur mit sich und seinem Stottern zu beschäftigen. Danach beginnt wieder der normale Alltag, allerdings meist mit Übungen und Protokollen bzw. Selbsteinschätzungen in bezug auf sein Sprechen. In den nach mehrwöchigem Abstand stattfindenden Auffrischungskursen werden die Alltagserfahrungen ausgewertet, Vergessenes wird wiederholt und die Sicherheit im Umgang mit den neuen Fähigkeiten wieder hergestellt.

Sprachheilschule

In vielen Städten gibt es Sprachheilschulen oder Schulen für Sprachbehinderte, manchmal auch an Grundschulen angegliederte Sprachheilklassen. Dort unterrichten speziell ausgebildete Lehrkräfte in kleinen Klassen nach dem normalen Lehrplan und bieten zusätzlich Einzeltherapiestunden für die Schülerinnen und Schüler an.

Ein Problem dieser Schulen ist ihr doppelter Auftrag, einerseits im Klassenverband Unterrichtsinhalte zu vermitteln und andererseits ausreichend Zeit für gezielte Einzelförderung bereitzustellen. Speziell für die stotternden Schülerinnen und Schüler ist daher ein gut durchdachtes Konzept erforderlich, damit sich unterrichtliche und therapeutische Prozesse wirklich ergänzen. Da in der gleichen Klasse auch Kinder mit anderen Sprachstörungen unterrichtet werden, ist dies für die Lehrkräfte manchmal mit Schwierigkeiten verbunden. Hinzu kommt, daß die Schulen bei Lehrermangel vor dem Problem stehen, entweder Unterrichtsstunden oder Therapie ausfallen lassen zu müssen. Von daher erscheint es bei stotternden Kindern ohne zusätzliche Beeinträchtigungen zweifelhaft, ob eine Schule für Sprachbehinderte die richtige Adresse ist.

Methoden der Stottertherapie

Schon seit langer Zeit weiß man im Grunde, an welchen Prozessen eine Behandlung des Stottern ansetzen sollte. Auch durch neuere Forschungsergebnisse hat sich daran nicht grundsätzlich etwas geändert, so daß viele scheinbar neue Methoden nur eine Wiederbelebung von altem, zeitweise nicht beachtetem Wissen sind. Methoden oder Techniken, die in unterschiedlichen Stottertherapien zur Anwendung kommen, beziehen sich auf:

Abläufe und Bewegungen beim Sprechen: Hierbei wird an den eher körperbezogenen Aspekten des Stotterns angesetzt, an der allgemeinen Befindlichkeit und an speziellen Funktionen, wie z.B.:
- Atmung, Stimmführung und Prosodie (Sprachgestaltung)
- Aussprache, Sprechbewegung
- Sprechrhythmus
- Wahrnehmung und Rückmeldung
- Körperspannung

Einstellungen, Gefühle und soziale Fähigkeiten: Über das eigentliche Sprechen hinaus wird hier der „ganze Mensch" mit seinen vielfältigen psychischen Eindrücken und Ausdrucksformen angesprochen, z.B.:
- Ängste und Hemmungen
- Selbstbild
- Soziale Fähigkeiten
- Problemlöseverhalten
- Lebensgestaltung

Abläufe und Bewegungen beim Sprechen

Atmung

Eine ruhige, gleichmäßige Atmung wird allgemein mit Sicherheit, Souveränität und Entspannung verbunden. Fast alle Stotternden zeigen beim Sprechen deutliche Abweichungen von diesem Ideal. So war es schon in früheren Zeiten naheliegend, dem Stottern mit Atemübungen begegnen zu wollen.

Da die Atmung ohne willentlichen Einfluß abläuft, haben alle diese Ansätze gemeinsam, die Vorgänge bei Respiration (Einatmung) und Exspiration (Ausatmung) zu verdeutlichen. Dabei spielt ein großer Muskel, bekannt als Zwerchfell, eine besondere Rolle.

- Bauchatmung

Es wird davon ausgegangen, daß eine genaue Dosierung der Ausatmung, wie sie beim Sprechen erforderlich ist, durch das Zwerchfell ermöglicht wird. Die Atemübungen beziehen sich deshalb auf die Steuerung dieses Muskels, betonen die Wichtigkeit der „Bauchatmung" gegenüber der „Brustatmung" und werden unterstützt durch das Auflegen einer Hand oder (im Liegen) eines Buches auf den Bauch, welche sich sichtbar heben und senken sollen.

- Atemsteuerung

Um die Feinsteuerung der Ausatmung zu üben, wird am Anfang auch ein hörbares Ausatmen auf „F" oder „SCH" eingesetzt, teilweise mit der Aufforderung verbunden, auf ein Handzeichen des Therapeuten hin die Ausatmung für einen Moment zu unterbrechen. Im nächsten Schritt wird die bis dahin entstandene Reduzierung der Körperspannung genutzt, einfache Worte und später kurze Sätze mit dem „Atemstrom" zu verbinden. Wichtig dabei ist, daß die Ausatmung gleichmäßig erfolgt, daß also nicht während der Ausatmungsphase mal mehr und mal weniger Luft ausströmt. Wenn jemand sehr „verhaucht" spricht à la Marilyn Monroe, hat dies zur Folge, daß häufig eingeatmet werden muß, was ebenfalls zur Erhöhung der Spannung im Kehlkopfbereich führen kann. Als eine von vielen Prominenten soll Marilyn Monroe tatsächlich gestottert haben. Angeblich hat sie durch das Verhauchen ihrer Stimme das Stottern überwunden.

- Atemvolumen

Für das Sprechen ist sowohl zu viel als auch zu wenig Luft in der Lunge problematisch. Durch den Ratschlag, man solle erst tief Luft holen, kann folgendes passieren: Die Lungen werden automatisch durch Brustatmung so stark gefüllt, daß der Druck von unten auf den Kehlkopf eine Verspannung bewirkt und damit Stottersymptome ausgelöst werden können. Auch der Versuch, auf „Restluft" (sozusagen nach dem Ausatmen) zu sprechen, hat eine Verspannung zur Folge, eventuell sogar ein Sprechen auf dem Einatmungsstrom. Ein gleichmäßiges mittleres Atemvolumen ist daher ebenfalls ein Ziel von Atemübungen.

Entspannungsübungen/Autosuggestion (Autogenes Training)

Atmung und Körperspannung beeinflussen sich gegenseitig. Besonders von Ärzten wird das „Autogene Training (AT)", eine nach innen gerichtete suggestive Technik, als Therapie gegen die Verspannungen des Stotternden eingesetzt. Das AT hat verschiedene Modifikationen erfahren, um speziell im Kehlkopfbereich den Verspannungen entgegenzuwirken.

Auch die Methode der „Progressiven Muskelentspannung" wird in der Stottertherapie in unterschiedlichen Varianten angewendet. Hierbei wird der Stotternde aufgefordert, nacheinander einzelne Muskelgruppen anzuspannen, die Spannung zu halten, dann zu lösen und das Gefühl des Entspannt-Seins bewußt wahrzunehmen.

Entspannungstechniken sind sicherlich allgemein und als Gegenpol zu den begleitenden Verkrampfungen auch speziell beim Stottern wohltuend. Entgegen der Meinung, daß sie nicht schaden können, gibt es aber für das AT wie für die Progressive Muskelentspannung auch Möglichkeiten der Gesundheits-Gefährdung, so daß eine vorherige medizinische Abklärung angeraten ist.

Wie die Atemübungen sind auch Entspannungsübungen Bestandteil vieler Therapiekonzepte, für sich allein jedoch nicht ausreichend.

Stimmführung und Prosodie

Stottern beeinträchtigt nicht nur den Sprechfluß, sondern damit gleichzeitig auch die Stimmführung und die Prosodie (Gestaltung der Äußerung durch Betonung und unterschiedliche Stimmhöhe). Viele Stotternde haben die erstaunliche Erfahrung gemacht, daß sie mit veränderter Stimmlage (höhere oder tiefere Stimme) fließend sprechen können. Es liegt daher nahe, als Gegenmittel die Stimmführung zu stabilisieren oder durch entsprechende Übungen neu aufzubauen.

In sehr unterschiedlichen Variationen wird in vielen Verfahren auf diese Aspekte eingegangen, einmal durch die bewußte Verlängerung der stimmhaften Anteile und die Lenkung der Aufmerksamkeit auf den Stimmklang, zum anderen durch einen bewußt „weichen" Stimmeinsatz am Anfang der Äußerung.

Oft werden Veränderungen an der Stimmführung und Prosodie als künstlich oder fremd erlebt und nicht in die alltägliche Kommunikation dauerhaft übernommen. Als ein Element in einer systematisch aufgebauten, komplexen Therapie ist die Arbeit an Stimmführung und Prosodie jedoch unverzichtbar.

- Dehnen, Prolongiertes Sprechen

Mit unseren Sprechbewegungen formen wir zwei unterschiedliche Arten von Lauten: Vokale (Selbstlaute), wie z.b. ein „A", mit ungehindertem Austritt des Luftstroms und Konsonanten (Mitlaute) mit kurzzeitiger Unterbrechung des Luftstroms. Während Vokale naturgemäß immer stimmhaft sind, unterscheiden wir die Konsonanten außerdem in stimmhafte (z.B. „M") oder stimmlose (z.B. „K"). Das Risiko, bei einer kurzzeitigen Unterbrechung des Luftstroms „hängen zu bleiben" wird nun durch bewußtes Verlängern der stimmhaften Anteile zu vermindern versucht. Dieses gedehnte oder prolongierte Sprechen klingt allerdings ziemlich seltsam und widerspricht der natürlichen Prosodie besonders dann, wenn die Sprache kurze stimmhafte Einheiten vorgibt (z.B. bei der Äußerung: „Laß mich!").

- Tönen

Oskar Hausdörfer entwickelte etwa 1930 aus seiner Erfahrung mit dem eigenen schweren Stottern eine Therapie, die er bei sich und anderen erfolgreich anwendete. Grundelement war das „Tönen". Er setzte also auch den Schwerpunkt auf die bewußte Gestaltung der stimmhaften Anteile. Gleichzeitig schlug er aber vor, die stimmlosen Anteile beim Sprechen zumindest für eine gewisse Übungsphase zu reduzieren. Der Unterschied zur Technik des Dehnens liegt darin, daß beim Tönen der „genußvolle" Umgang mit der eigenen Stimme im Vordergrund steht: Der Stotternde soll nicht seiner Aussprache, sondern seinem Stimmklang „nachspüren".

- Weicher Stimmeinsatz (engl.: „Gentle Onset")

Da Stottersymptome besonders häufig zu Beginn einer Äußerung und dabei durchaus auch bei Vokalen oder stimmhaften Konsonanten auftreten, wird mit dem weichen Stimmeinsatz versucht, diese Klippe zu überwinden. Ziel ist es, durch einen allmählichen und gleichmäßigen

Anstieg der Lautstärke eventuelle Verkrampfungen im stimmbildenden Organ (Kehlkopfmuskulatur) zu verhindern. Die regelmäßige Anwendung des weichen Stimmeinsatzes erfordert sehr viel Konzentration und Übung. Außerdem wirkt das Sprechen durch die Verzögerung am Anfang jeder einzelnen Äußerung unnatürlich. Wenn jemand die dafür notwendige Feinsteuerung des Stimmeinsatzes jedoch gut beherrscht, ist diese Hilfe sehr effektiv und für Laien kaum zu bemerken.

- Anblastechnik, Anhauchtechnik

Vor Beginn jeder Äußerung wird unter dem Kehlkopf durch eine unwillkürliche Bewegung des Zwerchfells ein bestimmter Luftdruck (subglottaler Druck) aufgebaut, um mit dem Sprechbeginn die Stimme einsetzen zu können. Haben wir die Absicht, leise zu sprechen, ist dieser Druck minimal. Wenn wir aber mit lauter Stimme beginnen wollen, braucht es einen erhöhten subglottalen Druck. Die Folge ist ein „harter Stimmeinsatz", der bei Stotternden wiederum eine Blockierung des Luftstroms und damit ein Stottersymptom zur Folge haben kann. Durch Anblas- oder Anhauchtechniken wird nun der Luftdruck vermindert, so daß die Spannung der Kehlkopfmuskeln abgebaut wird und ein relativ druckloser Stimmeinsatz gelingt. Allerdings verleitet diese Technik dazu, automatisch vor jede Äußerung einen Hauchlaut zu setzen, was wiederum eine sehr unnatürliche Sprechweise zur Folge hat.

Aussprache, Sprechbewegung

- Verbundenes Sprechen

Normalerweise verbinden wir beim Sprechen meist mehrere Wörter zu kleinen Einheiten und setzen dazwischen kurze Pausen, um danach mit der jeweils nächsten Äußerungseinheit fortzufahren. Bei Stotternden erscheinen diese kurzen Pausen oft durch Symptome oder zumindest die Befürchtung zu stottern bedingt. Einige fügen fast nach jedem ausgesprochenen Wort eine solche kurze Unterbrechung ein, was gleichzeitig aber bedeutet, daß das nächste Wort wiederum einen Neuanfang darstellt. Es wird also nach jedem Wort der Atemstrom und die Stimmgebung unterbrochen, alles muß für das nächste Wort wieder neu „eingestellt" und „gestartet" werden – und birgt das Risiko, jedesmal zu stottern.

Übungen zum Verbundenen Sprechen (teilweise auch Legato-Technik genannt) sollen nun den Stimmfluß und die gleichmäßige Ausatmung dadurch erhalten, daß die Endung eines Wortes mit dem Anfang des nächsten Wortes verbunden wird. Auf diese Weise wird die Anzahl der Äußerungsanfänge und damit auch der Stottersymptome in Form von Anfangsblockierungen deutlich reduziert. Diese Sprechtechnik erfordert viel Konzentration und klingt eventuell dadurch etwas fremd, daß der Übende im Vergleich zum Normalsprecher zu viele Wörter miteinander verbindet.

- Koartikulation

Beim Sprechen werden bekanntlich nicht einzelne Laute isoliert hintereinander gesetzt, sondern miteinander verbunden. Der Übergang von einem Laut zum nächsten wird als Koartikulation bezeichnet. Vielen Stotternden gelingt dieser reibungslose Übergang nicht. Deshalb wird durch Koartikulationsübungen versucht, eine bewußte Verbindung zwischen den Einzellauten neu aufzubauen.

Der Neuaufbau des sprechmotorischen Ablaufs wird dabei zunächst durch eine Art Zeitlupen-Sprechen, d.h. eine extreme Verlangsamung, verbunden mit bewußtem Erleben der Sprechbewegung mit jeweils zwei Lauten eingeübt. Dabei ist wichtig, daß der Sprecher den Bewegungsablauf im Mundbereich spürt, ihn also über die Bewegungssensoren wahrnimmt. Wenn einige Koartikulationen in verlangsamtem Tempo reibungslos gelingen, wird versucht, durch schrittweise Erhöhung der Sprechgeschwindigkeit das normale Sprechtempo zu erreichen.

- (Ab-)Stoppen

Dem gewohnten Ablauf beim Stottern, mit Druck und Anstrengung ein Symptom „hinter sich zu bringen", um dann für eine kurze Phase fließend weiterzusprechen, wird durch die Abstopp-Technik ein Riegel vorgeschoben. Der Stotternde muß nach jedem gestotterten Wort eine kurze Pause machen, sich auf die Sprechbewegung innerlich konzentrieren und das Wort langsam und fließend wiederholen. Erst danach darf er die Äußerung fortsetzen.

- Langsam-Laut-Deutlich(LLD)-Sprechen

Im Gegensatz zu anderen Techniken und Hilfen ist das LLD-Sprechen eine „Übungssprache", wird also nicht nur dann eingesetzt, wenn ein Symptom auftritt. Die Idee dabei ist, daß der Stotternde sich nicht ständig auf das (Wieder-)Auftreten von Stottersymptomen konzentriert, sondern stattdessen eine neue Sprechform erlernt. Ähnlich wie bei der Aneignung einer Fremdsprache müssen dafür die am Sprechvorgang beteiligten Abläufe und Steuerungsprozesse neu eingeübt werden. Durch die Nähe zum bisherigen Sprechen klingt das LLD-Sprechen zwar relativ natürlich. Aber gleichzeitig ist dadurch auch die Gefahr groß, wieder quasi unbemerkt in die alten Ablaufmuster zu rutschen. Es erfordert von daher viel Ausdauer und Konzentration sowie eine aufmerksame Therapeutin, die entsprechende Rückmeldungen gibt. Wenn die Übungssprache in unterschiedlichen sprachlichen Situationen als Mittel zur Verminderung von Symptomen eingeführt ist, kann zu einer natürlichen Sprechweise übergegangen werden.

Sprechrhythmus

Ungezählte Versuche gab es in der Vergangenheit, den bei Stotternden offensichtlich gestörten Rhythmus beim Sprechen zu stabilisieren oder wieder herzustellen. Die Beobachtung, daß das Stottern beim Singen fast nie auftritt, hat viele Therapeuten und Pädagogen zu Übungen mit Versen, Gedichten und Liedern animiert. Dabei wird eine Art Rhythmus-Training durchgeführt: Auf jeden Takt darf jeweils eine Silbe gesprochen werden. Zur Unterstützung wurden nun diverse Hilfsmittel eingesetzt, die im folgenden beschrieben werden sollen.

- Klopfen

Das einfachste Hilfsmittel bestand darin, daß der Stotternde den Silbenrhythmus beim Sprechen mit dem Finger oder der Handfläche auf der Tischplatte (oder unauffälliger auf dem Knie) mitklopfen sollte. Auch die sogenannte Liegende Acht, mit der schwingenden Hand in die Luft gemalt, wurde auf diese Weise zur Unterstützung eingeführt, teilweise auch in Verbindung mit der oben beschriebenen Legato-Technik. Diese Handbewegungen hatten allerdings den großen Nachteil, daß sie sich mit der Zeit verselbständigten und nur noch seltsam anmutende, wenig effektive Mitbewegungen waren, weil die Kopplung an den gesprochenen Rhythmus sich gelöst hatte.

• Metronom, Haptometronom, Ohrmetronom

Weil fließendes Sprechen durch die Vorgabe eines gleichbleibenden Taktes recht schnell erreicht werden kann, wurde eine Reihe von Geräten konstruiert, die solche Übungen unterstützen sollten. Das aus der Musik bekannte Metronom oder Taktell, ein kleiner Apparat mit einem jeweils rechts und links „klackenden" Pendel, wurde in unzähligen Stottertherapien eingesetzt. Da man aber im Alltag nicht ständig mit diesem klackenden Utensil herumlaufen konnte, wurde ein Haptometronom erfunden. Es war ein kleines Kästchen mit Batterie für die Hosentasche, aus dem rhythmisch ein kleiner Stift herausfuhr, der den Takt an die Fingerspitze weitergab. Das Ohrmetronom (oder Micronom), ebenfalls für den unauffälligen Gebrauch im Alltag gedacht, war in das Gehäuse eines Hörgerätes eingebaut und wurde wie dieses hinter die Ohrmuschel geklemmt. Über ein Röhrchen wurden dann elektronisch erzeugte Pieptöne als Rhythmusvorgabe in das Ohr geleitet.

Heute ist – verständlicherweise – kaum ein Stotternder mehr bereit dazu, ständig mit einer solchen elektronischen „Krücke" durchs Leben zu gehen. All diese Geräte haben nämlich keinen über die Benutzung hinausgehenden Effekt, d.h. man stottert unverändert, sobald das Gerät abgeschaltet ist.

• Taktsprechen

Die Sprechhilfe des Taktsprechens ist bis heute Bestandteil vieler Stottertherapien und hat diverse Bezeichnungen erhalten (Metrischsilbenbetontes Sprechen, rhythmisches Sprechen, logopädischer Rhythmus). Im Prinzip ist sie nichts anderes als oben beschrieben, nur mit dem Unterschied, daß sie dem Stotternden dadurch vermittelt wird, daß der Therapeut diese Sprechweise vormacht und in Dialogen selbst auch beibehält. Wir kennen alle aus unserer Erfahrung den Effekt, daß wir uns unwillkürlich z.B. der Sprechgeschwindigkeit unseres Dialogpartners anpassen. Wenn jemand sehr hektisch und schnell spricht, werden wir selbst auch unruhig. Dagegen kann uns ein sehr langsam und ruhig sprechender Gesprächspartner dazu bringen, unser Sprechtempo zu reduzieren. Geschickte Therapeuten sind auf diese Weise auch ohne Fingerklopfen oder Taktgeräte in der Lage, uns eine Sil-ben-Sprache bei-zu-bringen. Einen wirklich verändernden Effekt hat aber auch diese Technik nur dann, wenn das Taktsprechen eine längere Zeit konsequent geübt und wie eine Übungssprache bei jeder Äußerung angewendet wird. Dies wiederum ist für viele Stotternde ein Greuel, weil sie das „Robotersprechen" meist abstoßender finden als ihr Stottern.

Entwicklung von Routine (Over-Learning)
Bei allen Methoden, die eine Veränderung der Sprechbewegungsabläufe zum Ziel haben, stellt sich die Frage: Wie kann man erreichen, daß die neu gelernten Abläufe zur Routine werden, daß sie also mühelos immer gelingen? Beim Over-Learning wird nun davon ausgegangen, daß dieses Ziel noch nicht erreicht ist, wenn ein bestimmter Ablauf ein- oder zweimal gelang. Erst wenn ein bestimmter Ablauf zehn oder zwanzigmal hintereinander fehlerlos gelingt, wenn man ihn also „überlernt" hat, geht der Therapeut davon aus, daß die Bewegungsabfolge „sitzt". Tritt zwischendurch ein Fehler auf, muß von vorn angefangen werden. In systematisch aufgebauten Verfahren sind deshalb Kriterien angegeben, die man erreicht haben muß, um zum nächsten Übungsschritt gehen zu können.

Wahrnehmung und Rückmeldung
Zur Steuerung des Sprechablaufs sind Fähigkeiten der Selbstwahrnehmung und die Verarbeitung von Rückmeldungen (Feedback-Informationen) notwendig. Entsprechend der anfangs dargestellten Vermutung, daß Stottersymptome durch eine überwiegend akustische Eigenkontrolle entstehen, wurde überlegt, wie verhindert werden kann, daß sich der Sprecher selbst zuhört. Selbstwahrnehmung kann sich aber auch auf solche Eigenheiten beziehen, die der Stotternde selbst selten, seine Gesprächspartner aber ständig wahrnehmen (z.B. Mitbewegungen und Grimassen während des Symptoms).

- Schattensprechen

Eine Möglichkeit, die akustische Rückmeldung zu verändern, besteht darin, daß der Therapeut gemeinsam mit dem Stotternden einen Text laut vorliest. Der Stotternde hört dann nicht nur sich selbst und kann meist auf Anhieb fließend sprechen (teilweise gelingt dies auch, wenn der Stotternde z.B. bei laufenden Rundfunknachrichten laut liest). Allerdings ist sehr selten ein dauerhafter Effekt zu erreichen: Sobald der Therapeut leiser wird oder ganz verstummt, tritt das Stottern wieder unvermindert auf.

- Masking („Weißes Rauschen")

Das gleiche gilt auch für Geräte, die dazu entwickelt wurden, den akustischen Kanal zu vertäuben. Eine Zeit lang wurden sogenannte Edinburgh-Masker eingesetzt, kleine tragbare Geräte, die über Kopfhörer ein „Weißes Rauschen", also eine gleichmäßige Mischung aus allen hörbaren Frequenzen an die Ohren des Stotternden weitergaben. Bei vielen stellte sich sofort fließendes Sprechen ein, welches aber genauso prompt wieder verschwand, wenn das Gerät ausgeschaltet wurde.

- Verzögerte Akustische Rückmeldung (VAR)

Auch der oben beschriebene Lee-Effekt hat dazu geführt, daß eine Reihe von Geräten entwickelt wurden, die das Gesprochene mit einer gewissen Verzögerung über Kopfhörer an die Ohren des Sprechers zurückgeben. Dabei kommt es zunächst darauf an, daß der Therapeut die Verzögerungszeit zwischen 50 und 250 Millisekunden (msec) auf die individuelle Reaktion abstimmt. Bei manchen Stotternden stellt sich eher bei einer sehr kurzen Verzögerung von ca. 50 – 80 msec, bei anderen eher bei ca. 150 msec ein fließendes Sprechen ein. Danach wird vorwiegend mit Lesetexten dieses fließende Sprechen eingeübt, wobei der Therapeut zwischendurch die Lautstärke der verzögerten Rückmeldung reduziert, um festzustellen, ob der Stotternde die fließende Sprechweise schon automatisiert hat. Für Sprechübungen im Alltag gibt es tragbare Geräte, die ähnlich wie ein Walkman in der Jackentasche Platz finden.

Trotz des meist kurzfristig zu erreichenden Effekts sind auch diese Geräte wieder etwas aus der Mode gekommen, weil sie bei den meisten

Stotternden nicht zu einem dauerhaften fließenden Sprechen führen und so wiederum nur eine „elektronische Krücke" darstellen.

- Selbstwahrnehmung und Selbstkontrolle

Es erscheint banal, daß die eigene Wahrnehmung bestimmter Abläufe beim Sprechen eine Voraussetzung für die Kontrolle dieser Abläufe ist. Trotzdem sind aber die meisten Stotternden nur in Ansätzen in der Lage, die inneren Vorgänge beim Stottern zu beschreiben. Deshalb sind in fast allen Therapien Übungen zur Selbstwahrnehmung enthalten. Sie können in Form von Anweisungen, dem Verlauf der Bewegungen nachzuspüren (vgl. „Willentliches Stottern"), durchgeführt werden oder mit Hilfe von Geräten solche Prozesse erfahrbar machen, die wir normalerweise nicht wahrnehmen können. Solche Bio-Feedback-Verfahren geben beim Sprechen Rückmeldungen über den Atemverlauf, den Stimmeinsatz, die Muskelspannung oder den „Psychogalvanischen Hautreflex" (PGR), der darin besteht, daß die Leitfähigkeit der Haut abhängig von innerer Erregung und Anspannung variiert. Mit all diesen Verfahren wird versucht, Selbstkontrollfähigkeiten zu entwickeln und damit Stottersymptome im Ansatz zu verhindern.

Eine andere Form von Selbstwahrnehmung wird durch Video-Feedback-Verfahren unterstützt. Der Stotternde sieht sich während des Sprechens selbst auf einem Bildschirm und kann sich so „von außen" wahrnehmen. Im Gegensatz zu – ebenfalls teilweise eingesetzten – Spiegeln läßt sich die Video-Aufnahme wiederholt darbieten, anhalten oder in Zeitlupe abspielen, so daß im Gespräch mit dem Therapeuten bestimmte äußerlich beobachtbare Abläufe deutlich werden.

Einstellungen, Gefühle und soziale Fähigkeiten

Ansatzpunkte für die Behandlung des Stotterns sind nicht nur das Sprechen, sondern auch die psychische Befindlichkeit und die Fähigkeit, sich in der menschlichen Gemeinschaft zu bewegen. Die oft langjährige Erfahrung mit dem Stottern kann zu Resignation, negativen Einstellungen, Hemmungen und Ängsten führen, die den Alltag und die Lebensgestaltung nachhaltig beeinflussen. Deshalb sind psychotherapeutische Anteile in jeder Stottertherapie sinnvoll und notwendig. Dies bedeutet nicht, daß jeder Stotternde eine Psychotherapie braucht, wie sie von Ärzten und Psychologen angeboten wird, die dafür eine Zusatzausbildung nachweisen können. Es gibt eine Reihe von Techniken, die – unabhängig von der Berufsbezeichnung – längst zum Repertoire von guten Stottertherapeuten gehören.

Stottern als Beeinträchtigung der Kommunikation mit anderen Menschen kann sich aus zwei verschiedenen Blickwinkeln auch einschränkend auf das Sozialverhalten auswirken: einmal durch die Entwicklung von Vermeidungsstrategien (wenig sprechen, leise sprechen, möglichst nicht telefonieren usw.) und zum anderen durch eine geringe Durchsetzungsfähigkeit. In entsprechenden Übungen auf der Vorstellungsebene („in senso"), in Rollenspielen oder in der Alltagssituation außerhalb des Therapieraums („in vivo") werden soziale Fähigkeiten aufzubauen versucht.

Willentliches Stottern

Ausgehend von der These, daß Stottern durch den Versuch der Vermeidung des Stotterns entsteht, wird bei dieser Methode nach einer Phase der Selbstwahrnehmung die Aufforderung gegeben, im Gespräch mit dem Therapeuten, aber auch bei entsprechenden Übungen in Alltagssituationen (z.B. Einkaufen) bewußt Stottersymptome zu produzieren. Ziel ist zum einen eine Entlastung von dem Druck, das Stottern vermeiden zu wollen, und zum anderen die Vermittlung des (verlorenen) Gefühls, die Kontrolle über das eigene Sprechen zu besitzen.

Ängste und Hemmungen

Auch wenn ein Stotternder nach entsprechenden Übungen fließend sprechen kann, hat er damit noch längst nicht seine Angst vor Sprechsituationen verloren. Die Methoden, auf Ängste, Hemmungen oder negative Selbstbewertungen einzugehen, sind je nach psychotherapeutischer Ausrichtung sehr unterschiedlich. Gemeinsame Grundlage sind in der Regel die oben beschriebenen Entspannungsverfahren. Die Fähigkeit, willentlich einen entspannten Zustand herbeizuführen, ist die Voraussetzung für die „Desensibilisierung". Dieser Begriff findet sich in vielen Stottertherapien und bezeichnet ein gezieltes Vorgehen gegen Ängste und Hemmungen. An dieser Stelle soll als Beispiel eine

Methode aus dem verhaltenstherapeutischen Repertoire kurz beschrieben werden: die Arbeit mit der Situationshierarchie.

Wie anfangs beschrieben können fast alle Stotternden Situationen benennen, in denen sie sehr stark oder sehr selten bzw. nicht stottern. Oft ist die Intensität des Stotterns auch an bestimmte Personen gebunden, wenn z.B. das Stottern im Gespräch mit Freunden fast gar nicht, bei Besprechungen mit dem Chef dagegen sehr stark auftritt. Solche Gesprächssituationen werden nun auf Kärtchen geschrieben, die danach in eine Hierarchie, also eine Abfolge nach Schwierigkeit gebracht werden. Die Angstreduzierung wird dadurch erreicht, daß zunächst die leichten Situationen und Schritt für Schritt die jeweils nächsthöheren Situationen angegangen werden. Durch die positiven Erfahrungen in den leichteren Situationen gestärkt, findet der Stotternde den Mut, auch bisher sehr angstbesetzte Situationen auszuprobieren.

Sprechleistungsstufen

Das gleiche Prinzip, also vom Leichten zum Schwereren zu gehen, wurde auch auf die Sprachinhalte angewendet. Es ist naheliegend und durch entsprechende Untersuchungen belegt, daß Stottern weniger bei einfachen, kurzen und bedeutungslosen Wörtern oder oft wiederholten Redewendungen auftritt. Oder umgekehrt: je komplexer, inhaltlich anspruchsvoller und für den Sprecher bedeutungsvoller eine Äußerung ist, desto mehr wird Stottern auftreten. Vermutlich ist der Aufwand für Koordination und Abstimmung der Sprachinhalte dann so groß, daß für die Steuerung des Sprechablaufs nicht mehr ausreichende Kapazitäten vorhanden sind.

Schon aus den Anfängen der Behandlung des Stotterns ist ein Vorgehen bekannt, das ein System von Sprechleistungsstufen zugrunde legt. Im deutschen Sprachraum wurde es vielfältig modifiziert, beginnt aber in der Regel bei einfachem Nachsprechen und führt über Reihensprechen (z.B. Wochentage aufsagen) oder Fragenstellen bis hin zu Erzählen bzw. zu Dialogen.

In jedem Fall kommt es darauf an, den Stotternden während der Einübung von Abläufen und Bewegungen beim Sprechen nicht zu überfordern. Positive Erfahrungen mit einfachen Sprechleistungen können die Voraussetzungen dafür schaffen, sich zuversichtlich an schwierigere Übungen zu wagen, also Ängste und Hemmungen abzubauen.

Veränderung von Einstellungen

Einstellungen und Gefühle sind schwer voneinander zu trennen und bedingen sich oft gegenseitig. In der Therapie wird versucht, negative Einstellungen des Stotternden zu sich selbst bzw. zu seinen allgemeinen und sprachlichen Fähigkeiten herauszufinden und zu verändern. Der Stotternde soll sich vor, während und nach einer Sprechsituation verdeutlichen, welche Gedanken ihm durch den Kopf gingen (z.B.: „Das schaffe ich nie!" oder „Gleich werde ich hängen bleiben"). Solche sogenannten irrationalen Sätze tragen wir alle mit uns herum. Sie sind Teil unseres Fühlens und Denkens geworden, obwohl sie einer gründlichen Prüfung nicht standhalten würden. Im therapeutischen Gespräch werden dann Alternativen zu dieser Art des „Inneren Sprechens" erarbeitet. Dabei geht es nicht nur um schlichtes „Mut machen", sondern um das Hinterfragen von irrationalen, negativen Sätzen, die den Stotternden oft schon jahrelang begleiten. Schließlich wird vereinbart, daß der Stotternde sich neue, positive Gedanken vornimmt („Natürlich schaffe ich das!" oder „Was soll schon Schlimmes passieren!") und ausprobiert.

Protokolle

Manche Stotternden sehen auf dem Hintergrund einer negativen Einstellung zu sich selbst auch keine Möglichkeit, ihre Probleme weniger dramatisch zu beurteilen oder eventuelle kleine Fortschritte bei sich zu bemerken. Oft kann eine Reihe von erfolgreich bewältigten Situationen durch ein einzelnes Versagenserlebnis wieder entwertet werden. Mit Diagrammen, Protokollen oder vergleichbaren „Hausaufgaben" bekommt der Stotternde ein schlichtes, aber wirksames Instrument in die Hand, mit dem er sich selbst realistischer einzuschätzen lernt. Solche Aufzeichnungen können sich auf die Häufigkeit von Alltagssituationen mit und ohne Stottern oder auch darauf beziehen, bestimmte Sprechsituationen zu meiden oder aufzusuchen.

Aufbau von Selbstsicherheit

Allgemein gilt auch hierfür wieder, daß die unterschiedlichen psychotherapeutischen Ansätze verschiedene Methoden entwickelt haben, wie Selbstsicherheit zu vermitteln ist. In therapeutischen Gesprächen werden die Stotternden ermutigt, sich selbst so zu akzeptieren, wie sie sind. Sie werden angeleitet dazu, ihre Gefühle, Wünsche und Bedürfnisse wahrzunehmen und sie unabhängig von der Form ihres Sprechens zu äußern.

Selbstbehauptungstraining

Sich mit Hilfe der Sprache in Konflikten auseinandersetzen zu können, ist für viele Stotternde ein fernes Ziel. Gerade in solchen emotional belasteten Situationen können sie – bis auf einige Ausnahmen – nicht ohne Stottern sprechen. Im Selbstbehauptungstraining werden alle Aspekte einbezogen, von der Körperhaltung über den Blickkontakt bis hin zu einer lauten, festen Stimme und den entsprechend klaren Worten. Geprobt wird mit anderen Therapieteilnehmern oder mit dem Therapeuten, der jeweils den anderen Part aus einer real erlebten Auseinandersetzung des Stotternden übernimmt. Nach vielen solchen Übungen im Schonraum der Therapie gehört es in jedem Fall schließlich dazu, daß in echten Live-Situationen (z.B. bei einer Reklamation in einem Geschäft) die gestärkte Durchsetzungsfähigkeit erprobt wird.

Lebensgestaltung

Wenn das Stottern die Gestaltung der Lebensführung stark bestimmt, wird man auch auf die Frage eingehen, welche Veränderungen parallel zur Entwicklung fließenderen Sprechens im persönlichen, familiären oder beruflichen Umfeld notwendig sind. Dabei müssen die psychotherapeutischen Anteile einer Stottertherapie zur Wirkung kommen. Im therapeutischen Gespräch und mit Hilfe von speziellen Techniken werden Fähigkeiten zur Problemlösung vermittelt. Dem Stotternden wird Mut gemacht, lange geplante Veränderungen der persönlichen Situation in Angriff zu nehmen. Solche therapeutischen Methoden sind mit dem Stotternden allein nicht sinnvoll durchzuführen. Die jeweiligen Partner aus Familie und Freundeskreis müssen direkt einbezogen werden.

■ Therapeutische Ansätze und Programme
■
■

Angeblich soll es über 200 verschiedene Stottertherapien geben! Keine Angst, wir werden nur eine kleine Auswahl vorstellen. Vermutlich sind die Unterschiede zwischen den einzelnen Verfahren auch nicht so groß, wie es zunächst den Anschein hat. Trotzdem fällt es schwer, eine sinnvolle Einteilung für die Beschreibung des Therapie-Angebots zu finden. Wir haben versucht, die therapeutischen Ansätze einmal nach ihrem jeweiligen Schwerpunkt, zum anderen auch nach der jeweiligen Altersgruppe zu unterscheiden.

Verfahren, die speziell zur Behandlung des Stotterns entwickelt wurden

In der aktuellen Diskussion werden vor allem zwei Hauptrichtungen einander gegenübergestellt, deren Bezeichnungen ihren amerikanischen Ursprung verdeutlichen:

Fluency-Shaping-Therapien
Die deutsche Übersetzung „Flüssigkeits-Ausformungs-Therapie" klingt etwas seltsam. Gemeint ist dabei folgendes: „Shaping" ist eine Technik aus der Verhaltenstherapie, die dann angewendet wird, wenn ein gewünschtes Zielverhalten nicht auf einmal, sondern nur schrittweise entwickelt werden kann. Eine komplexe Handlung wie z.B. „Flüssiges Sprechen" (Fluency) wird in viele kleine Schritte unterteilt. Jeder gelungene Teilschritt wird verstärkt (z.B. durch Lob), danach wird der jeweils nächste Teilschritt angegangen. Auf diese Weise wird allmählich das gewünschte Verhalten „ausgeformt". Fluency-Shaping-Therapien haben das erklärte Ziel, den Stotternden zu flüssigem Sprechen in jeder Situation zu führen, also die Stottersymptome möglichst weitgehend zu

beseitigen. Sie gehören zu den Verfahren, deren Effektivität recht gut untersucht ist, weil ihr Ziel, die Reduzierung von Symptomen, relativ einfach in Zahlen zu fassen ist.

Non-Avoidance-Therapien

„Nichtvermeidungs-Therapien" haben einen etwas anderen Schwerpunkt. Entwickelt wurde dieser Ansatz von einem der bekanntesten Stottertherapeuten und -forscher, Charles Van Riper. Er ging davon aus, daß die Angst vor dem Stottersymptom zum Stottern führe, demnach also die Vermeidungshaltung abgebaut werden müsse. Obwohl Elemente von Fluency-Shaping in Non-Avoidance-Therapien enthalten sind, liegt das besondere Gewicht in der Anleitung des Stotternden, nicht mehr gegen das Symptom anzukämpfen und „fließender zu stottern". Auch bei diesem Vorgehen kommt es zu einer deutlichen Reduzierung der Symptome, d.h. die Effektivität ist ebenfalls nachweisbar.

Fluency-Shaping-Programme

Als eine Variante des „programmierten Lernens" entstanden in den letzten Jahrzehnten verschiedene Therapie-Programme, die folgende Gemeinsamkeiten aufweisen:
- Sie sind aus einer mehrjährigen Entwicklungsarbeit entstanden.
- Ihre Effektivität ist durch wissenschaftliche Untersuchungen belegt.
- Sie bestehen aus einer systematisch aufgebauten Serie von Teilschritten.
- Der Stotternde muß einen Teilschritt befriedigend bewältigt haben, um zum nächsten Teilschritt gehen zu können.
- Der Therapeut muß in der Anwendung des Programms geschult werden.

Im folgenden wird an einzelnen Beispielen aufgezeigt, wie ein solches Fluency-Shaping-Programm ablaufen kann.

Monterey Fluency Program

Das 1971 in USA von Ryan und van Kirk entwickelte und 1982 ins Deutsche übertragene Programm ist nach streng verhaltentherapeutischen Prinzipien aufgebaut. Das erklärte Ziel ist die Verminderung der Stottersymptome, wobei unter anderem die „Stotter-Rate" (Symptome pro Minute) vom ersten Schritt an genau protokolliert wird und so der Lernfortschritt für den Stotternden jederzeit ersichtlich ist. Der Therapeut erhält aus der schriftlichen Anleitung genaue Hinweise darauf, wie er etwas erklären soll und wie die einzelnen Schritte nacheinander durchzuführen sind. Es sind zwei verschiedene „Aufbauprogramme" enthalten, das SALS (Schrittweiser Anstieg der Anforderungen bezüglich Länge und Schwierigkeitsgrad der Sprache und gleichbedeutend mit der englischen Abkürzung GILCU „Gradually Increase of Length and Complexity of Utterances) und das VAR (Verzögerte Akustische Rückkopplung mit Hilfe eines Sprachverzögerungs-Gerätes) sowie jeweils ein „Zusatzprogramm", in welches immer dann verzweigt werden muß, wenn der Stotternde in einer bestimmten Zeit einen Schritt nicht erfolgreich bewältigen konnte. Erreicht ist ein Schritt nur dann, wenn der Stotternde z.B. zehnmal hintereinander erfolgreich war (Over-Learning: gelernt ist nur, was viele Male hintereinander fehlerfrei gelingt).

Der Therapeut spielt in diesem Programm lediglich die Rolle eines Schiedsrichters. Er gibt normalerweise keine Tips und verrät keine Techniken oder Hilfen, sondern stoppt die Sprechzeit und markiert auf entsprechenden Vordrucken, ob ein Symptom aufgetreten ist oder ob der Teilschritt erfolgreich bewältigt wurde. Es erfordert eine außerordentliche Konzentration, den Stotternden beim kleinsten Anzeichen eines Symptoms sofort zu stoppen. Aber genau diese Konsequenz, möglicherweise schon bei einer minimalen symptomatischen Lippenbewegung abbrechen zu müssen, kann den Stotternden dazu bringen, anders zu beginnen und schließlich zu einer neuen, spannungsfreien Sprechweise führen. Sobald eine Äußerung auf diese Weise gelingt, wird dies vom Therapeuten mit einer positiven Bemerkung (z.B.:„Gut!") quittiert.

Dies mag zunächst so aussehen, als ob der Stotternde mit seinem Problem allein gelassen wird, hat aber den tieferen Sinn, daß jeder die ihm eigene Technik entwickeln soll, ohne Stottern sprechen zu können. Da die Grundlage des Programms das „Lernen am Erfolg" ist, muß der Therapeut alles tun, um diese Erfolgserfahrung zu vermitteln, zur Not also auch bestimmte Hilfen geben.

- Anfangserhebung:

Vor der Therapie wird die Grundrate in den drei Bereichen „Lesen/Monolog/Unterhaltung" erhoben, um später vergleichen zu können, wie stark die Stotter-Rate abgenommen hat.

- Lesen:

Von einem Text werden zunächst jeweils ein Wort, dann zwei/drei usw. bis sechs Wörter und danach genauso abgestuft ganze Sätze laut gelesen. In jeder einzelnen Übung ist es das Ziel, z.B. jeweils 10 Einheiten hintereinander ohne Stottern zu bewältigen. Sobald ein Symptom auftritt, bedeutet dies, daß mit diesem Schritt wieder von vorn begonnen werden muß, bis 10 fehlerlose Einheiten gelingen. Erst danach darf zum nächsten Schritt übergegangen werden.

- Monolog:

Nachdem eine Zeiteinheit von 5 Minuten im Bereich Lesen erfolgreich bewältigt wurde, wird zum Monolog übergegangen. Der Stotternde kann jetzt nicht mehr vorgegebene Inhalte sprechen, sondern muß die neu gewonnene Fähigkeit auf Äußerungen übertragen, die er sich selbst ausdenkt. Auch hier gilt wieder das schrittweise Vorgehen, daß Einheiten von jeweils einem/zwei/drei usw. Wörtern ohne Stottern immer mehrmals gelingen müssen, bevor der nächste Schritt angegangen wird.

- Unterhaltung:

Die letzte und schwierigste Stufe ist der Dialog mit dem Therapeuten, natürlich wieder genauso in der systematischen Abfolge von leichten bis schweren Anforderungen. Am Ende dieser Stufe hat es der Stotternde geschafft, 5 Minuten reine Sprechzeit in der Unterhaltung mit dem Therapeuten ohne Stottern zu bewältigen.

- Transfer:
Die in der Therapiesituation aufgebaute fließende Sprechweise wird nun auf Alltagssituationen übertragen. Nach den Vorgaben des Programms (verschiedene Räume, neue Gesprächspartner, Schule, Telefonieren, Arbeitsstelle usw.) oder entsprechend der oben beschriebenen Situationshierarchie werden wiederum Teilschritte, nach Schwierigkeitsgrad geordnet, hintereinander bewältigt.

- Kommentar:
Dieses sicher sehr effektive und gut durchdachte Programm macht weder dem Stotternden noch dem Therapeuten Spaß, es ist schlichtweg harte Arbeit. Leider gelingt es nicht immer, einen eben bewältigten Schritt zu einem anderen Zeitpunkt erneut problemlos bewältigen zu können. In der praktischen Erfahrung hat sich nicht bewahrheitet, daß automatisch nach einem gelungenen Teilziel beim Stotternden immer ein Gefühl der Sicherheit und die Motivation für den nächsten Schritt entsteht. So werden erfahrene Therapeuten doch über das Programm hinausgehende Hilfen anbieten, um diese Mängel auszugleichen.

Precision Fluency Shaping Program

Im Namen des von Webster Ende der 70er Jahre veröffentlichten Programms ist „Precision", also „Genauigkeit", enthalten. Der Untertitel bedeutet übersetzt: „Sprach-Wiederherstellung für Stotterer". Webster geht also davon aus, daß Stotternde eine neue, präzisere Bewegungssteuerung lernen müssen, um fließend sprechen zu können. Vor jedem neuen Übungsschritt werden sie genau über die Abläufe und Wirkungsweisen bestimmter Aspekte des Sprechens (Silbendehnung, Stimmeinsatz, Atmung usw.) unterrichtet bzw. müssen die entsprechenden Kapitel im Klienten-Handbuch durcharbeiten. Dabei wird ihnen Schritt für Schritt die „Philosophie" des Programms vermittelt: Es gibt Regeln für den reibungslosen Ablauf von Sprechbewegungen. Wer diese Regeln verletzt, wird stottern. Wer sie einhält, wird fließend sprechen. Also kommt es darauf an, die Regeln zu kennen und einzuhalten.

Therapeuten dürfen das Programm erst nach einem erfolgreich bestandenen Training anwenden. Auch sie durchlaufen jeden Therapieschritt, üben dabei selbst die später von den Klienten geforderte präzise

Bewegungssteuerung und müssen Fragen zu den Grundannahmen des Programms korrekt beantworten können.

Eine der wesentlichen Grundannahmen ist die Notwendigkeit, den komplexen Ablauf beim Sprechen in kleine Einheiten aufzuteilen, die isoliert gelernt werden können. Es wird davor gewarnt, den Stotternden dadurch zu überfordern, daß man gleichzeitig die Kontrolle verschiedener Teilbereiche erwartet. Stattdessen wird immer nur eine Einheit so lange geübt, bis die Bewegung korrekt gelingt, um die neu gelernte Fähigkeit dann mit einer anderen bereits gelernten Fähigkeit zu verbinden und sie schließlich in den Sprechbewegungs-Ablauf einzubauen. Die Einübung der präzisen Bewegungsabläufe erfolgt nach einem ausgeklügelten System: Zunächst wird das Zielverhalten sehr verlangsamt ausgeführt, um dann in genau festgelegten Schritten bis zur normalen Ausführungsgeschwindigkeit gesteigert zu werden. Es gibt keine „Abkürzungen", jeder Klient muß jeden Teilschritt durcharbeiten. Weil die Schritte klar und einfach beschrieben sind, kann immer genau ermittelt werden, ob das Zielverhalten korrekt ausgeführt wurde. Die eindeutige Rückmeldung führt im Verlauf des Programms dazu, daß die Klienten lernen, auf ihre Stärken und Fähigkeiten zu vertrauen.

- Therapieschritte:

Jedes einzelne Zielverhalten wird zunächst vom Therapeuten vorgemacht, wobei der Klient aufgefordert wird, die korrekte Ausführung zu beurteilen. Der Therapeut macht dabei Fehler, die jeweils hinterher genau benannt werden. Erst wenn der Klient beim Therapeuten die korrekten von den fehlerhaften Versuchen unterscheiden kann, wird er aufgefordert, selbst die korrekte Bewegung auszuführen.

- Silbendehnung:

Mit dem Blick auf eine Stoppuhr wird die Beispiel-Silbe „ON" so gedehnt gesprochen, daß sie genau 2 Sekunden dauert, wobei genau 1 Sekunde für das „O" und 1 Sekunde für das „N" verstreichen. Die Erweiterung erfolgt zunächst durch andere einsilbige Wörter, dann durch zweisilbige (4 Sekunden Dauer). Es gibt eine Sammlung von Übungswörtern in verschiedenen Sprachen (nach unserer Information noch nicht in Deutsch), die genau dem Ablauf angepaßt ist.

- Atemübungen:
Das nächste Zielverhalten ist die korrekte Atemtechnik. Die Zwerchfell-Atmung wird genau erklärt, Übungen werden ausgeführt und der gleichmäßige und ununterbrochene Verlauf von Ein- und Ausatmung wird vermittelt.

- Weicher Stimmeinsatz:
Mit einem extra dafür konstruierten Gerät wird der Lautstärke-Anstieg beim Stimmeinsatz gemessen. Ein Lämpchen signalisiert dem Klienten, ob die Ausführung korrekt war.

- Transfer:
Schon nach den ersten Übungen wird mit der Übertragung des gelernten Zielverhaltens in andere Situationen (Transfer) begonnen, und Phasen der Gruppenarbeit werden eingeführt. Sie wechseln sich ab mit Selbststudium und eigenständigen Übungsphasen. Bestandteile des Programms sind ebenfalls genau definierte Transfer-Schritte (Telefonieren, Einkaufen) nach der Bewältigung der Übungseinheiten und eine Anleitung für Übungen, die zu Hause im Anschluß an die Therapie durchgeführt werden müssen. Für jeden Transfer-Schritt ist ein Zeitplan vorgegeben.

- Kommentar:
Das Programm bietet eine anschauliche Vermittlung der wesentlichen Kenntnisse und eine sauber aufgebaute und durchdachte Struktur. Der Stotternde wird immer wieder dazu aufgefordert, die korrekten Bewegungen zu er-fühlen, so daß ein effektiver Lernprozeß durch die Verbindung von Aufklärung, Übung und Wahrnehmung erfolgt. Soweit uns bekannt ist, wird die Therapie nur in Holland und in den USA angeboten und erfordert neben den ausführlichen Übungsbüchern auch spezielle Geräte. Wird das Programm von gut geschulten Therapeuten durchgeführt, kann durchaus ein fließendes Sprechen während der Intensivphase erreicht werden. Ob nach deren Abschluß das fließende Sprechen beibehalten werden kann, ist aber der Übungsdisziplin des Einzelnen überlassen. Teilweise werden auch Kurse mit Auffrischungs-Übungen angeboten.

Weitere Fluency-Shaping-Programme

- Kasseler Stottertherapie

Ein auf dem Therapiekonzept des PFSP aufbauendes computergestütztes Programm („Dr. Fluency") wurde in den letzten Jahren an der Universität Gesamthochschule Kassel an deutsche Verhältnisse angepaßt und erprobt. Der Computer kann selbstverständlich nicht den Therapeuten ersetzen, bietet aber zwei entscheidende Vorteile:

– Über die eingebauten Funktionen der Zeitmessung und der Aufzeichnung der Stimmgebung gibt er jederzeit ein verläßliches Feedback.

– Nach der Intensivphase kann mit Hilfe des Programms zu Hause weitergeübt und das Gelernte dadurch gefestigt werden.

Die Kasseler Stottertherapie befindet sich momentan noch im Erprobungsstadium. Die Auswertung der ersten Ergebnisse ist allerdings so erfolgversprechend, daß von einer Weiterführung bzw. Ausweitung dieses Therapie-Angebots auszugehen ist. Außerdem schafft es Vertrauen, daß im Rahmen der wissenschaftlichen Begleitung Therapie-Ergebnisse erhoben und veröffentlicht werden.

- Computer-Aided Fluency Establishment Trainer (CAFET)

Das computergestützte Therapieprogramm wurde 1984 vorgestellt. Seit 1988 gibt es eine deutsche Version, die allerdings aufgrund der hohen Kosten keine große Verbreitung fand. Es kommt bei uns nur in einigen größeren Institutionen zur Anwendung.

Grundlage des Programms ist die Annahme, daß einige Fähigkeiten das fließende Sprechen besonders effektiv fördern: der weiche Stimmeinsatz, Ausatmungsbeginn vor Äußerungsbeginn, kontinuierliche Ausatmung und kontinuierliche Stimmgebung. Über einen Atemsensor und ein Mikrofon gelangen Daten über Atmung und Stimme in den Computer und werden sofort als Kurven auf dem Bildschirm sichtbar. In der Therapie lernt der Stotternde Schritt für Schritt die oben genannten Fähigkeiten mit Unterstützung der Bildschirm-Rückmeldung. Es wird Wert darauf gelegt, daß keine Verlangsamung des Sprechens und keine unnatürlich klingende Sprechweise entsteht.

Das Programm stellt sehr hohe Anforderungen an den Therapeuten. Für einen Teil der Klienten ist das Abarbeiten von Aufgaben am Computer kein Problem. Dafür liegt es solchen Klienten weniger, die das Bedürfnis nach menschlichem Austausch mit dem Therapeuten haben. Außerdem ist man auf die wenigen existierenden Angebote im deutschen Sprachraum beschränkt.

- Comprehensive Stuttering Programm (CPS)

Auch bei diesem Programm liegt der Schwerpunkt auf der systematischen Vermittlung von Fähigkeiten zu fließendem Sprechen. Die Therapie wird in zwei Abschnitten durchgeführt:

– Einer dreiwöchigen ganztägigen Behandlung in einer Klinik (Intensivphase).

– Einem 2 Jahre dauernden Abschnitt zur Erhaltung der Therapieeffekte (Erhaltungsphase).

In der Intensivphase wird in einem systematisch aufgebauten Training die Reduzierung der Sprechgeschwindigkeit, der „sanfte Stimmeinsatz" und ein kontinuierlicher Atemfluß gelernt. Transfer-Übungen werden innerhalb und außerhalb der Klinik durchgeführt. Danach muß jeder Klient zu Hause regelmäßig Übungen durchführen. Es wird deutlich betont, daß die Therapie mit der Intensivphase nicht zu Ende ist. Die Nachsorge besteht aus einem einwöchigen Kurs sowie mehreren Wochenenden in der Klinik.

Das in der Intensivphase erreichte fließende Sprechen muß also durch regelmäßige Heimübungen über einen langen Zeitraum gefestigt werden.

Auf den Sprechablauf bezogene Therapie-Konzepte

Im Unterschied zu den oben dargestellten Programmen lassen Konzepte den Therapeuten weitgehend freie Hand in bezug auf ihr Vorgehen. Es sind zwar die grundlegenden theoretischen Annahmen und die einzelnen Bestandteile des therapeutischen Angebots beschrieben, je nach individueller Erfahrung des Therapeuten bzw. abhängig von der diagnostizierten Problematik des Stotternden können sie aber variiert werden. Die Wirksamkeit der verschiedenen Therapiekonzepte ist schwer einzuschätzen, weil Effekte stark von der Persönlichkeit und dem Vorgehen des Therapeuten abhängig sind. Praktische Schulungen oder Ausbildungen für Therapeuten gibt es in diesen Verfahren meistens nicht. Bestenfalls lernen angehende Therapeuten dadurch, daß sie erfahrenen Therapeuten „über die Schulter sehen".

Personenbezogene Stottertherapie

Die Fähigkeit des Sprechens wird als Ausdruck der Person verstanden, Stottern somit verbunden mit Angst, Eingeengt-Sein, Unfreiheit und fehlender Würde. Stimme, Aussprache und Sprachgestaltung sind die Ansatzpunkte der personbezogenen Therapie, weil sich in diesen Funktionen die Individualität ausdrückt.

Unsere Gefühle und unser Selbstverständnis führen zu einer leiseren oder lauteren, brüchigen oder festen Stimme. Sie bewirken eine schnelle/hastige oder eine deutliche/ruhige Aussprache. In der Sprachgestaltung drückt sich aus, wie sich ein Mensch fühlt. In der personbezogenen Therapie geht es um die Neuorganisation der Ausdrucksfähigkeit eines Menschen. Es wird Wert darauf gelegt, von Beginn der Therapie an ausschließlich stotterfrei zu kommunizieren und dann den täglichen Kampf zu bestehen, das Stottern nicht mehr zuzulassen. Das Konzept enthält mehrere Schritte:

- Anfangssprechen:

Es wird zunächst mit „Vitalimpulsen" gearbeitet. Gemeint sind damit Vorformen des Sprechens, wie Seufzen, Stöhnen oder Gähnen, also Klänge und Stimmübungen, die eine direkte Verbindung zu körperlichen Funktionen, zum Ausdruck der persönlichen Befindlichkeit darstellen. Erste Wörter werden an das Seufzen angehängt, weiche Stimmeinsätze geübt und die Spannung gelöst.

- Sicherheitssprechen:

Hier setzt die Artikulation ein: Texte werden sehr akzentuiert gesprochen, neue klangliche Möglichkeiten und die Fähigkeit, über Spannung und Entspannung zu entscheiden, werden erfahrbar gemacht. Dies wird im Gespräch und in Referaten sowie in Rollenspielen und „live"-

Situationen eingeübt. Mit dieser Sprechform spricht der Klient längere Zeit in seiner gewohnten sozialen Umgebung.

- Sinnsprechen:
Nun erfolgt die sinnbezogene Erweiterung der Ausdrucksmöglichkeiten durch prosodische und mimisch-gestische Gestaltung. Nach jedem Sinnschritt erfolgt zunächst ein „Abspannen" und damit eine zeitliche Strukturierung. Durch gestaltendes Sprechen werden Stimmungen und Einstellungen deutlich, die angreifbar und verletzbar machen, also eine stabile Persönlichkeit voraussetzen. Sprechen wird als eine „Kunst" vermittelt, mit der Gedichte, Hörspiele und kleine Inszenierungen realisiert werden.

- Kommentar:
Diese und vergleichbare andere Konzepte setzen zwar am Sprechablauf (Stimme und Artikulation) an, führen aber weit darüber hinaus. Ziel ist die Veränderung der gesamten Person zu einem eigenverantwortlich handelnden Individuum, das seine „Befreiung" vom einengenden Symptom Stottern bewußt erlebt und die Entscheidung für ein ausdrucksstarkes Sprechen auf der Basis der gelernten Techniken jeden Tag neu trifft. Es erfordert neben einer großen Portion Selbstdisziplin auch die Bereitschaft, sich auf grundlegende psychische Veränderungen einzulassen.

Biokybernetische Methode nach Hartlieb

Das kybernetische Modell geht von einem Zusammenwirken unterschiedlicher Schalt- und Regelkreise aus. Als Stottertherapie wurde auf dieser Grundlage ein Training der verschiedenen am Sprechen beteiligten Funktionen entwickelt: Nur wenn die Steuerung der Atmung, der Stimmlippen und der Artikulation reibungslos zusammenarbeiten, gelingt fließendes Sprechen.

Bei manchen Stotternden wird davon ausgegangen, daß zwar möglicherweise die einzelnen Steuerungsabläufe für sich problemlos funktionieren, ihr Zusammenspiel aber (zeitweise) nicht synchron verläuft. Die Wiederherstellung der Synchronisation wird durch Stimmübungen, Schaltübungen und verschiedene Stufen einer Übungssprache mit dem

Ziel der Automatisierung trainiert. Der Therapeut bestimmt die Dosierung der Spannungs- und Entspannungsphasen bei den Übungen, geht dabei aber nicht programmatisch, sondern individuell unterschiedlich vor.

- Stimmübungen:
Hier wird im Wechsel z.B. der behauchte und der unbehauchte Stimmeinsatz und die Synchronisation von Atmung und Stimme geübt.

- Schaltübungen:
Mit Hilfe von Übungsmaterial werden die Stimmübungen in geeignete Wörter und Sätze eingebunden, und über Mund- bzw. Zungenbewegungen wird die Artikulation einbezogen.

- Übungssprache:
In vier Stufen wird „vom Leichten zum Schweren" zunächst das Sprechen auf Atemschub, das Sprechen im Artikulationsschub, das akzentuierte Sprechen und das markierte Sprechen eingeführt und anhand eines „Übungskalenders" dafür gesorgt, daß regelmäßige und häufige Wiederholungen der Übungen stattfinden.
Eine Bearbeitung der Sprechängste bzw. Rollenspiele und Live-Situationen zur Einübung von Selbstsicherheit sollen das sprechmotorische Training ergänzen.

- Kommentar:
Genau betrachtet ist die Stottertherapie nach dem biokybernetischen Ansatz ebenso wie viele andere Therapieverfahren ein Verhaltenstraining, das auf die Koordination von Atmung, Stimme und Artikulation abzielt. Möglicherweise kann aber das Modell der Schalt- und Regelkreise eine gute Illustration der Vorgänge bieten und dem Stotternden deutlich machen, daß er nicht hilflos ausgeliefert ist, sondern aktiv lernen muß, die Steuerung des Sprechablaufs wieder „in Ordnung zu bringen".

Anhauchmethode nach Schwartz

Als Folge von Angst und Streß sah Schwartz einen reflexhaften Kehlkopfkrampf als Hauptursache des Stotterns an. Nach seiner Auffassung kann dieser Streß ausgelöst werden durch bestimmte Situationen (z.B. Telefonieren), bestimmte Worte oder Anfangslaute, durch die Gegenwart von Autoritätspersonen, Unsicherheit, plötzliche Ereignisse oder Zeitdruck. Die Koordination der am Sprechen beteiligten Muskeln sei durch die eingeschränkte Beweglichkeit der verkrampften Stimmlippen bedingt, die als besonders empfindliche Indikatoren für körperliche Streß-Reaktionen angesehen werden.

- Anhauchtechnik:

Die Anhauch- oder Anblastechnik wird eingeführt durch die Anweisung, zunächst aus einem hörbaren Seufzer heraus zu sprechen. Schritt für Schritt wird dann das vorgeschaltete Element zurückgenommen, bis zur Anweisung, dem Beginn einer Äußerung einen nicht hörbaren Hauchlaut voranzustellen. Vom Klienten wird ein gründliches Training unter Beteiligung von Bezugspersonen oder anderen Teilnehmern einer Therapiegruppe über mehrere Wochen gefordert.

- Kommentar:

Da sich die Therapie im wesentlichen auf den Kehlkopfbereich beschränkt, muß hier von einer eindimensionalen Behandlungsmethode ausgegangen werden. Das allmähliche Einstimmen durch Vorschalten eines Hauchlautes oder eines Summtones ist ein sehr altes Prinzip, das in vielen komplexen Therapien verwendet wird, weil dadurch die kurzfristige Entspannung der Stimmbänder erreicht werden kann. Allerdings muß auch gesehen werden, daß viele erwachsene Stotternde selbst schon intuitiv diese Technik versucht und letztlich ein vor die Äußerung gesetztes Geräusch als eine Art „Starter" oder sogar als Teil der Symptomatik automatisiert haben. Die Gefahr, daß sich diese Sprechhilfe verselbständigt und das Sprechen noch auffälliger macht, dürfte recht groß sein. Außerdem finden sich längst nicht bei allen Stotternden erhöhte Anspannungen im Kehlkopfbereich.

Kaumethode nach Froeschels

In seinem „Lehrbuch der Sprachheilkunde" stellte Froeschels 1925 seine Kaumethode vor. Bis heute wird sie vereinzelt (meist von Ärzten) als Stottertherapie angeboten. Theoretisch wird zunächst der enge

Zusammenhang von Kauen und Sprechen betont und als Ziel der Kaumethode die Auflockerung der Sprechmuskulatur genannt, die sich auch entspannend auf Kehlkopf und Atmung auswirken soll.

Besonders dann, wenn im Mundbereich Verspannungen in Form von begleitenden Bewegungen oder einer zu hohen Stimmlage diagnostiziert werden, sei die Kaumethode angezeigt.

- Übungen:
Die Übungen werden mit „Kaugut", d.h. mit Nahrung im Mund durchgeführt, wobei zunächst stumm, dann mit Stimme gekaut werden soll. Es folgen „Vokalkauen" (Vokale und Silben werden während des Kauens artikuliert) und „Kaudialoge" (Worte und Sätze werden während des Kauens artikuliert). Durch die Verbindung mit dem Nahrungsgenuß soll eine psychische Lockerung und schließlich auch eine Atemregulierung erfolgen.

- Kommentar:
Sicher erscheinen diese Übungen heute etwas befremdlich, zumal sie den Benimm-Regeln widersprechen, nach denen man mit vollem Mund nicht spricht. Allerdings kann sowohl der durch das Kauen vorgegebene Rhythmus als auch die Ablenkung der Aufmerksamkeit durch das Kauen und insbesondere die gänzlich veränderte Situation im Mundraum tatsächlich zur Entwicklung neuer Sprechbewegungsabläufe führen. Diese Effekte erinnern an Demosthenes, der seine Sprechübungen mit Kieselsteinen im Mund gemacht haben soll. Untersuchungsergebnisse zur Wirksamkeit dieser Methode sind uns nicht bekannt. Sicher gehört sie inzwischen zu den weniger gebräuchlichen Verfahren.

Ablaufzirkel nach Fernau-Horn

Helene Fernau-Horn sah Stottern als Neurose, die durch den „Hemmungszirkel" aus (1)Vorstellung bzw. Erleben der Sprechhemmung über (2)Schreck/Angst zur (3)Atemhemmung, (4)Tonhemmung und schließlich zur (5)Sprechhemmung beschrieben werden kann. Aus dem wiederholt eintretenden Zirkel aus psychischen und physiologischen Faktoren entsteht schließlich die „Hemmungsspirale", durch die grundlegende Bereiche der Persönlichkeit angegriffen werden. Als Therapiekonzept stellte sie dem Hemmungszirkel einen „Ablaufzirkel" entgegen, der nach der Erhebung von Vorgeschichte und der Anfangsdiagnose sowie einer vortherapeutischen Beratung bzw. Belehrung die folgenden Abschnitte enthält, wobei es für die verschiedenen Altersgruppen unterschiedliche Vorgehensweisen gibt.

- Ruhe- und Ablauftraining:

Unterstützt durch Bilder und Suggestionen („Der Atem fließt wie eine Welle") beginnt der Ablaufzirkel mit der Herstellung von Gelassenheit und Zuversicht durch die Regulierung bzw. Rhythmisierung der Atmung. Es folgt der „Tonablauf", der „Sprechablauf" und die Vorstellung des gelungenen Ablaufs als positive Gegenerfahrung zum Erleben der Sprechhemmung. Alle Übungen werden begleitet durch einfache Sätze, die durch wiederholtes Sprechen allmählich verinnerlicht werden.

- Ermutigungs- und Ertüchtigungstraining:

Mit Formeln wie „Ich kann sprechen, wenn ich ruhig bin" oder „Ich bleibe ruhig bei allem Tun" wird die suggestive Wirkung auf eine mutige und gelassene Haltung ausgeweitet. In dieser Phase werden konkrete Versagenserlebnisse einbezogen, teilweise auch auf das Stottern bezogene Träume, um die zuversichtlichen Formeln mit den angstbesetzten Situationen in der Vorstellung zu verbinden.

- Kommentar:

Die Basis dieses Konzepts ist zwar die psychoanalytische Vorstellung, daß dem Stottern ein neurotisches Geschehen zugrunde liegt, die Methoden sind aber vergleichbar mit verhaltenstherapeutischen Techniken der Beeinflussung von Atmung und Sprechablauf bzw. der Einstellungsänderung. Wenn auch dieses Konzept vermutlich nicht mehr in der ursprünglichen Form zur Anwendung kommt, kann es als mehrdimensionaler Ansatz durchaus auch aus heutiger Sicht bestehen. Denkbar wäre immerhin, daß die verinnerlichten suggestiven Formelsätze auch in der Zeit nach der Therapie eine Stütze bei der Bewältigung neuer Sprechsituationen sein können und so zur Erhaltung des fließenden Sprechens beitragen. Untersuchungsergebnisse über seine Wirksamkeit liegen uns allerdings nicht vor.

Nichtvermeidungs-Verfahren

Ein großer Teil der heute angebotenen Stottertherapien geht auf das Lebenswerk eines amerikanischen Psychologen zurück, der sich selbst sein Leben lang als Stotterer bezeichnete: Charles Van Riper. Wie einleitend schon dargestellt, hat Van Riper die These entwickelt, das Stottern entstehe aus der Angst vor dem Stottern. Er ging davon aus, daß am Anfang ein „Core Behavior", eine Art Ursprungs-Stottern steht, welches zunächst ohne Verspannung eine leichte Unterbrechung des Sprechens bewirkt. Erst im Laufe der weiteren Entwicklung entsteht daraus durch Anstrengung bzw. Ankämpfen gegen diese Auffälligkeit ein schweres, durch Blockierungen und Wiederholungen sowie Mitbewegungen gekennzeichnetes Stottern. Wenn es also möglich wäre, das Stottern auf den vergleichsweise harmlosen Ursprung zurückzuführen, wenn die Vermeidung des Stotterns nicht mehr angestrebt würde, könnten die bei fast allen Stotternden vorhandenen fließenden Anteile des Sprechens erweitert werden. Der Unterschied zu den „Fluency-Shaping-Verfahren" wird deutlich: Ziel ist nicht der Aufbau einer neuen fließenden Sprechweise, sondern der effektivere Umgang mit dem Stottern. Die lerntheoretische Basis wird an zwei entscheidenden Punkten deutlich:

- Flucht- und Vermeidungsreaktionen

Wer Angst vor einer bestimmten Situation hat, reduziert diese Angst am besten dadurch, daß er die Situation schnell verläßt (Flucht) oder sie gar nicht erst aufsucht (Vermeidung). Er zementiert damit aber auch langfristig seine Angst, weil er nie lernen kann, in dieser Situation anders (z.B. souveräner) zu handeln.

- Sprechfluß nach dem Symptom

Wer nach einem „Kampf" mit seinem Stottersymptom schließlich einige Worte oder Sätze fließend sprechen kann, lernt dabei auch, daß er mit entsprechender Anstrengung die immer wieder auftretende Klippe überwindet, und baut langfristig die Anspannung in sein Sprechen ein.

Nichtvermeidungs-Therapien können unterschiedliche Einzelschritte enthalten. Jeder „Van-Riper-Therapeut" stellt seine Therapie nach seinen eigenen Erfahrungen und dem individuellen Bedarf des Klienten zusammen. Therapien nach dem Nichtvermeidungsansatz sind von daher nur begrenzt zu vergleichen, enthalten aber in aller Regel zumindest die vier von Van Riper vorgeschlagenen Stufen: Identifikation, Desensibilisierung, Modifikation und Stabilisierung. Was darunter zu verstehen ist, wird im folgenden erklärt.

Nichtvermeidungs-Therapie nach Van Riper

In einer Nichtvermeidungs-Therapie wird nicht eine neue Sprechweise anstelle der alten eingeübt, sondern direkt am einzelnen Stottersymptom gearbeitet. Um zu lernen, wie der Ablauf während des eigentlichen Stotterereignisses verändert und flüssiger gemacht werden kann, braucht es erst einmal viele Stottersymptome. Der Klient wird also nicht möglichst schnell von seiner gestotterten Sprechweise weggeführt, sondern soll im Gegenteil sein Stottern zeigen, es in allen Einzelheiten wahrnehmen lernen und es zunächst als einen „Begleiter" seines Sprechens, ja seines Lebens akzeptieren.

- Identifikation:

Die erste Stufe einer Nichtvermeidungs-Therapie besteht also darin, das eigene Stottern zu analysieren. Dabei spielen auch Einstellungen und soziale Verhaltensweisen eine große Rolle: Wie sehr hat sich der Klient in seinem Alltag dem Stottern angepaßt? Welche Tricks hat er entwickelt? Wie oft hat er nichts gesagt, vor welchen sprachlichen Anforderungen ist er geflohen? Es ist sicher nachvollziehbar, daß dies ein schwieriges, manchmal schmerzhaftes Aufdecken längst tabuisierter Probleme sein kann.

- Desensibilisierung:

Nachdem möglichst alle wesentlichen Aspekte des Stotterns offengelegt sind, wird in der nächsten Phase die Angst vor dem sprachlichen Versagen angegangen. Gesprächssituationen werden in der Vorstellung, im Rollenspiel und besonders intensiv auch „live" aufgesucht. Dabei wird – so schwer es anfangs fallen mag – möglichst jedes Mal gestottert oder gar ein Stottern willentlich („Pseudo-Stottern") hervorgebracht. Auch der Therapeut begibt sich „stotternd" in solche Situationen und gibt dem Klienten damit die Möglichkeit, das Stottern als Außenstehender zu betrachten. Lernziel ist hierbei, daß der Stotternde selbstbewußt und mit Blickkontakt zum Gesprächspartner in solchen Situationen auftreten kann, die ihm vorher bedrohlich erschienen.

• Modifikation:
Um die Art und Intensität des einzelnen Stottersymptoms verändern zu können, muß der Sprechablauf im „Zeitlupen-Tempo" gefühlt (nicht gehört!) werden. Die einzelnen Bestandteile jedes Symptomablaufs (z.B. Lippenpressen, Unterkieferbewegung, Anspannen der Bauchdecke, Vorstrecken des Kinns, Hochziehen der Schulter) werden nun bewußt variiert, um das Gefühl zu verstärken, daß das Stottern veränderbar ist. Nun folgt die „Nachbesserung": Nach einem gestotterten Wort wird eine Sprechpause eingefügt. Mit ruhiger Atmung und weichem Stimmeinsatz wird das Wort langsam wiederholt. Im nächsten Schritt („Pull-Out") wird die Veränderung weiter nach „vorn" verlagert: Schon beim ersten Anzeichen eines „aufkeimenden" Symptoms wird abgebrochen und unter Reduzierung der Spannung weiter artikuliert. Schließlich lernt der Klient, die inneren Vorboten eines Symptoms wahrzunehmen, schon vor dem Beginn einer Anspannung die Sprechorgane auf die korrekte Ablaufsteuerung einzustellen („Preparatory Set"). Das Stottern ist nun nicht gänzlich verschwunden, eine Reduzierung der ursprünglichen Intensität der Symptome ist aber erreicht: Es gelingt ohne Druck und Anstrengung („flüssiges Stottern").

• Stabilisierung:
Die neue Selbsterfahrung, das jahrelang erduldete Symptom nun selbst gestalten und ruhiger bzw. leichter sprechen zu können, bewirkt einen enormen Zuwachs an Selbstvertrauen. Der Klient steht nicht mehr unter dem Zwang, perfekt und fließend sprechen zu müssen. Er darf weiter stottern, nur in einer anderen Weise. Die Stufe der Stabilisierung bereitet ihn nun darauf vor, im Alltag diese Fähigkeiten zu erhalten und weiter auszubauen. Je nach persönlicher Situation wird dafür auch auf die sozialen Bedingungen des Klienten eingegangen. Wie ist die neue Fähigkeit den Familienangehörigen, den Freunden oder Bekannten zu vermitteln? Welche früher dankbar aufgenommenen

Hilfen sind jetzt abzubauen? Was ist zu tun, um das neue selbstbewußte Lebensgefühl dauerhaft zu etablieren?

• Kommentar:

In den USA ist der „Non-Avoidance"-Ansatz schon seit langer Zeit sehr verbreitet, bei uns hat er in den letzten Jahren – nicht zuletzt durch die Selbsthilfe-Bewegung – enorm an Bedeutung gewonnen. In vielen Ausbildungsgängen wird er inzwischen als eines der effektivsten Verfahren der Stottertherapie vermittelt. Außerdem gibt es Van-Riper-Therapeuten, die ihre Erfahrungen in speziellen Seminaren weitergeben. Aufgrund der Maxime, das Stottern nicht mehr ängstlich verstecken zu wollen, sondern zuzulassen und zu gestalten, verändert sich auch die Einstellung zum Sprechen, zum eigenen Ausdrucksverhalten, zu sich selbst. Die Arbeit am Stottern ist damit immer gleichzeitig auch eine Arbeit an sich selbst, an den persönlichen Überzeugungen und Fähigkeiten. Zwar wird unmittelbar am Symptom bzw. am Sprechablauf angesetzt und geübt, psychotherapeutische Elemente sind aber sehr wohl auch enthalten. Dies wird in den Ergebnissen der Wirksamkeitsuntersuchungen deutlich, die auch für den deutschen Sprachraum vorliegen. Danach sind Fortschritte nicht nur in bezug auf flüssigeres Sprechen, sondern besonders auch dahin gehend berichtet worden, daß Ängste vor Sprechsituationen, Gefühle des Ausgeliefert-Seins oder Vermeidungs- und Versagenserfahrungen abgenommen haben.

Successful Stuttering Management Programm (SSMP)

Unter der Bezeichnung „Programm zum erfolgreichen Umgang mit dem Stottern" ist auf der Basis der Vorgaben von Van Riper ein gut strukturiertes Verfahren entwickelt worden. Auch im SSMP wird vorausgesetzt, daß es um eine grundlegende Einstellungsänderung zum Stottern und nicht um die Eliminierung von Symptomen geht. Weil es aber als Programm konzipiert ist, wird nicht variabel mit den einzelnen Elementen umgegangen, sondern ein klar vorgeschriebener Ablauf eingehalten. In einem Punkt ist das SSMP besonders konsequent: Der Stotternde soll nicht nur sein Stottern zeigen bzw. nicht mehr vermeiden, sondern soll bei jeder Übung – auch und gerade in Gesprächen mit

Passanten – zu Beginn sein Stottern „bekennen" („Guten Tag, mein Name ist Peter Müller. Ich bin Stotterer").

Diese „Advertising", also „Ankündigung" genannte Technik ist grundsätzlich immer während und nach der Therapie anzuwenden, bevor man ein Gespräch beginnt. Durch die Klarstellung kommt der Stotternde erst gar nicht in Versuchung, mit Hilfe von Tricks sein Stottern vermeiden zu wollen. So unangenehm es sein mag, entlastet es doch auch, sich mit seinem Stottern nicht verstecken zu müssen. Der Therapie-Ablauf ist vergleichbar mit den Stufen von Van Riper:

- Identifikation und Desensibilisierung:

Um die Symptomatik in all ihren Einzelheiten analysieren zu können, wird vor dem Spiegel gesprochen, es werden Video-Aufnahmen gemacht und die Symptome durch den Klienten während des Sprechens in einer kurzen Pause nach jedem Symptom notiert. Zur Haltungsveränderung gibt es Vorträge und Beratungsgespräche sowie Diskussionsrunden der Therapiegruppe. Der Therapieschritt „Veränderung der Sprech- und Kommunikationsmuster" beinhaltet Übungen zur Aufdeckung von Vermeidungstricks, zur Verbesserung des Blickkontakts und Befragungen von Passanten mit der bereits beschriebenen „Advertising"-Technik. Informationen über das Stottern werden durch Vorträge oder Texte vermittelt.

- Modifikation/Techniken:

Anhand von Listen wird das Verlängern einzelner Silben („Prolongation") eingeübt, später kommen Übungen zur „Nachbesserung" und zum „Pull-Out" hinzu. Die Bedeutung dieser Begriffe ist bereits in der Beschreibung der Nichtvermeidungs-Therapie erklärt worden. Die Techniken zum Umgang mit dem Stottern werden in entsprechenden „Hausaufgaben" mehrere Stunden am Tag eigenverantwortlich von den Klienten eingeübt.

- Stabilisierung/Aufrechterhaltung:

Es werden konkrete Vereinbarungen für die Zeit nach der Therapie getroffen, deren Einhaltung durch Anrufe und Tonbandaufnahmen kontrolliert wird. Eine wiederum besonders konsequente Nichtvermeidungs-Haltung zeigt sich in einer Anweisung für die Zeit nach der Therapie: Der Stotternde soll bei der ersten Begegnung mit seinen Freunden „willentlich" stottern, um die Erwartung der Umwelt an seine Fortschritte nicht zu hoch anzusetzen. Damit hat er sich einen Freiraum geschaffen, der ihn unbelastet und souverän mit seinem Stottern umgehen läßt.

• Kommentar:
Alle Aufgaben sind genau vorgegeben, jede Übung wird vom Klienten in einem Logbuch festgehalten und hinterher ausgewertet. Für besondere Leistungen gibt es Auszeichnungen. Man mag dieses Vorgehen als spezifisch amerikanisch ansehen, wobei zu betonen ist, daß Humor innerhalb der Therapie nicht zu kurz kommt (zum Programm gehört auch das Erzählen von Stotterer-Witzen). Im deutschen Sprachraum bestehen gegenwärtig noch zu wenig Erfahrungen, um abschätzen zu können, ob das SSMP unserer Mentalität entsprechen kann. Wer sich darauf einläßt, lernt aber sicherlich eine besonders effektive Variante der Nichtvermeidungs-Therapien kennen.

Spezielle Verfahren für Kinder

Stottertherapie mit jüngeren Kindern erfordert andere Vorgehensweisen als bei Jugendlichen und Erwachsenen. Dies hat im wesentlichen drei Gründe:

Es muß genau differenziert werden, ob die Unflüssigkeiten wirklich schon als Stottern anzusehen oder durch die Sprachentwicklung bedingt sind. Die Sprachentwicklung ist noch nicht unbedingt abgeschlossen. Von daher muß eventuell auch auf Aussprache, Grammatik usw. eingegangen werden.

Meist spielen Kinder lieber, anstatt nach den Vorschriften von Erwachsenen zu üben. Und das Stottern hat – zum Glück – noch nicht so häufig zu Versagenserlebnissen geführt. Oft haben die Eltern daher größere Probleme mit dem Stottern als ihr Kind.

Bei Schulkindern muß die besondere Situation berücksichtigt werden, daß sie noch nicht allein entscheiden können und sich den

Erwartungen der Eltern und Lehrkräfte ausgesetzt sehen. Aus mehreren Gründen gehört eine Beratung der Erziehungspersonen bei kindlichem Stottern immer zur Behandlung.

Elternberatung

Stottern beginnt fast immer in einer Phase, in der sich das Leben des Kindes innerhalb der Familie abspielt. Es ist von daher kein Wunder, wenn die Eltern selbst genauso wie ihr Umfeld (Großeltern, Freunde usw.) die familiäre Situation für das Stottern verantwortlich machen wollen. Mutter und Vater zerbrechen sich oft viele Abende den Kopf darüber, was sie wohl falsch gemacht haben. Bei dieser intensiven Suche nach Erklärungen ist es sehr wahrscheinlich, daß schließlich auch etwas gefunden wird.

Hier setzt Elternberatung an: Es geht zunächst um Gespräche über diese Erklärungen und über die „Schuld", die Vater und Mutter sich selbst oder gegenseitig zuschreiben. Ziele der Elternberatung sind nun:

– Die Eltern entlasten, ihre erzieherischen Fähigkeiten hervorheben, Verständnis und Solidarität vermitteln und ermuntern, gemeinsam mit dem Therapeuten nach Lösungen zu suchen.

– Den Eltern vermitteln, daß sie mit ihren Problemen nicht allein sind, daß ihr Kind nicht nur stottert, sondern eine Vielfalt von positiven Eigenschaften besitzt.

– Aufklären über die Sprachentwicklung, ihre verschiedenen Aspekte und die möglichen Klippen für das Kind.

– Den Eltern konkrete Hilfen an die Hand geben, wie sie mit ihrem Kind umgehen und es fördern können, ohne es zu überfordern.

– Dazu gehört: auf das Sprachvorbild der Eltern eingehen, ihnen vermitteln, daß Sprechen Spaß machen soll, daß sie sich Zeit für das Spiel mit dem Kind nehmen, ihm zuhören sollen.

– In der Elternberatung wird auch darauf eingegangen, was Eltern besser lassen sollten: unkorrekte Sprechversuche kritisieren oder korrigieren bzw. korrekt nachsprechen lassen, die richtige Benennung von Gegenständen abfragen oder ständig die Äußerungen des Kindes unterbrechen usw.

Bei sehr jungen Kindern ist oft nicht sicher zu klären, ob die Auffälligkeiten noch entwicklungsbedingt oder schon als beginnendes Stottern anzusehen sind. In diesem Fall ist Elternberatung ohne die Einbeziehung des Kindes zunächst das Mittel der Wahl. Die nachfolgend beschriebenen Formen der Therapie mit Kindern erfordern aber immer auch eine begleitende Beratung der Eltern.

Indirekte Verfahren für junge stotternde Kinder

In der Frühphase des Stotterns kann es sinnvoll sein, das Kind nicht sofort mit seinem „Defekt" zu konfrontieren, sondern „Spielstunden" gemeinsam mit den Eltern bzw. einem Elternteil durchzuführen und die gemeinsamen Erfahrungen in Gesprächen mit den Eltern aufzuarbeiten. Der Therapeut versucht in den Spielstunden, den Eltern ein Modell dafür zu geben, wie sie ihr Kind zu Hause besser fördern können. Er wird nicht an der Sprechweise des Kindes, sondern an den Grundlagen für ein angstfreies, ruhiges Sprechen ansetzen. Dazu gehören Sprach- und Bewegungsspiele, die den Spaß am Sprechen fördern, Entspannungsgeschichten, Rollenspiele und Dialogübungen, die aufzeigen, wie Belastung und Überforderung des Kindes vermieden werden können. Nicht immer ist es erforderlich, daß die Eltern an den Therapiestunden teilnehmen. Eine enge Zusammenarbeit ist aber sehr wichtig, um Anregungen für gemeinsame Aktivitäten innerhalb der Familie zu erhalten.

Wenn es nach einer längeren Therapiephase durch indirekte Methoden nicht zu einer dauerhaften Veränderung kommt, wird entweder eine direkte Stottertherapie oder aber eine mehr an der Familiensituation (Familientherapie) bzw. an der psychischen Entwicklung (Spieltherapie) ansetzende Therapieform notwendig sein.

Direkte Verfahren für junge stotternde Kinder

In den letzten Jahren werden verstärkt auch bei jüngeren Kindern direkte (also am Sprechvorgang ansetzende) Verfahren angewendet. Die Überlegung dabei ist, daß stotternde Kinder sich mit ihrem Problem nicht ernst genommen fühlen, wenn in der Therapie nur immer „um den heißen Brei herumgeredet" wird. Sie werten ein indirektes Vorgehen möglicherweise sogar als Zeichen dafür, daß ihr Stottern etwas besonders Problematisches sein muß, wenn von den Erwachsenen ständig so getan wird, als sei es nicht vorhanden. Ist also davon auszugehen, daß das Kind seine Sprechauffälligkeit selbst längst bemerkt hat (z.B. wenn es Äußerungen nach einem gestotterten Wort abbricht und ärgerlich reagiert), sollten auch konkrete Hilfsangebote gemacht werden.

Sie betreffen einmal die Sprechweise des Kindes, also das Sprechtempo, die Verständlichkeit der Aussprache, die Sprechmelodie (Prosodie), den Stimmeinsatz und die Sprechatmung. Es wird ein ruhiges, anstrengungsfreies Sprechen aufgebaut, und der Sprechrhythmus wird durch geeignete Übungen gefestigt.

Zum anderen wird auch direkt an den Stottersymptomen gearbeitet, indem das Kind lernt, zwischen Stottern und fließendem Sprechen zu unterscheiden und nach einem von ihm wahrgenommenen Symptom die Äußerung abzubrechen, um das gestotterte Wort mit weichem Einsatz zu wiederholen.

Der Erfolg solcher Übungen hängt wesentlich davon ab, ob dem Therapeuten eine kindgerechte Vermittlung gelingt. Sie sollten sich als Eltern deshalb nicht wundern, wenn Ihr Kind von der Therapiestunde berichtet, daß es mit dem Therapeuten „nur Spiele gemacht" hat. Gleichwohl ist es sicher von Nutzen, sich den therapeutischen Hintergrund der einzelnen Spielangebote von Zeit zu Zeit erklären zu lassen.

Nichtvermeidungs-Therapie mit Kindern

Carl Dell jun. hat in den 70er Jahren unter Anleitung des Stotterspezialisten Van Riper ein therapeutisches Vorgehen mit Kindern entwickelt, das dem Nichtvermeidungsansatz bei Erwachsenen abgeschaut ist. Es wird von der Annahme ausgegangen, daß Stottern im Kindesalter noch leichter auf seine ursprüngliche Form zurückgeführt und damit ein Prozeß der Selbstbewältigung in Gang gesetzt werden kann.

Nach einer Anfangsphase des Vertrauensaufbaus geht es zunächst um eine vorsichtige Konfrontation mit dem Stottern, indem der Therapeut in seinen Äußerungen ab und zu leichte Wiederholungen einbaut. Geht das Kind darauf ein, werden die Wiederholungen zum Thema gemacht. Ebenso wird mit Dehnungen und Blockierungen verfahren, wobei immer konkret benannt werden soll, an welcher Stelle der Äußerung diese auftraten. Nun beginnt ein Spiel mit den Stotterformen. Es hat zum einen das Ziel, die Angst vor den Auffälligkeiten zu nehmen. Zum anderen soll vermittelt werden, daß das Stottern zu beeinflussen ist. Das Kind lernt auf diese Weise, zwischen drei Sprecharten zu unterscheiden, dem fließenden Sprechen, dem angestrengten und dem leichten Stottern. Im Verlauf der Therapie entwickelt es differenzierte Fähigkeiten, die Schwere eines Symptoms zu registrieren und bewußt in eine leichte Form zu überführen.

Wichtig ist, daß entsprechend dem Nichtvermeidungskonzept die Erwartung an das Kind nur darin besteht, die leichte Form des Stotterns zu erlernen. Das Kind wird für seine Erfolge beim Beobachten und Umschalten gelobt und nicht für stotterfreies Sprechen. Daher ist auch die Beratung und Einbeziehung der Eltern erforderlich, damit sie das Konzept verstehen und mittragen können.

Gruppentherapie mit Schulkindern

Für die Altersgruppe der Schulkinder (ca. 9 – 16 Jahre) hat sich in der Ambulanz und in stationären Einrichtungen ein Vorgehen bewährt, das am besten in kleinen Gruppen mit 3 bis 4 Kindern in etwa gleichem Alter durchgeführt wird. Die Gesprächssituation mit Gleichaltrigen hat in diesem Altersbereich eine wichtige Funktion. Die Eltern werden regelmäßig einbezogen, teilweise auch die Geschwister, Freunde oder Lehrkräfte. Der Gruppe kommt dabei eine wesentliche stabilisierende Funktion zu, weil sie einen Raum zum Experimentieren mit sozialen Fähigkeiten und Möglichkeiten der gegenseitigen Kontrolle oder Unterstützung bietet.

Am Anfang stehen Selbstwahrnehmung durch Analyse von willentlichem Stottern und Vermeidungsverhalten sowie Entspannungs- und Atemübungen. Danach werden Sprechhilfen zum Umgang mit Blockierungen und eine „Übungssprache" (z.B. Langsam-Laut-Deutlich) eingeführt. Die Begleitpersonen sollen die entsprechenden Übungen möglichst in jeder Phase mitmachen. In Rollenspielen, die auf Videoband aufgenommen und ausgewertet werden, üben die Kinder und Jugendlichen ein selbstsicheres Auftreten in solchen Situationen, die sie als besonders problematisch ansehen. Die Übungssprache wird allmählich durch eine individuelle natürliche Sprechweise ersetzt. Schließlich werden schwierige Sprechsituationen „live" aufgesucht und Erfahrungen hinterher berichtet bzw. ausgewertet. Meist folgt eine Nachsorge-Phase mit gelegentlichen Treffen, Telefonkontakten oder Hausbesuchen, um Probleme mit der Anwendung des Gelernten im Alltag zu besprechen.

Stationäre Therapie für Kinder und Jugendliche

Wenn eine ambulante Behandlung nicht ausreichend erscheint, gibt es für die Altersgruppe der ca. Sieben- bis Sechzehnjährigen die Möglichkeit der stationären Therapie in Sprachheilzentren oder Kliniken über einen Zeitraum von mehreren Wochen bis Monaten. Bei der Bundesvereinigung Stotterer-Selbsthilfe e.V. sind Informationen zu stationären Therapieangeboten zu erhalten. Adressen und Telefonnummern finden Sie im Anhang.

Begleitend wird der notwendige Schulunterricht entweder innerhalb der Einrichtung angeboten oder von einer der öffentlichen Schulen am Behandlungsort. Der Entschluß dazu ist meist weder für die Betroffenen selbst noch für die Familienangehörigen und Freunde leicht, weil die stationäre Behandlung (abgesehen von Ferien und einigen Wochenenden) eine langfristige Trennung und Einschränkung der bisherigen sozialen Kontakte bedeutet. Aber es kann auch von Vorteil sein, sich einmal ganz auf die eigene Weiterentwicklung und die Veränderung des Stotterns zu konzentrieren. Außerdem bieten viele stationäre Einrichtungen neben der eigentlichen Sprachtherapie noch eine bewegungstherapeutische, heilpädagogische oder psychotherapeutische Begleitung an, durch die eine ganzheitliche Förderung der Persönlichkeitsentwicklung möglich wird.

Die einzelnen Einrichtungen haben sehr unterschiedliche Regelungen und Therapieansätze. Teilweise arbeiten sie wie oben unter „Gruppentherapie mit Schulkindern" dargestellt, manche haben aber auch ihre eigenen Konzepte entwickelt. So wird beispielsweise in der Abteilung für Sprachstörungen in den Rheinischen Kliniken Bonn die „Integrative Therapie" durchgeführt, die der dort behandelnde Therapeut aus seinen Praxiserfahrungen heraus entwickelt hat. Er verbindet das Prinzip der Akzeptanz des Stotterns im Sinne des „Nichtvermeidungsansatzes" mit Elementen aus dem „Fluency-Shaping-Ansatz" und legt besonderen Wert auf gezielte Methoden zur langfristigen Aufrechterhaltung der therapeutischen Veränderungen.

Vor der Entscheidung für eine stationäre Behandlung sollten Sie sich in jedem Fall zunächst die Einrichtung ansehen und sich nach der therapeutischen Konzeption erkundigen. Da in der Regel viele Fachkräfte am Werk sind und Übernachtung sowie Verpflegung hinzukommen, sind stationäre Behandlungen generell sehr teuer. Ein Teil der Kosten wird bei bestimmten Einrichtungen in der Trägerschaft von Wohlfahrtsverbänden oder Gebietskörperschaften von Sozialleistungsträgern übernommen.

Verfahren aus der Psychotherapie

Fast alle psychotherapeutischen Verfahren wurden und werden auch in der Behandlung des Stotterns eingesetzt. Ein großer Teil der vorgestellten Programme und Konzepte ist auf der Grundlage der Verhaltenstherapie entstanden. Das bedeutet nicht, daß andere Richtungen untauglich seien. Wir können in diesem Ratgeber die einzelnen Psychotherapieformen nicht angemessen beschreiben. Dafür gibt es eine ausreichend große Zahl von Büchern. Deshalb sind im folgenden nur diejenigen Richtungen aufgeführt, die von einzelnen Therapeuten als Grundlage für besondere Formen der Stottertherapie genutzt wurden.

Verhaltenstherapie

Nach verhaltenstherapeutischer Auffassung ist das Stottern ein gelerntes Verhalten, das sich durch langjährige Auswertung der Reaktionen der Umwelt, d.h. durch die Konsequenzen eines Ursprungsverhalten herausgebildet hat. Die Annahmen der zugrunde liegenden

Lerntheorie sind anfangs beschrieben worden. Hier soll deshalb nur kurz umrissen werden, welche praktischen Konsequenzen für die Therapie daraus folgen, welche „Bausteine" also zur Anwendung kommen:

- Rückmeldung und Transparenz, damit Stotternde die Möglichkeit haben, ihr Stottern genau kennenzulernen, und es verändern können. Fortschritte sollen transparent gemacht werden (Lernen am Erfolg).
- Selbstwahrnehmung und Selbstkontrolle müssen gezielt entwickelt werden, um eine gute Steuerungsfähigkeit zu erreichen.
- Verhaltensausformung (Shaping) durch einen allmählichen und gut abgestuften Aufbau des Zielverhaltens. Dazu gehören intensive Übungsphasen und eine ausreichend lange Therapiedauer.
- Vermeidungsverhalten und Sprechängste sind abzubauen, damit die neue, fließende Sprechweise auch eingesetzt wird.
- Systematischer Transfer sollte möglichst frühzeitig beginnen und Perspektiven für die Zeit nach der Intensivbehandlung umfassen.

Spieltherapie

Obwohl die Praxis der Spieltherapie im deutschen Sprachraum erst etwa 25 Jahre alt ist, hat diese Therapieform inzwischen vielfältige Ausprägungen erfahren. Grob gefaßt gibt es Ansätze, die gemeinsam mit der ganzen Familie, und solche, die mit einzelnen Kindern oder Gruppen von Kindern arbeiten. Virginia Axline als die Begründerin der Spieltherapie hat die Voraussetzungen formuliert: Achtung vor dem Kind, seiner Person, seinen Wünschen und Vorstellungen. Auf diesem Hintergrund wird mit stotternden Kindern nicht an ihrem Symptom, sondern an ihren Stärken und Fähigkeiten angesetzt. Über das Spiel lassen sich Ängste und Hemmungen, innere Konflikte und Spannungen in ein gemeinsames Experimentierfeld holen, in dem Lösungen nicht vom Therapeuten oder den Eltern vorgeschrieben, sondern vom Kind selbst oder von allen Beteiligten gefunden werden.

Auch wenn in einzelnen Fällen allein durch eine Spieltherapie das Stottern reduziert werden kann, ist in der Regel doch eine begleitende oder nachfolgende Stottertherapie notwendig.

Familientherapie/Systemische Ansätze

In fast allen Stottertherapien mit Kindern werden die Eltern als Bezugspersonen berücksichtigt. Familientherapeuten gehen dabei noch einen Schritt weiter, indem sie die Annahme formulieren, daß Stottern auch ein Signal für problematische familiäre Beziehungen darstellt. Das System „Familie" wird zum Thema gemacht: Jedes Geschehen hat über seine oberflächliche Erscheinungsform hinaus im Familienverbund seinen besonderen Wert für das einzelne Mitglied, seine Bedeutung für die Beziehung zwischen Einzelnen oder seine Funktion für das Zusammenleben. Systemische Therapie versucht, gemeinsam mit den Betroffenen diese Bedeutungen zu ergründen und mögliche Alternativen zu finden. Über vielfältige Prozesse der Umwertung, z.B. das Stottern nicht mehr als Störung, sondern als Chance zur Neudefinition innerfamiliärer Beziehungen anzusehen, reduzieren sich die Belastungen und Schamgefühle. Oft verändert sich das Stottern dadurch, daß die Erwartung fließenden, korrekten Sprechens nicht mehr besteht. Trotzdem ist zusätzlich noch meist eine gezielte stottertherapeutische Behandlung notwendig.

Neurolinguistisches Programmieren (NLP)

Das NLP entstand nicht wie die meisten anderen Verfahren aus einer theoretischen Vorstellung über psychische Prozesse, sondern aus einer Analyse der Techniken berühmter amerikanischer Psychotherapeuten (Virginia Satir, Fritz Perls, Milton H. Erickson). Obwohl diese sehr unterschiedliche Ansätze vertraten (Systemische Therapie, Gestaltpsychotherapie, Hypnotherapie), schienen sie sich doch in bestimmten Teilen ihres Vorgehens zu entsprechen. Die Begründer des NLP, Bandler und Grinder, filterten nun diese ähnlichen Vorgehensweisen heraus und bauten sie zu einer neuen Therapieform zusammen. Das NLP ist inzwischen eine Technik, die in unterschiedlichsten Bereichen zum Einsatz kommt, von der Managerschulung bis zur Raucherentwöhnung und selbstverständlich auch in der Stottertherapie.

Das NLP setzt an der inneren Perspektive des Stotternden an: Der Stotternde versetzt sich durch sein inneres Programm („Ich will nicht stottern") in jeder Gesprächssituation körperlich in einen Alarmzustand, die inneren Bilder bewirken genau das Gegenteil, Begriffe wie „Stottern" haben innerhalb dieser Bilder schon auslösende Funktion. Also kommt es darauf an, sie umzuwerten, sich seiner eigenen Stärken bewußt zu werden, eigene Ziele positiv zu formulieren oder anders ausgedrückt: den alten untauglichen Programmen neue entgegenzusetzen. Wenn das Stottern nicht mehr als Makel, sondern als Teil des eigenen Selbst mit einer wichtigen Signalfunktion angesehen werden kann, verliert es seine Bedrohlichkeit.

Das NLP bietet eine Reihe von effektiven Techniken an, diese Veränderungen in Gang zu bringen. Wie bei anderen psychotherapeutischen Verfahren ist es aber notwendig, begleitend Hilfen anzubieten, wie das Ziel einer selbstbewußten „Lust am Sprechen" erreicht werden kann.

Individualpsychologischer Ansatz

Von den tiefenpsychologischen Richtungen bietet sich die Individualpsychologie nach Alfred Adler besonders zur theoretischen Begründung einer psychotherapeutisch orientierten Stottertherapie an. Eine umfassende Darstellung ist an dieser Stelle nicht möglich. Deshalb soll nur auf einige Aspekte eingegangen werden: Nach Adler entwickelt jeder Mensch den ihm eigenen Lebensstil in Abhängigkeit von seiner sozialen Umwelt, definiert sich selbst durch die Begegnung mit anderen. Durch seine Sprache offenbart sich der Mensch, das Stottern ist Zeichen (Symptom) einer selbst erlebten Minderwertigkeit. Dieser Auffassung wurde in diesem Buch an anderer Stelle widersprochen. Sie soll aber trotzdem nicht unterschlagen werden, weil die Individualpsychologie in Verbindung mit Entspannungs-, Atem-, Stimm- und Sprechtechniken einen anerkannten Behandlungsansatz darstellt.

Die Beziehung zu sich selbst und zur Umwelt ist das Thema der Therapie. Es wird nicht gefragt „warum", sondern „wozu" stottert jemand, welchen subjektiven Wert hat das Stottern, welches Problem soll damit gelöst werden? Auf diese Weise lassen sich über das subjektive Erleben individuelle Wege finden, die andere Lösungen anbieten, das Selbstwertgefühl zu stabilisieren. Die Therapeuten verstehen sich als Helfer in einem Prozeß der zunehmenden Ermutigung und Autonomie-Entwicklung. Die Annahme ist, daß die Schutzfunktion des Stotterns dadurch langfristig überflüssig wird.

Hypnose und Hypnotherapie

Der Begriff der Hypnose läßt an magische Heilungen und Lösungen denken, bei denen der Stotternde passiv die Behandlung über sich ergehen läßt. Damit verbunden ist der Wunschtraum, aus der Trance aufzuwachen und für alle Zeiten vom Stottern befreit zu sein. Diese schnelle und dauerhafte Heilung durch Hypnose ist leider ein Märchen. Kein Hypnotiseur kann das Stottern dauerhaft „wegzaubern".

Aber es gibt heute Hypnosemethoden, die den Stotternden bei seiner Veränderungsarbeit unterstützen können. Hypnotherapie nach Milton Erickson geht von der Grundannahme aus, daß der Stotternde die Kräfte und Fähigkeiten für eine Lösung seines Problems bereits besitzt, sie aber bisher nicht angemessen einsetzen konnte. Diese sollen aktiviert und nutzbar gemacht werden. Ziel ist es, Energien freizusetzen, daß der Stotternde Ängste, Frustrationen und Enttäuschungen überwinden kann. Die Veränderungsarbeit orientiert sich im wesentlichen an dem Nichtvermeidungsansatz von Van Riper und enthält folgende Phasen:

- Identifikation:

Der Stotternde wird motiviert, sein eigenes Stottermuster durch Selbstbeobachtung genau kennenzulernen.

- Desensibilisierung:

Hier stehen die Ängste und Streßreaktionen im Mittelpunkt. Der Stotternde lernt, Lösungen dafür zu entwickeln, wie er Vermeidungsverhalten abbauen kann.

- Modifikation:

Lange bestehende Gewohnheiten in den Bewegungsabläufen beim Sprechen sollen verändert werden.

- Stabilisierung:

Die selbständige Durchführung von Sprechübungen und die positive Übertragung der neuen Fähigkeiten in die Alltagssituation sind die Bestandteile dieser Phase. Eine ausführliche Darstellung der Nichtvermeidungstherapie ist im Kapitel „Nichtvermeidungs-Verfahren" zu finden.

In den verschiedenen Therapiephasen wird Hypnose eingesetzt, um die Veränderungsprozesse vorzubereiten, zu ergänzen, zu unterstützen und vor allem zu beschleunigen. Ähnlich wie im „mentalen Training" oder in der Sporthypnose können Bewegungsabläufe durch hypnotische Techniken verbessert werden. Weder im Sport noch in der Stottertherapie ersetzt die Hypnose das harte Training und das Üben. Sie ermöglicht es jedoch, Ziele schneller zu erreichen, das Erreichte zu stabilisieren und die Verbesserung der Bewegungsabläufe problemloser wieder aufzufrischen. Wie auch im Sport lassen sich in der Stottertherapie Hypnosetechniken nutzen, das Selbstvertrauen zu stärken und an der oberen Grenze des eigenen Leistungsvermögens „spielen" zu können. Von daher ergänzen sie die Stottertherapie wirksam und sinnvoll. Es ist aber anzuraten, sich lieber von einem erfahrenen Stottertherapeuten behandeln zu lassen, der keine Hypnose beherrscht, als von einem Hypnosetherapeuten, der keine Erfahrung mit Stottertherapie hat.

Verfahren aus anderen Bereichen

Auch Verfahren, die ursprünglich für andere Probleme und Störungen entwickelt wurden, sind mit einigen Veränderungen und Zusätzen teilweise erfolgreich in der Behandlung des Stotterns zur Anwendung gekommen. In der Regel geht es dabei um Verfahren aus der Stimmtherapie, der Aphasie- oder Legastheniebehandlung bzw. allgemein der Förderung bestimmter Hirnfunktionen. Im folgenden sind einige Beispiele kurz beschrieben.

Schlaffhorst-Andersen-Methode

Die nach ihren Begründerinnen Clara Schlaffhorst und Hedwig Andersen benannte Methode, in der auch Atem-, Sprech- und Stimmlehrer ausgebildet werden, will nicht die Symptome des Stotterns behandeln, sondern die Persönlichkeit des stotternden Menschen stärken. Dies geschieht über „Regenerationswege": kreisende, schwingende, rhythmische Bewegung, Atmen und Tönen werden im „Schwingen" vereint. Damit wird einerseits auf vielfältige Weise die Sensibilisierung für körperliche Funktionen und Bewegungen, andererseits aber auch der Ausgleich körperlicher Spannung – besonders im Bereich der Atem-, Stimm- und Sprechmuskulatur – erreicht. Über die Arbeit an der Lautbildung und am sprachlichen Ausdruck werden Erfahrungen vermittelt, die zu einer erweiterten „Stimmigkeit" der Person und ihrer Äußerungen führt. Vertrauen in sich selbst, Abbau von Streßreaktionen und eine allgemeine psychische Stabilisierung sollen schließlich dazu führen, daß neue Funktionskreise an die Stelle der alten stotterauslösenden Abläufe treten. Es gibt unterschiedliche Vorgehensweisen für die verschiedenen Altersgruppen. Die Einbeziehung der Bezugspersonen bei der Arbeit mit stotternden Kindern gehört zum Konzept.

Akzentmethode

Die Akzentmethode ist in Dänemark ursprünglich zur Behandlung von Stimmstörungen entwickelt worden. Ihr Urheber Svend Smith und seine Nachfolger haben sie aber schon seit vielen Jahren mit Erfolg auf die Stottertherapie übertragen. Im deutschsprachigen Raum wird sie vor allem in Kliniken angeboten, die auch Stimmkuren durchführen. Die Akzentmethode geht davon aus, daß die Sprechfunktionen der motorischen Sprachzentren wieder aufgebaut werden müssen. Die Behandlung beginnt mit Atem- und Entspannungsübungen. Wenn die Zwerchfellatmung gelingt, schließen sich Stimmeinsatzübungen an: Begleitet durch schwingende Armbewegungen werden mit viel Luft und tiefer, leiser Stimme im Wechsel mit dem Therapeuten zunächst Vokale und später kurze Wörter gesprochen. Während einer längeren Phase, unterstützt durch Übungskassetten, werden diese Stimmübungen in unterschiedlichem Tempo, verbunden mit Körperbewegung und Gestik durchgeführt. Es folgen Textübungen (Lesen und Wiederholen des Gelesenen), bei denen auf Betonung und deutliche Akzentuierung geachtet wird. Vorbereitete Vorträge, Rollenspiele und Telefonate werden auf Videoband aufgenommen und gemeinsam ausgewertet.

Die Häufigkeit der therapeutischen Kontakte wird reduziert, der Klient bekommt ein Übungsprogramm für zu Hause, hält aber noch eine längere Zeit Telefonkontakt. Nach fünf Jahren wird die Behandlung als beendet angesehen, allerdings kommen die Klienten noch weitere fünf Jahre einmal pro Jahr zur Nachkontrolle mit Tonband- und Videoaufnahmen, so daß von einigen Klienten über einen Zeitraum von mehreren Jahren Ergebnisse vorliegen.

Kinesiologie, BrainGym, Hörschwellentraining

Die anfangs beschriebenen Befunde zu den unterschiedlichen Funktionen der beiden Hirnhälften (Hemisphären) haben vor einigen Jahren eine therapeutische Entsprechung gefunden: Auf der Grundlage einer stark vereinfachten Vorstellung von der Zusammenarbeit der beiden Hirnhälften entwickelten die amerikanischen Pädagogen Dennison & Dennison eine „Gehirn-Gymnastik" (BrainGym) zur Förderung der allgemeinen Lernleistungen durch bestimmte Bewegungsabläufe. Bei uns ist diese Übungsform auch als Kinesiologie bekannt geworden. In der Stottertherapie kommen kinesiologische Elemente als Unterstützung der Koordination der Hemisphären und der Ausprägung der Lateralität sowie der rhythmischen Bewegungsfähigkeiten zur Anwendung. Ganzkörperliche Bewegungen werden zunächst ohne, dann mit Sprechleistungen verbunden durchgeführt. So sollen Impulse an die „Zentrale" durch das Überkreuzen der Körpermitte weitergegeben werden, um dort einen reibungsloseren Ablauf von Schaltungen im Nervensystem zu bewirken.

Besondere Geräte zum Training der Koordination der Hemisphären wurden auf der Grundlage der Erkenntnisse über Wahrnehmungsleistungen entwickelt: Wir können zwei Schallereignisse (z.B. kurze Knack-Geräusche) voneinander unterscheiden, wenn sie in einem gewissen zeitlichen Abstand auftreten. Wird dieser Abstand kürzer als ca. 100 Millisekunden, beginnen die beiden Geräusche in unserer Wahrnehmung miteinander zu verschmelzen.

In der Stottertherapie wird dieses Phänomen teilweise mit Hilfe eines Gerätes namens „BrainBoy" genutzt, das ein Geräusch über Kopfhörer erst an das eine und in kurzem Abstand an das andere Ohr leitet. Nahm man das erste Geräusch links wahr, muß die linke Taste, ansonsten die rechte Taste gedrückt werden. Das Gerät merkt sich die Anzahl der richtigen Reaktionen und verkürzt den zeitlichen Zwischenraum solange, wie man keine Fehler macht. Auf diese Weise soll durch regelmäßiges Training die Wahrnehmung geschult und die Verbindung der beiden Hemisphären gefördert werden.

Eine Reihe weiterer Techniken zur Förderung der zentralen Verarbeitung von Höreindrücken wird in der Audio-Vokalen Integration und Therapie (AVIT) eingesetzt, die auf den Erkenntnissen und Methoden des französischen Arztes Alfred Tomatis aufgebaut ist.

Alexandertechnik

Aus Australien kommt eine ganzheitliche Methode, die auf verschiedenste Problembereiche angewendet wurde, die nach ihrem Erfinder benannte Alexandertechnik. F. M. Alexander sieht im Stottern ein Symptom einer generellen Fehlsteuerung des Gebrauchs der „psychophysischen Mechanismen". Der Stotternde stottere nicht nur mit seinen Sprechorganen, sondern auch mit verschiedenen anderen Teilen seines Körpers. Die Theorie: Stotternde beginnen erst dann zu sprechen, wenn sie eine innere Spannung aufgebaut haben, die ihrer Empfindung nach Voraussetzung für das Sprechen ist. Diese Spannung ist aber schon vor Beginn des Sprechens zu hoch, so daß es einer zusätzlichen Willensanstrengung bedarf, um überhaupt den Sprechbeginn zu realisieren, der dann aber unter den extremen Spannungen nur in Form des Stotterns und der begleitenden auffälligen Bewegungen erfolgen kann. Ziele der Behandlung sind daher, die allgemeine Spannung zu reduzieren, die richtige Empfindung der Spannung zu lernen und den „Gebrauch des Selbst" zu vervollkommen. Dabei wird die „Zielstreberei" des Stotternden dafür verantwortlich gemacht, daß er immer möglichst schnell und möglichst gut antworten möchte, bevor er ein „inneres Arbeitsgleichgewicht" herstellen konnte.

Eine Veränderung wird dadurch erreicht, daß der Stotternde zur Verweigerung der eigentlich instinktiv angestrebten Reaktion angeleitet wird. Die schon innerlich aufgebaute Fehlsteuerung soll er dann in eine korrekte Steuerung umwandeln. Das größte Problem dabei ist, daß durch die langjährige Gewöhnung die alten (falschen) Impulse innerlich als „normal" oder zum eigenen Selbst gehörend und die neuen (richtigen) Steuerungen als fremd empfunden werden. Es bedarf also einer langen und geduldigen Übung, bis auch die neuen Muster vertraut und innerlich akzeptiert sind.

Akupunktur

Im deutschsprachigen Raum wurde über Akupunktur-Behandlung von Stotternden seit Anfang der 60er Jahre berichtet. Grundlage war die Vermutung, daß die Sprachverarbeitung im Gehirn, die Zwerchfellatmung, die Körperentspannung und das allgemeine Gleichgewicht der Körperfunktionen dadurch gefördert werden. Allerdings gab es bei ausschließlicher Akupunktur-Behandlung keinen länger anhaltenden Effekt. Als Unterstützung einer parallel durchgeführten sprachtherapeutischen Behandlung wurden aber positive und langfristige Wirkungen nachgewiesen.

Behandlung mit Medikamenten

Da Stottersymptome häufig mit kurzzeitigen und heftigen Verkrampfungen verbunden sind, wurde immer wieder auch nach einer „Pille gegen das Stottern" gesucht. Natürlich wäre es am bequemsten, wenn das Stottern durch die Einnahme eines Medikamentes zu beseitigen wäre. In der Vergangenheit ist mit Beruhigungsmitteln, anregenden Medikamenten, Krampflösern und schließlich auch mit Psychopharmaka experimentiert worden. Zwar war teilweise eine beruhigende Wirkung berichtet worden, eine nachweisbare Beeinflussung des Stotterns hatte sich aber nicht herausgestellt.

Lediglich das Medikament „Haldol" (früher „Haloperidol") hatte in einigen Untersuchungen wirklich überzeugende Effekte gezeigt. Es zählt unter den Psychopharmaka zu den Neuroleptika, greift also im Zentralnervensystem an und bewirkt eine Spannungsverminderung der Muskeln, eine Reduzierung der Aufmerksamkeit und eine Dämpfung von Angst- und Spannungsgefühlen. Eine große Zahl von Versuchspersonen brach nach einigen Tagen die Behandlung ab, weil sie plötzlich Sehstörungen, Konzentrationsprobleme, Übelkeit und allgemeine körperliche Unruhezustände bemerkten. Schon nach dieser kurzen, unvollständigen Aufzählung wird klar, daß die Nebenwirkungen und Gefahren des Medikaments seinen Nutzen deutlich übersteigen. Die notwendige Daueranwendung war von daher nicht vertretbar. Versuche mit anderen Medikamenten wie z.B. „Tiapridex" führten zu ähnlichen Ergebnissen: Nicht bei allen, aber bei einigen Versuchspersonen zeigte sich während der Gabe des Medikaments eine Reduzierung der Symptome, die nach dem Absetzen vollständig wieder aufgehoben wurde.

Zusammenfassend kann gesagt werden, daß alle Versuche der Behandlung des Stotterns ausschließlich mit Medikamenten gescheitert sind. Als kurzzeitige Hilfe zu Beginn einer Stottertherapie können unter ärztlicher Kontrolle eingenommene spannungslösende Medikamente in Einzelfällen sinnvoll sein.

Wie finde ich die geeignete Stottertherapie?

Bei der Suche nach einer geeigneten Stottertherapie gibt es zwei Möglichkeiten:
— Das zuständige Gesundheitsamt, Ihre Krankenkasse oder das Telefonbuch: Hier bekommen Sie Adressen von sprachtherapeutischen Ambulanzen in Ihrer Nähe, deren Therapeuten allerdings nicht unbedingt auf Stottertherapie spezialisiert sind.
— Die beiden Interessenverbände Bundesvereinigung Stotterer-Selbsthilfe e.V. und Interdisziplinäre Vereinigung für Stottertherapie (IVS) können Ihnen Spezialisten nennen (Adressen und Telefonnummern finden Sie im Anhang). Bei der Bundesvereinigung Stotterer-Selbsthilfe e.V. können Sie Erfahrungsberichte zu bestimmten Therapien abrufen oder eine Beratung erhalten, wenn Sie sich über die Therapieform nicht sicher sind.

Wenn Sie für sich oder Ihr Kind einen Therapeuten gefunden haben, sollten Sie folgendes berücksichtigen:

• Beziehung zum Therapeuten

Ob man sich in Gegenwart des Therapeuten und der Atmosphäre wohl fühlt, ist eine wichtige, wenn auch nicht ausreichende Bedingung für einen guten Verlauf der Therapie. Manche Therapeuten bieten eine Liste von Kollegen an, um notfalls zu einem anderen Therapeuten wechseln zu können.

• Zielvorstellungen

Ihre Ziele für die Therapie sollten mit denen des Therapeuten übereinstimmen, sonst besteht die Gefahr, daß Ihnen etwas übergestülpt wird.

- Transparenz

Sie sollten von Anfang an über Rahmenbedingungen und Methoden durch den Therapeuten informiert werden. Vorsicht bei „Geheimniskrämern" und „Gurus", die ihr Vorgehen nicht erklären wollen oder können!

- Variables Konzept

Aus den Erläuterungen des Therapeuten wird deutlich werden, ob er ein schlüssiges Konzept für seine Stottertherapie entwickelt hat, wieviel Erfahrung er besitzt und ob er unterschiedliche Methoden kennt, also individuell auf den einzelnen Stotternden eingehen kann.

- Einbeziehung Ihres Umfeldes

Fragen Sie nach, ob im Therapiekonzept die Einbeziehung der Familie, der Freunde oder Arbeitskollegen in die Therapie fester Bestandteil ist. Dauerhafte Veränderungen sind ohne die Einbeziehung des Umfeldes kaum zu erreichen.

- Übertragung in Alltagssituationen

Das gilt auch für das Ausprobieren neu gelernter Fähigkeiten außerhalb des Therapieraums. Es nützt wenig, nur in Anwesenheit des Therapeuten weniger zu stottern.

- Eigenkontrolle des Therapeuten

Fragen Sie auch danach, wie der Therapeut sein eigenes Handeln überprüft, ob er z.B. Videoaufnahmen für den fachlichen Austausch mit Kollegen anfertigt oder ob er über Fragebogen die Wirksamkeit seiner Therapie einzuschätzen versucht.

- Nachsorge und Nachuntersuchung

Gibt es Möglichkeiten zur Auffrischung der gelernten Fähigkeiten nach Abschluß der eigentlichen Therapiephase? Wird in größeren zeitlichen Abständen überprüft, ob die positiven Veränderungen noch anhalten?

Wer behandelt Stottern?

Leider gibt es in unserem Land in bezug auf Stottertherapie eine ziemliche Unordnung: Mehrere Berufsgruppen sind für die Behandlung zuständig, aber keine ist von der Ausbildung her auf Stottern spezialisiert. Stottertherapie ist also bei allen nur ein Teilgebiet neben anderen Therapien. Im folgenden werden die Berufsgruppen genannt, die von ihrer Ausbildung her auch Stottern behandeln können (die Reihenfolge sagt nichts über ihre Eignung aus!):

- Logopäden /Sprachtherapeuten

Logopäden bieten Stottertherapie in ambulanten Praxen oder als Angestellte in Kliniken bzw. Sprachheilzentren an. Ihr Beruf gehört zu den nichtärztlichen Heilberufen, die Ausbildung an Lehranstalten für Logopädie hat medizinische Schwerpunkte. Staatlich anerkannte Sprachtherapeuten wurden bis vor einiger Zeit in Niedersachsen ausgebildet, wobei eine pädagogische Ausbildung und Berufspraxis vorausgesetzt wurde.

- Sprachheilpädagogen, Sprachheillehrer

In Praxen oder Kliniken bzw. Sprachheilzentren arbeiten Diplom-Pädagogen mit dem Schwerpunkt Sprachbehindertenpädagogik. Sie haben ein Universitätsstudium in Pädagogik bzw. Erziehungswissenschaft absolviert und sich auf Sprachtherapie spezialisiert. Etwas anders verläuft die Ausbildung der Sprachheillehrer, weil ihr Studium auch die Vorbereitung auf den Schulunterricht in bestimmten Fächern enthält. Sie haben entweder nach einem Lehramtsstudium eine zusätzliche Ausbildung durchlaufen oder von Anfang an Sonderschulpädagogik mit dem Schwerpunkt Sprachbehinderungen studiert und sind in der Regel an Sprachheilschulen tätig.

- Atem-, Sprech- und Stimmlehrer

Die Ausbildung der Atem-, Sprech- und Stimmlehrer erfolgt an der bundesweit einzigen Berufsfachschule Schlaffhorst-Andersen in Bad Nenndorf (Niedersachsen). In ihrer Berufsbezeichnung sind die Schwerpunkte ihrer Tätigkeit schon enthalten. Ihr Konzept für Stottertherapie ist unter „Schlaffhorst-Andersen-Methode" in diesem Buch beschrieben.

- Psychologen

Nach dem Psychologie-Studium müssen Diplom-Psychologen zunächst noch weitere Zusatzausbildungen absolvieren, bevor sie therapeutisch tätig werden können. In Verbindung damit können sie sich auch auf Stottertherapie spezialisieren. Mit dem Inkrafttreten des Psychotherapeuten-Gesetzes 1999 können sie nach der Approbation als Psychologische Psychotherapeuten behandeln.

- Psychotherapeuten

Ärzte können sich im Rahmen ihrer Facharztausbildung unter anderem auf Psychotherapie (analytische oder verhaltenstherapeutische Ausrichtung) spezialisieren. Wie auch die bereits erwähnten Psychologischen Psychotherapeuten bzw. Kinder- und Jugendlichenpsychotherapeuten sind sie dann berechtigt, Stottertherapie zu behandeln und mit der Krankenkasse abzurechnen. Diese Berechtigung ist aber nicht unbedingt eine Garantie dafür, daß sie spezifische Stottertherapieverfahren anbieten.

- Phoniater

Auch für die Phoniater oder Fachärzte für Hals-Nasen-Ohrenerkrankungen mit dem Zusatz „Stimm- und Sprachstörungen" liegen die Schwerpunkte ihrer Tätigkeit nicht unbedingt im Bereich der Stottertherapie. Sie sind aber berechtigt, solche Behandlungen zu verordnen und abzurechnen.

Wunder gibt es immer wieder...

Bei den oben genannten Berufsgruppen gehört die Auseinandersetzung mit Grundlagen und Methoden der Stottertherapie zu ihrer Fach- bzw. Zusatzausbildung. Dies kann aber nicht für alle Anbieter von Stottertherapien behauptet werden. Fast jeder Stotternde kennt die

Situation, daß ihn ein Freund oder Bekannter auf eine neue wundersame Heilungsmethode für sein Stottern aufmerksam macht, die schon vielen geholfen haben soll. Deshalb wollen wir in unserem Ratgeber auch auf dieses Thema kurz eingehen.

Wo Ärzte nicht mehr helfen können, beginnt das Reich der Wunderheiler. Viele Stotternde haben mit professionellen Therapeuten (Logopäden, Psychologen, Sprachheilpädagogen usw.) die Erfahrung gemacht, daß ihre Erwartungen an eine Stottertherapie nicht erfüllt wurden. Auch hier liegt es dann nahe, für illustre Therapie-Angebote empfänglich zu sein. In Zeitschriften, Zeitungen, Rundfunk und Fernsehen findet man immer wieder Meldungen wie: „Endlich Heilung vom Stottern!" oder „Neue Therapie befreit vollständig vom Stotter-Übel!". Oft wird dabei den professionellen Therapeuten der Kampf angesagt: „XY lehrt die Sprachtherapeuten das Fürchten". Fast immer treten zum Beleg der Wirksamkeit „geheilte" ehemalige Patienten auf, die eindrucksvoll schildern, wie schwer sie unter ihrem Stottern gelitten haben und daß keine Therapie half, bis sie Herrn X oder Frau Y begegnet sind, die mit ihren neuartigen Methoden das Stottern ein für alle Mal verbannten. Auch wenn meistens für die Behandlung ein rundes Sümmchen bezahlt werden muß, kann dies schon auch neugierig machen. Angesichts der zunehmenden Verbreitung von Angeboten der Alternativ-Medizin könnte ja auch eine Alternativ-Stottertherapie einmal ausprobiert werden.

Wie erkenne ich unseriöse Therapien?

Jedem steht es frei, sein Geld für solche Versuche auszugeben, empfehlen können wir sie in diesem Therapie-Ratgeber aber nicht. Wir gehen davon aus, daß einige Anbieter die Not der Stotternden ausnutzen, um in kurzer Zeit ohne großen Aufwand viel Geld zu verdienen. In der Beratungsstelle der Bundesvereinigung Stotterer-Selbsthilfe e.V. liegen auch Berichte von ehemaligen Teilnehmern solcher Kurse vor, die auf negative Auswirkungen hinweisen. Die Frage ist also, wie man die Spreu vom Weizen trennen soll. Wir haben versucht, eine Liste von Merkmalen zusammenzustellen, die unseriöse Therapie-Angebote kennzeichnen:

- Sie beziehen sich auf „neueste wissenschaftliche Erkenntnisse", ohne diese konkret zu belegen.
- Sie berufen sich auf hierzulande unbekannte Ärzte oder Wissenschaftler, obwohl es auch bei uns Spezialisten gibt.
- Sie versprechen jedem Stotternden „Heilung", bevor sie ihn gesehen haben.
- Sie erheben vor Beginn der Behandlung keine individuelle Diagnostik, weil sie sowieso für alle ungefähr das Gleiche anbieten.
- Sie besitzen in der Regel keine Ausbildung, die sie für sprachtherapeutische Diagnostik und Behandlung qualifiziert.
- Sie benutzen oft Dankesschreiben von angeblich geheilten Stotternden, um den Effekt der Therapie zu beweisen.
- Sie dokumentieren ihre Therapien nicht nach anerkannten Methoden, lassen sich auch in bezug auf Aufbau oder Ablauf nicht in die Karten sehen.
- Deshalb stellen sie sich auch nicht der Diskussion der Fachöffentlichkeit bzw. berichten über ihr Vorgehen nicht auf Fachkongressen oder Konferenzen zum Stottern.
- Sie haben oft gute Verbindungen zu Fernsehen, Rundfunk und Presse, wo sie als sensationelle Alternative zu „herkömmlichen Therapien" herausgestellt werden.
- Obwohl sich inzwischen auch professionelle Therapeuten gezwungen sehen, auf ihre Arbeit mit bunten Broschüren hinzuweisen, um konkurrenzfähig zu bleiben, sind Zeitschriften-Werbeanzeigen in diesem Kreis bisher noch verpönt. Vorsicht also bei „viel versprechenden" Angeboten, für die zwischen Toupets und Treppenfahrstühlen auf den letzten Seiten von Illustrierten geworben wird.

Zur Arbeitsweise von selbst ernannten Heilern

Ob sie nun Opernsänger, Dekorateure oder ehemalige Stotternde sind, gemeinsam ist ihnen zunächst die plötzliche „Erleuchtung", wie Stottern zu erklären und zu behandeln ist. Wir haben bewußt vermieden, Namen zu nennen. Wer sich genauer informieren will, sei auf das

Beratungsangebot der Bundesvereinigung Stotterer-Selbsthilfe e.V. verwiesen.

Fast alle dieser „Wunderheiler" setzen auf die „richtige Atmung" und versprechen, durch intensive Atemübungen das Stottern ein für alle Mal zu vertreiben. Wie oben beschrieben, ist die richtige Atemtechnik durchaus auch Bestandteil der herkömmlichen Therapien. Dem ist also nicht grundsätzlich zu widersprechen. Allerdings würde wohl kein professioneller Therapeut behaupten, bei allen Stotternden allein mit einer bewußten Steuerung der Atmung das Stottern „heilen" zu können. Dagegen wird in diversen „Instituten" (Institut ist eine nicht geschützte Bezeichnung) darauf aufgebaut, daß das Zwerchfell nur mit entsprechenden Übungen trainiert werden muß, um alle Stotterprobleme zu bewältigen. Teilweise werden auch eigens angefertigte Plastikmodelle der Atmungsorgane für ein spezielles Zwerchfelltraining benutzt. Zusätzlich angebotene – durchaus ernst zu nehmende – Methoden können nicht darüber hinwegtäuschen, daß hier eine eindimensionale Therapiekonzeption die Grundlage ist. So werden außerdem z.B. Meditation, Streßbewältigung, Yoga, Kinesiologie, Hypnose oder Bachblütentherapie versprochen, also Verfahren, die man sich über Bücher oder Volkshochschulkurse bis zu einem gewissen Grad aneignen kann. Teilweise wird auch auf Heilmethoden aus dem Bereich der Esoterik gesetzt.

Kennzeichen solcher Heilungsangebote ist fast immer auch der relativ kurze zeitliche Rahmen (10 bis 14 Tage) für einen Kurs und das Versprechen einer kostenlosen Nachschulung, falls der Erfolg ausbleibt. Damit soll den Betroffenen suggeriert werden, daß sie keinerlei Risiko eingehen, weil sie sich jederzeit und so lange zur Nachschulung anmelden können, bis sie ihr Stottern wirklich hinter sich gelassen haben. Aber: Wer hat schon das Geld für die jedes Mal anfallenden Fahrt- und Übernachtungskosten, wer kann sich mehrmals im Jahr eine Woche zusätzlichen Urlaubs gönnen? Außerdem kann mit der Zeit auch das Vertrauen in die Wirksamkeit von Therapie verloren gehen, so daß der Stotternde schon deshalb auf das Angebot der Nachschulung nicht mehr eingehen mag.

Unsere Ratschläge an alle, die eine solche Therapie einmal ausprobieren wollen:

- Melden Sie sich zu einem „Schnupper-Tag" an und versuchen Sie, die Telefon-Nummer von einem oder mehreren Kursteilnehmern zu erhalten mit der Bitte, diese später einmal anrufen zu dürfen. Sprechen Sie dann nach einer Wartezeit von etwa 3 bis 6 Monaten mit einigen Teilnehmern über ihre Erfahrungen in der Therapie und der Zeit danach. Entscheiden Sie erst dann, ob Sie eine mindestens vierstellige Summe für dieses Angebot aufbringen wollen. Bei nicht durch Krankenkassen oder andere Träger finanzierte Therapien können Kosten von 3.000 bis über 10.000 DM ohne Unterkunft und Verpflegung auf Sie zukommen.
- Vertrauen Sie nicht darauf, wenn Ihnen gesagt wird, die meisten Krankenkassen würden wegen des großen Erfolges dieser Therapieform einen Teil der Kosten erstatten. Auch wenn Ihnen Kopien vorgelegt werden, aus denen hervorgeht, daß einige Krankenkassen die Übernahme von Kosten zugesagt haben: Rufen Sie erst Ihre Krankenkasse an – falls Sie am Telefon stark stottern, kann es ausnahmsweise bei diesem Gespräch mal nutzbringend sein – und sprechen Sie mit dem Sachbearbeiter über die Möglichkeiten, einen Zuschuß zu den Therapiekosten zu bekommen (Tip am Rande: Vielleicht ist es lohnend, auch bei anderen Krankenkassen nachzufragen – heute ist es nämlich möglich, die Krankenkasse zu wechseln).
- Zwar läßt sich von der Berufsbezeichnung eines Therapeuten nicht ableiten, ob eine professionelle Stottertherapie angeboten wird. Trotzdem: Bringen Sie den Mut auf, vor der Therapie nachzufragen, welche fachliche Ausbildung bzw. Berufsbezeichnung der behandelnde Therapeut hat.

Finanzierung von Therapie

Nun werden Sie vielleicht denken, daß es ja wohl kein Problem ist, die Finanzierung der Therapie durch eine anerkannte Fachfrau oder einen Spezialisten zu erwirken. Leider kann auch dies mit einigen Mühen verbunden sein. Wer die Behandlungskosten nicht vollständig selbst übernehmen will (oder kann), muß nämlich erst klären, welcher „Leistungsträger" zuständig ist. Dafür gibt es eine gewisse Reihenfolge: erst die Krankenversicherung oder die Rentenversicherung, dann die Sozialhilfe. Im folgenden wird dies kurz erläutert.

Krankenversicherung

Wenn wir einmal davon ausgehen, daß Stottern eine Krankheit ist, hat die Krankenversicherung (also Ihre Krankenkasse) die Kosten bis auf einen Eigenanteil (entfällt bei Patienten unter 18 Jahren) zu tragen. Nach internationalen Vereinbarungen gilt Stottern als Krankheit. Bei uns hat dies das Bundessozialgericht bestätigt. Zuerst ist es also angebracht, die Krankenkasse anzusprechen. Dort kennt man im übrigen auch die Stottertherapeuten aus der Umgebung (die müssen nämlich von den Verbänden der Kassen zugelassen sein).

Voraussetzung ist nun weiter, daß ein Arzt die Behandlung verordnet. Ihr Hausarzt darf in der Regel nur eine einmalige logopädische Untersuchung und Beratung verordnen. Ambulante Behandlungen verordnet der Facharzt für Hals-Nasen-Ohren-Krankheiten oder Phoniatrie, bei Kindern auch der Kinderarzt.

Sonderfälle sind die Psychotherapeuten, die Stottern im Prinzip eigenständig behandeln dürfen. Erst seit kurzem gibt es das Psychotherapeuten-Gesetz, in dem geregelt ist, wer sich „Psychotherapeut" nennen darf: Ärzte mit entsprechender Zusatzausbildung und Diplom-Psychologen, die eine lange Praxiserfahrung bzw. Zusatzausbildungen nachweisen können und deshalb die Approbation erwirkt haben. Die

Berufsbezeichnungen sind: Ärztliche PsychotherapeutIn, Psychologische PsychotherapeutIn oder Kinder- und JugendlichenpsychotherapeutIn". Momentan sind aber die Ausführungsbestimmungen noch nicht genau bekannt. Erst 1999 wird wohl geklärt sein, wie psychotherapeutische Leistungen (und damit auch Stottertherapie) von diesen Berufsgruppen mit den Kassen abgerechnet werden können.

Stationäre Therapien in einer Klinik übernimmt ebenfalls die Krankenversicherung, auch die Kosten der Unterkunft und Verpflegung sowie die notwendigen Fahrtkosten. Wenn es sich nicht um die nächstgelegene Therapieeinrichtung handelt, sollten die Fahrtkosten zu der weiter entfernt liegenden Einrichtung zumindest dann erstattet werden, wenn der Arzt bescheinigt, daß die dort durchgeführte Therapie die geeignetere ist.

Rentenversicherung

Wenn jemand in einem Arbeitsverhältnis steht und Beiträge zur Rentenversicherung abgeführt hat, kann die Rentenversicherung zuständig sein. Hier wird im Einzelfall geprüft, ob die – in der Regel stationäre – Therapie als Rehabilitationsmaßnahme gesehen werden kann, ob sie also die Erwerbsfähigkeit erheblich verbessern bzw. erhalten wird. Die Leistungspflicht der Rentenversicherung kann über die der Krankenversicherung hinausgehen, weil auch nicht-ärztliche Leistungen zur beruflichen Eingliederung anerkannt werden.

Eine mehrwöchige Kur in einer auf Stottertherapie spezialisierten Reha-Klinik muß entsprechend beantragt werden. Lassen Sie sich deshalb gründlich beraten, am besten von den Mitarbeitern der Klinik.

Sozialhilfeträger

Wenn Krankenversicherung und Rentenversicherung die Behandlungskosten nicht übernehmen, kann schließlich auch der Sozialhilfeträger, also das örtliche Sozialamt zuständig sein. Sie müssen dazu allerdings Ihre Einkommensverhältnisse offen legen und akzeptieren, daß Sie als „wesentlich behindert" eingestuft werden. Dies sind nämlich die Voraussetzungen dafür, daß Sie nach dem Bundessozialhilfe-Gesetz (BSHG) die sogenannte Eingliederungshilfe in Anspruch nehmen können.

Auch wenn unklar ist, welcher Träger zuständig ist, muß der Sozialhilfeträger zunächst die Kosten übernehmen, damit eine dringend notwendige Therapie möglichst schnell begonnen werden kann.

Bei stationären Behandlungsmaßnahmen für Kinder und Jugendliche in größeren Einrichtungen gibt es oft ein Abkommen zwischen verschiedenen Trägern. In Niedersachsen werden beispielsweise die Kosten zwischen dem Sozialhilfeträger und den Verbänden der Krankenversicherungen aufgeteilt.

Teilweise kann auch auf der Grundlage des Kinder- und Jugendhilfe-Gesetzes (KJHG) eine therapeutische Leistung durch das örtliche Jugendamt übernommen werden.

Wie kann ich meine Ansprüche durchsetzen?

Ist die Finanzierung einer Therapie nicht geklärt, sollten Sie beim zuständigen Kostenträger, im Zweifel bei der Krankenversicherung, einen schriftlichen Antrag auf Kostenübernahme stellen. Wird er abgelehnt, können Sie Widerspruch einlegen.

Gegen einen ebenfalls ablehnenden Widerspruchsbescheid der Kranken- oder der Rentenversicherung steht der Rechtsweg beim Sozialgericht offen. Dort entstehen keine Gerichtskosten. Bei sozialhilferechtlichen Streitigkeiten ist das Verwaltungsgericht zuständig, bei dem das Verfahren allerdings nicht kostenlos ist.

Allgemein gilt, daß nach dem Sozialgesetzbuch (SGB) alle Träger ebenso wie die Gemeindeverwaltungen zu Auskünften, zur Beratung und zur Weiterleitung eines Antrags an den zuständigen Träger verpflichtet sind.

Können Behandlungskosten von der Steuer abgesetzt werden?

Grundsätzlich können Aufwendungen für therapeutische Maßnahmen als „außergewöhnliche Belastungen" bei der Lohn- bzw. Einkommensteuer geltend gemacht werden. Sie mindern die Steuer, soweit sie die „zumutbare Eigenbelastung" überschreiten. Was Ihnen dabei „zugemutet" werden kann, ist von der Größe Ihrer Familie und von Ihrem Einkommen abhängig. Beispielsweise müssen Sie als Single mit einem Jahreseinkommen von 30.000 DM bis 100.000 DM ganze 6 % Ihrer

Einkünfte als zumutbar ansehen. Nimmt man einmal 50.000 DM Bruttoverdienst im Jahr an, werden also Ausgaben bis 3.000 DM nicht als steuermindernd anerkannt. Haben Sie aber zumindest drei Kinder, werden Ihnen nur 1 % (bei 50.000 DM Jahresverdienst also 500 DM) als Eigenbelastung zugemutet. Alle darüber hinausgehenden Ausgaben vermindern als außergewöhnliche Belastungen die Steuer. Berücksichtigen Sie bitte, daß auch andere Behandlungs-, Fahrt- und Medikamentenkosten mitzählen, die für ein Familienmitglied in dem betreffenden Jahr angefallen sind. Vorsichtshalber sollten Sie sich die Notwendigkeit der Behandlung von einem Arzt bescheinigen lassen.

Ein abschließender Hinweis: Sowohl in bezug auf die Kostenübernahme durch die oben genannten Leistungsträger als auch bei den Steuergesetzen gibt es bekanntlich immer wieder Veränderungen. Unsere Tips könnten daher schon bald nicht mehr aktuell sein.

Selbsttherapie und Selbsthilfe

Es kann sehr mühevoll sein, eine geeignete Stottertherapie zu finden. Von daher ist es nicht verwunderlich, wenn viele Stotternde zunächst versucht haben, sich selbst zu helfen und ohne Beteiligung eines professionellen Helfers das eigene Stottern zu verändern. Es gibt eine Reihe von positiven Erfahrungen mit Selbsttherapie und inzwischen auch viele gut zugängliche Materialien zur Unterstützung solcher Bemühungen. Ein großer Teil davon ist in der Stotterer-Selbsthilfe entstanden und ausprobiert worden. Auch kann die aktive Mitarbeit in Stotterer-Selbsthilfegruppen einen entscheidenden Beitrag zur Bewältigung des Stotterns leisten. Im Anschluß an die Darstellung einiger Selbsttherapie-Möglichkeiten wird die Selbsthilfe-Bewegung kurz beschrieben.

Konzepte für Selbsttherapie

Selbsttherapie hat viele Vorteile: Der Stotternde kann sich selbst den Zeitpunkt suchen, wann und wie lange er an seinem Stottern arbeiten will, er kennt sein eigenes Stottern, muß es also nicht wie der Therapeut erst in langwierigen Sitzungen kennenlernen, er muß keine Kostenfragen klären und keine weiten Wege zum Therapeuten zurücklegen. Inzwischen gibt es eine ganze Reihe von Büchern, die mehr oder weniger konkrete Handlungsanweisungen für die Selbsttherapie enthalten (im Anhang sind einige Titel aufgeführt). Viele Stotternde haben für sich auch die Möglichkeit entdeckt, durch Erfahrungsberichte anderer Stotternder zu lernen. Selbst Videofilme sind heute erhältlich, in denen Schritt für Schritt erklärt wird, wie man vorgehen kann.

Allerdings ist Selbsttherapie auch ein sehr einsames Unterfangen, wenn man nicht eine Gruppe Gleichgesinnter findet. Deshalb bieten die Bundesvereinigung Stotterer-Selbsthilfe und ihreLandesverbände zu unterschiedlichen Methoden Seminare an. Dort wird oft das Angenehme mit dem Nützlichen verbunden, indem beispielsweise Wanderungen, Fahrten oder sogar Segeltörns mit entsprechenden Übungen verknüpft werden. Eine Woche auf Sylt nach Oskar Hausdörfer gemeinsam Tönen oder ein Wochenende lang die Van-Riper-Therapie oder die „Naturmethode" kennenlernen, gemeinsam das Legato-Sprechen auffrischen oder mit Gerd Jacobsen die von ihm entwickelte „Koordinierte Stotterkontrolle" erlernen, sind Beispiele dafür. Außerdem werden auch Rhetorik-, Selbsterfahrungs- und Entspannungsübungen angeboten. Bei vielen Seminaren gibt es auch die Möglichkeit, Familienangehörige oder Freunde mitzubringen. Wer sich für das Seminarangebot interessiert, wendet sich am besten an die Geschäftsstelle der Bundesvereinigung Stotterer-Selbsthilfe e.V. in Köln. Ankündigungen finden sich auch in der Zeitschrift „Der Kieselstein".

Selbsthilfegruppen

Derzeit existieren etwa 80 Stotterer-Selbsthilfegruppen im gesamten Bundesgebiet. Ihre Arbeitsweise richtet sich nach den individuellen Interessen der Teilnehmerinnen und Teilnehmer. Es gibt Gesprächskreise, um den gemeinsamen Erfahrungsaustausch zu pflegen, gemeinsame Veranstaltungen, Fahrten und Feiern, Info-Stände, aber auch Übungsabende, bei denen teilweise unter Mitarbeit von Fachleuten bestimmte Techniken ausprobiert werden. Für viele Stotternde sind die Diskussionen und Erfahrungen in der Selbsthilfegruppe ausschlaggebend dafür gewesen, den Mut zu einer erneuten Auseinandersetzung mit ihrem Problem zu entwickeln. Oft hat die Selbsthilfegruppe auch eine wichtige Funktion in der Zeit nach einer Stottertherapie, indem sie Rahmenbedingungen dafür schaffen, daß mit den eigenen Veränderungen in einem angstfreien sozialen Umfeld experimentiert werden kann.

Bundesvereinigung Stotterer-Selbsthilfe e.V.

Zu Beginn der siebziger Jahre entstanden die ersten Stotterergruppen in Deutschland. 1979 wurde die Bundesvereinigung Stotterer-Selbsthilfe e.V. gegründet. Aufgabe und Ziel der Vereinigung ist es, dem Entstehen von Stottern entgegenzuwirken und die Lebenssituation Betroffener zu verbessern.

Die Bundesvereinigung ist ein Mitgliederverband, der von einem ehrenamtlich tätigen Vorstand geführt wird. Die hauptamlich besetzte Geschäftsstelle sorgt für eine professionelle Unterstützung und Umsetzung der Verbandsarbeit. Die monatliche Zeitschrift DER KIESELSTEIN ist das unabhängige Sprachrohr der Mitglieder und Selbsthilfegruppen. Auf regionaler Ebene gibt es inzwischen acht Landesverbände. Diese stellen einen Beirat, der gegenüber dem Bundesvorstand eine beratende Funktion ausübt.

Im Laufe der Jahre hat sich der Tätigkeitsbereich des Verbandes wesentlich über den Bereich der Selbsthilfe hinaus erweitert. Nach wie vor ist die Bundesvereinigung die wichtigste Institution in Deutschland, wenn man sich umfassend und unabhängig zum Thema Stottern informieren und beraten lassen will.

Unterstützung der Selbsthilfe

Als Dachverband der lokalen Selbsthilfegruppen ist die Bundesvereinigung darum bemüht, das Netz der Gruppen noch enger zu knüpfen. Dies wird u.a. durch Hilfen bei der Gruppengründung und eine Reihe von Seminaren unterstützt, die zur Orientierung neu hinzukommender Stotterer dienen (z.B. das Seminar „Hilfe zur Selbsthilfe"). Darüber hinaus veranstalten der Bundesverband und die angeschlossenen Landesverbände Seminare zu speziellen Methoden der Stottertherapie – ein Angebot an Betroffene, die zu „Experten in eigener Sache" werden wollen.

Information und Beratung

Betroffene, Angehörige und Eltern erhalten Informationen durch den Versand von kostenlosen Materialien und durch die Veröffentlichungen des DEMOSTHENES Verlags. Weitere Zielgruppen sind beispielsweise Lehrer, Erzieher, Haus- und Kinderärzte. In den letzten Jahren hat sich – besonders aufgrund der vielen Nachfragen von Eltern stotternder Kinder – die Elternarbeit innerhalb der Bundesvereinigung Stotterer-Selbsthilfe zu einem eigenständigen Angebot entwickelt. Es umfaßt:

- Telefonische Fachberatung zum Stottern und zu Therapiemöglichkeiten, Weitergabe der Adressen von Stottertherapeuten
- Veranstaltung von Seminaren, z.B. für Eltern stotternder Kinder
- Veröffentlichung des ELTERNRUNDBRIEFES

Neben der Vermittlung von Informationen ist es wesentliche Aufgabe der Beratung, dazu beizutragen, daß die Eltern mehr Sicherheit beim Umgang mit dem Stottern ihres Kindes entwickeln und zu Experten in Sachen Stottern werden.

Seminare; Fort- und Weiterbildung

Es gibt vielfältige Seminarangebote, sowohl vom Dachverband als auch von den Landesverbänden. Oben sind schon die Selbsttherapie-Seminare angesprochen worden. Die weiteren Themen reichen von der Förderung und Unterstützung der Selbsthilfegruppen über Eltern- und Jugendseminare bis hin zu Austausch mit Therapeuten bzw. Fortbildung von Fachleuten aus dem sprachtherapeutischen und pädagogischen Bereich.

DEMOSTHENES Verlag

Der Verlag der Bundesvereinigung besteht seit 1983. Die dort erschienenen Publikationen in Form von Büchern und Videos bieten eine Fülle von Informationen für Betroffene, Fachleute, Eltern stotternder Kinder, Ärzte, Lehrer und Erzieher und andere am Thema Stottern Interessierte.

DEMOSTHENES-Institut

Unter dem Dach des DEMOSTHENES-Institutes bündelt sich die fachliche Arbeit der Bundesvereinigung.

Dazu gehört das DEMOSTHENES-Forum, ein Gremium aus Fachleuten und anderen interessierten Mitgliedern, das den Vorstand durch Planung, Entwicklung, Begutachtung und Begleitung von Projekten (z.B. Verlagsveröffentlichungen) in fachlicher Hinsicht berät und unterstützt. Evaluation (Wirksamkeitsprüfung) und – langfristig – die Entwicklung therapeutischer Ansätze sind Aufgaben des Therapie- und

Forschungsinstitutes, ein neues Vorhaben des DEMOSTHENES-Institutes.

Interessenvertretung

Als Interessenverband wendet sich die Bundesvereinigung gegen die Diskriminierung stotternder Menschen und betrachtet die Aufklärung der Öffentlichkeit als eine ihrer Hauptaufgaben. Ein Beispiel dafür ist die Kampagne „Stottern und Schule", mit der sich der Verband im vergangenen Jahr an der *Aktion Grundgesetz* (einer Initiative der Aktion Sorgenkind) beteiligte. Interessenvertretung findet auch statt durch Mitgliedschaft und Mitarbeit in der Bundesarbeitsgemeinschaft Hilfe für Behinderte und im Paritätischen Wohlfahrtsverband.

Mitgliedschaft

Die Bundesvereinigung Stotterer-Selbsthilfe e.V. bietet Betroffenen, Angehörigen, Fachleuten und allen Interessierten die Möglichkeit einer Mitgliedschaft. Im Beitrag ist der Bezug der Verbandszeitschrift DER KIESELSTEIN enthalten. Mitglieder können die Veröffentlichungen des DEMOSTHENES Verlages zu Vorzugspreisen beziehen; auch für die Teilnahme an Seminaren und Veranstaltungen gelten reduzierte Gebühren. Nicht zuletzt fördert die Mitgliedschaft die Arbeit des Vereins auf allen Ebenen und trägt dazu bei, die Lebenssituation stotternder Menschen in Deutschland zu verbessern. Weitere Auskünfte erteilt:

Bundesvereinigung Stotterer-Selbsthilfe e.V.
Gereonswall 112
50670 Köln
Tel.: 0221 / 139 1106-07
Fax: 0221 / 139 1370
e-mail: stotterbv@t-online.de

Umfangreiche Informationen, u.a. das komplette Seminar- und Verlagsprogramm, können auch online abgerufen werden:
http://www.hsp.de/bvss/

Vorbereiten auf eine Stottertherapie

Hans-Werner Stecker, der Autor dieses Kapitels, ist Diplompsychologe und Psychotherapeut, selbst Stotterer und leitet seit vielen Jahren Seminare für Stotternde und Fachleute.

Vorbemerkung: Die folgenden Ratschläge sind an stotternde Erwachsene gerichtet, die sich mit dem Gedanken beschäftigen, es (noch) einmal mit einer Therapie zu versuchen.

Ich möchte euch gerne persönlich ansprechen, ohne das distanzierte „Sie", weil es mir ein Anliegen ist, daß ihr meine Vorschläge tatsächlich ausprobiert, obwohl etwas Aufwand damit verbunden sein wird.

Muß Stottertherapie bei Erwachsenen scheitern?

Vielleicht hast du schon mehrere Versuche unternommen, dein Stottern loszuwerden. Manche liegen in deiner Kindheit oder Jugend, manche noch nicht so weit zurück. Aber bis auf kurzfristige leichte Veränderungen bist du dabei nicht ans Ziel gekommen. Du hattest dir vorgestellt – oder es wurde dir von deinem Therapeuten versprochen – nach der Therapie das Stottern endgültig los zu sein. Nach deinen ernüchternden Erfahrungen fragst du dich, ob es im Erwachsenenalter grundsätzlich nicht mehr möglich ist, sich vom Stottern zu befreien. Oder du grübelst daran herum, ob es an dir selbst lag, ob du zu denen gehörst, die aus irgendeinem Grund bei jeder Therapie scheitern, denen einfach nicht mehr zu helfen ist.

Resignation kann eine schwere Last sein, wenn man vor der Entscheidung steht, es noch einmal zu probieren. Aber mit ein wenig Abstand betrachtet lassen sich frühere Mißerfolge auch als Erfahrungen nutzen, um daraus zu lernen, wie es in Zukunft vielleicht besser gelingen kann. Wenn du dir die Zeit nimmst, deine Erfahrungen auszuwerten und dir Gedanken darüber zu machen, was du beim nächsten Mal anders machen willst, kannst du vielleicht manche „Sackgasse" und manchen

„Stolperstein" umgehen. Ich möchte dir Mut machen, durch eine gründliche Vorbereitung deiner Therapie dein Stotterproblem effektiv anzupacken.

Der Guru und der arme Schlucker

Zu einem Therapeuten geht nur, wer in Not ist und sich nicht selbst helfen kann. Leicht wird daraus eine Situation, in der du der arme Schlucker bist, der den großen Guru aufsucht. Wenn du an deine letzte Therapie zurückdenkst: Was hat es eigentlich für dich bedeutet, ein „Klient" bzw. „Patient" zu sein, einem „Therapeuten" gegenüberzusitzen und eine „Therapie" zu machen? Wie siehst du dich selbst in dieser Situation, mit welcher Haltung sitzt du da, mit welcher Stimme hörst du dich sprechen, und wie erlebst du demgegenüber deinen Therapeuten? Nimm dir ruhig etwas Zeit, deine ganz persönlichen Eindrücke und Gedanken wieder in Erinnerung zu rufen, sie nach Möglichkeit sogar aufzuschreiben, um dir dann die Frage zu stellen:

Mit welcher Einstellung bin ich bisher in meine Therapie gegangen? In welcher Weise waren meine Erwartungen für den Verlauf der Therapie nützlich oder hinderlich?

Wer heute eine Urlaubsreise buchen will, nimmt auch nicht gleich das erste Beste, das ihm angeboten wird, sondern informiert sich auf vielfältige Weise. Ähnlich ist es bei anderen Dienstleistungen von der Autoreparatur über Versicherungen bis hin zum Architekten, mit dem zusammen man ein Haus bauen will. Preise und Leistungen sind häufig sehr unterschiedlich und für einen Laien oft schwer zu durchschauen.

Aber läßt sich das vergleichen? Ist auch Therapie als eine Dienstleistung zu verstehen? Ist es sinnvoll, sich bei der Planung und Auswahl einige Gedanken zu machen, wenn ich eine Therapie machen will? Ist es notwendig, sich auch hier eine Marktübersicht über die verschiedenen Therapieangebote zu verschaffen? Es gibt da doch einige große Unterschiede:

– In Urlaub fährt man, weil man Spaß haben will, und Therapie macht man, weil man leidet. Und wer leidet, der sollte schließlich froh sein, wenn jemand für ihn da ist, der ihm helfen will. Wer leidet und

dringend Hilfe benötigt, der ergreift die helfende Hand und fragt nicht viel nach der Qualifikation des Helfers oder nach möglichen anderen Angeboten.
- Oft sind die wenigen spezialisierten Therapeuten auch überlaufen oder man hat keine Information über mögliche Alternativen.
- Außerdem ist es doch auch peinlich: Eine so einfache Sache wie das Sprechen will mir nicht richtig gelingen. Die meisten anderen haben ohne fremde Hilfe gelernt, fließend zu sprechen. Eine Beratung im Reisebüro oder beim Architekten aufzusuchen ist dagegen völlig „normal".
- Schließlich weiß ich gar nicht, nach welchen Kriterien ich die eine Therapie von der anderen unterscheiden soll. Ich kann also unterschiedliche Angebote nicht wie bei anderen Dienstleistungen miteinander vergleichen (es sei denn, ich habe diesen Ratgeber ...).

Vor diesem Hintergrund erscheinen Begriffe wie Verbraucherbewußtsein, Qualitätsnormen oder Marktübersicht abwegig. Das Verhältnis zwischen Therapeut und Klient ist dann klar: Der Therapeut erscheint als der Große, Mächtige, der mein Schicksal in der Hand hat. Der weiß, wo es langgeht, und der deshalb die Verantwortung übernimmt. Der Stotternde ist unter diesen Voraussetzungen hilflos, klein, schwach und passiv der Hilfe ausgeliefert. Er weiß eigentlich nichts über sein Stottern und ist nicht in der Lage, Verantwortung für das zu übernehmen, was in der Therapie geschieht.

Du findest dieses Bild überzeichnet, sogar von der Tendenz her völlig falsch, da – speziell für die Stottertherapie – ein Programm für Mißerfolge? Du hast natürlich völlig recht. Aber leider findet man ähnliche Einstellungen wie die oben dargestellte nicht nur bei Betroffenen, sondern auch noch bei einigen Therapeuten. Inzwischen haben allerdings viele Therapeuten die Erfahrung gemacht, daß diese Einstellung zur Therapie für den Verlauf und den späteren Erfolg wenig nützlich ist. Es ist ihnen so kaum möglich, ihre Klienten dazu zu bewegen, selbst aktiv zu werden, sich für das eigene Verhalten und ihre Veränderung in der konkreten Situation selbst verantwortlich zu fühlen. Und genau das sind die Bedingungen für den Erfolg einer Therapie.

Um also nicht von vornherein auf ein Scheitern zuzusteuern, solltest du selbstbewußt in die Therapie gehen und deinen Therapeuten nicht als Guru, sondern als normalen Menschen ansehen, der dich auf deinem Weg mit seinem Fachwissen und seiner Erfahrung begleitet. Wenn du dich hier intensiv über die verschiedenen Möglichkeiten der Stottertherapie informierst, dann hast du damit schon einen entscheidenden Schritt in diese Richtung getan: Du hast die Initiative ergriffen und bist auf dem Weg, zu einem Experten in eigener Sache zu werden. Du zeigst damit genau die Einstellung zur Therapie, mit der du am meisten erreichen kannst.

Vielleicht ist es interessant für dich, dir deine ganz persönlichen Gedanken dazu zu machen, indem du dir die Frage beantwortest: Was ändert sich für mich an meiner Einstellung zur Therapie, zur Rolle des Therapeuten und zu meiner als Klient, wenn ich Therapie als eine Dienstleistung betrachte, die ich als Verbraucher für mich in Anspruch nehmen kann? Wie nutze ich andere Dienstleistungen, wie plane ich z.B. meinen Urlaub (Wohnungsumzug, Hausbau ...) und wie lassen sich meine Erfahrungen übertragen auf die Planung meiner Therapie?

Vielleicht hast du die Antworten nicht gleich parat, sondern brauchst einige Zeit, damit sich deine Gedanken und Empfindungen entwickeln können. Nimm dir ruhig diese Zeit. Die Beschäftigung mit den folgenden Fragen wird noch den einen oder anderen Aspekt hinzufügen.

Warum gerade jetzt?

Was sagst du dem Therapeuten, wenn er dich fragt, warum du zu ihm kommst? Natürlich: Du willst dein Stottern loswerden. Das Problem Stottern steht so im Vordergrund, ist unüberhörbar und vielleicht durch begleitende Bewegungen sichtbar. Es ist ganz klar, was du erwartest: Der Therapeut soll sich auf dein Sprechen konzentrieren und dir Hilfen anbieten, wie du zu dauerhaft fließendem Sprechen findest. Sitzt du einem erfahrenen Therapeuten gegenüber, wirst du erstaunt feststellen, daß im Gespräch auch noch ganz andere Dinge eine Rolle spielen. Bereite dich also zunächst auf folgende Frage vor:

Warum willst du gerade jetzt (wieder) etwas an deinem Stottern tun, wo du doch schon mindestens seit 15 (20, 30) Jahren stotterst?

Es gibt die verschiedensten Gründe. Ich will nur einige Beispiele nennen:
Ich finde mit meinem Stottern keine Arbeitsstelle;
ich kann mich meinen Kollegen gegenüber nicht durchsetzen;
ich habe in 14 Tagen Prüfung und will dann fließend sprechen;
ich traue mich nicht, eine Frau/einen Mann anzusprechen;
ich will nicht mehr alleine sein;
mein Partner/meine Partnerin will sich von mir trennen, wenn ich nicht endlich etwas gegen mein Stottern tue.

Bevor du jetzt weiterliest, rate ich dir dringend: Nimm ein Blatt Papier oder ein Heft zur Hand, betitle es mit „Meine Stottertherapie" und schreibe als erstes alle Gründe auf, die dich gerade jetzt dazu veranlassen, eine Therapie aufzusuchen. Danach gehe bitte alle von dir genannten Gründe durch und frage dich dabei:
Werde ich auch dann noch daran interessiert sein, etwas an meinem Stottern zu tun, wenn die von mir genannten Gründe entfallen sind?
Ich will diese Frage einmal auf die oben aufgeführten Beispiele beziehen: Wie stark bin ich noch daran interessiert, an meinem Stottern etwas zu tun, wenn ich:
– eine Arbeitsstelle gefunden habe, in der mein Stottern keine Rolle spielt;
– gelernt habe, mich gegenüber meinen Kollegen zu behaupten;
– meine Prüfungen bestanden habe;
– eine(n) Partner(in) gefunden habe;
– kontaktfreudiger geworden bin und Freunde gewonnen habe;
– mich sowieso von meinem Partner/meiner Partnerin trennen will oder die Wogen sich wieder geglättet haben?

Der Zeitpunkt ist durchaus für den Erfolg deiner Therapie entscheidend. Deine momentanen Lebensumstände bzw. anstehenden Veränderungen oder Einschnitte können gute Anlässe sein, das Problem Stottern endlich anzugehen. Ich rate dir nur: Laß dir genügend Zeit dafür und überlege dir den Zeitpunkt des Therapiebeginns gut. Dein Stottern ist nicht kurz mal eben abzuschütteln, es ist seit langem dein täglicher Begleiter, ist zu einem Teil von dir geworden. In aller Regel läßt sich etwas, das viele Jahre zu dir gehört, nicht in ein paar Tagen aus der Welt schaffen.

Es geht um dich, nicht nur um dein Stottern

Vielleicht ärgerst du dich jetzt über mich und schimpfst: „Das Stottern soll ein Teil von mir sein? So ein Blödsinn! Ich hasse diese auffällige Hilflosigkeit beim Sprechen, sie ist mir fremd und muß so schnell wie möglich weg!" Hebe dir diese Energie noch ein wenig auf, du wirst sie noch brauchen. Leider gibt es weder eine Salbe noch eine Pille oder eine Operation, die das Stottern verschwinden läßt. Es ist fast immer ein langer, mühsamer Weg, weil es um deine ganze Persönlichkeit geht. Denk' einmal darüber nach, wie du dir dein Leben um das Stottern herum eingerichtet hast. Gab es nicht manchmal auch Situationen, in denen dein Stottern dir ganz gelegen kam? Wenn du z.B. in einer heiklen Situation Stellung beziehen mußtest? Wenn du mal keine gute Antwort oder Ausrede parat hattest? War das Stottern nicht selbst oft eine gute Ausrede dafür, etwas nicht zu erreichen?

Du siehst an diesen Fragen, daß es wichtig ist, nicht nur den Mund beim Therapeuten „zur Reparatur abzugeben", sondern dich selbst mit all deinen Gefühlen, Gedanken und Erfahrungen in die Therapie einzubringen.

Dabei kann nun natürlich auch herauskommen, daß du dich eigentlich mit deinem Stottern arrangiert hast und eine Therapie aus ganz anderen Gründen beginnen willst. Wenn dein Stottern für dich eher ein Hilfsmittel ist, beispielsweise deine Partnerprobleme oder deine Kontaktschwierigkeiten anzugehen, kann eine Therapie mit reinen Sprechübungen wohl kaum erfolgreich sein. Deshalb ist es vor Beginn der Therapie wichtig, daß du dir darüber Gedanken machst. Einmal deshalb, weil die Auswahl des Therapeuten davon abhängt, und zum anderen, weil du dies deinem Therapeuten möglichst früh erzählen solltest, damit er abschätzen kann, ob er sich dies von seiner Qualifikation her zutraut, und wenn ja, wie er dann vorgehen muß.

In einer guten Therapie wird am Anfang immer gemeinsam über die Therapieziele gesprochen. Nicht der Therapeut, sondern du bist gefordert, so klar wie möglich deine Ziele darzulegen. Wenn du stotterst und gleichzeitig noch andere Probleme hast, dann liegt die Lösung dieser Probleme nicht unbedingt darin, dein Stottern loszuwerden. Versuche einmal, folgende Fragen für dich zu klären:

Was ist das für mich vordringliche Problem, mit dem ich im Augenblick selber nicht klarkomme und das mir so stark unter den Nägeln brennt, daß ich die Hilfe eines Therapeuten in Anspruch nehmen möchte?

Ist tatsächlich mein Stottern die Ursache für dieses Problem oder wäre es auch denkbar, daß sich dieses Problem für mich lösen läßt, ohne daß sich an meinem Stottern direkt etwas ändert?

Möglicherweise stellst du jetzt fest, daß dein Stottern dich zwar beschäftigt, daß es aber an sich ganz andere Gründe sind, weshalb du jetzt einen Therapeuten suchst. In diesem Fall solltest du versuchen, das Problem möglichst genau zu beschreiben, das für dich vordringlich ist. Dabei ist auch wichtig, sich von einem „Alles-oder-nichts-Denken" zu verabschieden und bereits erreichte Teilziele auf diesem Weg als erste Erfolge zu akzeptieren. Vielleicht fällt dir dabei auch etwas ein, was dir bei einer früheren Therapie schon einmal geholfen hat.

All das solltest du wieder aufschreiben. Folgende Fragen können dir dabei helfen:

Wenn mir mein Problem nun deutlich geworden ist, wie muß die Hilfe aussehen, die ich benötige?

Suche ich eine Stottertherapie, die sehr umfassend auch auf meine anderen Probleme eingeht, oder sollte ich besser eine andere Art von Therapie aufsuchen (z.B.: Selbstsicherheitstraining, Paartherapie/Partnertherapie, Sozialtraining, konkrete Hilfen für meinen Berufsalltag oder bei der Arbeitsuche)?

Wie sehen mögliche Lösungen oder Ziele aus? Kann ich für diese Lösungen oder Ziele konkrete Zwischenschritte formulieren?

Welche Möglichkeiten habe ich schon ausprobiert, welche Schritte auf diesem Weg bin ich bereits gegangen, welche Erfahrungen habe ich dabei gemacht?

Welche Richtung will ich weiter einschlagen und was möchte ich als nächstes erreichen?

Persönliche Kosten-Nutzen-Rechnung

Was für den Kaufmann als „Kosten-Nutzen-Rechnung" eine alltägliche Sache ist, gilt genauso auch für den Klienten, der sich in eine Therapie begibt: Jede Therapie ist nicht nur mit Kosten, sondern auch mit einem erheblichen Aufwand an Zeit und Energie verbunden. Der Nutzen für dich sollte dem Aufwand entsprechen, den du leisten mußt.

Auf den Faktor Geld will ich hier nur kurz eingehen. Es ist klar, daß Therapeuten Geld verdienen wollen. Sie leben schließlich davon. In den meisten Fällen werden die Therapiekosten von dem jeweiligen Träger der Einrichtung finanziert oder von der Krankenkasse übernommen, und zwar dann, wenn es sich um Therapeuten handelt, die von der Kasse zur Therapie zugelassen sind. Leider sagt diese Kassenzulassung nichts über die Qualität eines Therapeuten aus. In manchen Fällen wirst du also auch selbst zahlen müssen. Je nach Art der Therapie oder Ausbildung des Therapeuten schwanken die Kosten für eine ambulante Therapiestunde zwischen 60 DM und 100 DM und darüber. Wenn kein öffentlicher Träger die Kosten übernimmt, können leicht Beträge von 5000 DM und mehr auf dich zukommen.

Um abschätzen zu können, ob sich für dich der Aufwand an Zeit und Energie lohnt, solltest du dir folgende Fragen stellen:

Wie oft am Tag werde ich derart mit meinem Stotterproblem konfrontiert?

Belastet es mich so stark, daß ich dringend etwas ändern möchte und bereit bin, viel Zeit und Energie zu investieren?

Habe ich momentan ausreichend „Luft", um an Lösungen zu arbeiten, oder habe ich so viele andere Dinge zu tun, daß ich doch nicht die notwendige Energie aufbringen kann?

Vielleicht überschlägst du einmal deinen Tagesablauf, so wie er sich gewöhnlich ergibt. Du kannst in etwa die Zeiten festhalten und bestimmten Bereichen zuordnen: der Freizeit mit den Unterpunkten Familie, Freunde, Hobby, Fernsehen usw., dem Haushalt, dem Beruf und was sonst noch bei dir wichtig ist. Diesen ganzen Zeitrahmen kannst du dir als eine große Torte und die verschiedenen Bereiche darin als mehr oder weniger große Tortenstücke vorstellen.

Wenn du dies in der gewohnten Weise wieder schriftlich machst, hast du ein deutliches Bild deiner Zeitverteilung vor Augen und kannst abschätzen, wieviel deiner Zeit du der Therapie zur Verfügung stellen bzw. an welcher Stelle der Torte du dafür etwas abschneiden kannst. Ganz entscheidend ist dabei, daß du die Therapiezeit großzügig einplanst und nicht nur auf die kurze Zeit mit dem Therapeuten beschränkst. In fast allen Therapien wirst du vor- oder nachbereiten bzw. bestimmte Übungen („Hausaufgaben") zwischen den Therapiesitzungen durchführen müssen. Besonders gute Voraussetzungen für eine Therapie sind dann gegeben, wenn du die Therapiesitzungen nur als eine Art Initialzündung und die Zeit zwischen den Terminen als die eigentliche Therapie ansehen kannst, die du mit Hilfe der therapeutischen Anregungen eigenverantwortlich durchführst.

Hast du einen Therapeuten gefunden, dann kläre in einem Vorgespräch ab, wieviel Therapiestunden pro Woche und wieviel Übungszeit darüber hinaus in welchem Zeitraum die Therapie erfordern wird.

In ähnlicher Weise kannst du die dir zur Verfügung stehende Energie verteilen, denn das muß nicht unbedingt mit der Zeitverteilung übereinstimmen. Gerade in der ambulanten Therapie gibt es das Problem, daß berufstätige Klienten ihre Therapiestunden meistens in den Feierabend legen müssen, wenn sie eigentlich müde sind von der Arbeit. Wenn du auch deine Energie so verteilen kannst, daß für die Therapie ein angemessenes Stück vom Kuchen übrig bleibt, dann leistest du damit einen wichtigen Beitrag für einen späteren Erfolg.

Die Frage der Energie berührt zudem deine Bereitschaft, dich gefühlsmäßig auf die Anforderungen einer Therapie einzulassen. Im therapeutischen Prozeß geht es immer auch um Veränderungen deiner inneren und äußeren Welt, die dich mehr oder weniger stark berühren und fordern können bzw. die du bewältigen mußt, wenn die Therapie den gewünschten Erfolg haben soll. Darauf will ich im folgenden näher eingehen.

- Der innere Schweinehund

Therapie ist nicht vergleichbar mit einer Waschanlage, durch die man hindurchfährt und aus der man am Ende sauber bzw. geheilt wieder herauskommt, ohne sich selbst dabei besonders angestrengt zu haben. Therapie und insbesondere die Stottertherapie ist immer auch eine tiefgreifende Veränderung, sowohl beim Stotternden selbst als auch in seinem engeren und weiteren Umfeld. Und diese Veränderung muß erst durch eine intensive Auseinandersetzung mit dem Stottern und allem was dazugehört erarbeitet werden. Dies vollzieht sich nicht nur während der Therapiestunde in Gegenwart deines Therapeuten, deiner Therapeutin. Das greift vielmehr auf deinen gesamten Alltag über und beschäftigt dich während der Arbeitszeit und in geselliger Runde bei Freunden und sicher auch des öfteren noch nachts im Schlaf.

Es gibt zwar auch innerhalb der Stottertherapie viele unterschiedliche Richtungen und dementsprechend sind auch die Anforderungen an einen Klienten von Therapie zu Therapie sehr unterschiedlich. Trotzdem lassen sich einige Gemeinsamkeiten aufzeigen.

Was bedeutet die Auseinandersetzung mit dem Stottern für mich?

Viele Stotternde haben ihr Stottern weitgehend verdrängt, nehmen es selbst gar nicht mehr wahr und benehmen sich so, als sei es gar nicht da. Das mag paradox erscheinen, weil das Stottern in den meisten Fällen ja unüberhörbar ist. Trotzdem wissen die wenigsten Stotternden, was sie genau tun, wenn sie stottern, und wie sie sich dabei anhören bzw. wie sie dabei aussehen und auf ihre Zuhörer wirken. Viele haben sich mit ihrem Stottern arrangiert. Sie haben bewußt kein Telefon zu Hause, sie kämen gar nicht auf die Idee, auf der Straße einen Fremden anzusprechen, um ihn z.B. nach dem Weg zu fragen, oder sich in einer Gaststätte an einen Tisch zu setzen, an dem schon andere sitzen. Fragt man diesen Stotternden, wie er sich dabei fühlt, wenn er sich selbst so einschränkt, wird man zuerst auf Unverständnis stoßen. Der Stotternde hat sich an seine vielfältigen Vermeidungsstrategien und die damit verbundenen Gefühle wie Angst, Beklemmung, Minderwertigkeit und Versagen gewöhnt. Durch die Auseinandersetzung mit dem Stottern wird all dieses aber aus dem Verborgenen ans Licht geholt und die Aufmerksamkeit darauf gelenkt. Das Problem wird dadurch subjektiv verschlimmert. Es geht dem Stotternden schlechter als vor der Therapie.

Dieser Prozeß vollzieht sich im wesentlichen zu Beginn einer Therapie. Die Folge davon ist häufig, daß Stotternde in dieser Phase der

Therapie das Gefühl bekommen, mehr zu stottern als vorher. Dies mag tatsächlich zutreffen. Es kann aber auch lediglich eine Folge davon sein, daß man sich stärker auf sein Stottern konzentriert und es daher deutlicher wahrnimmt. Wenn man dies weiß, braucht man sich dadurch aber nicht weiter beirren lassen.

Um es noch einmal zu betonen: Ich erwähne dies nicht, um etwa Angst zu machen oder von einer Therapie abzuraten – ganz im Gegenteil. Ich möchte nur deutlich machen, daß eine Therapie manchen Stein ins Rollen bringen kann, und dir raten, dich darauf einzustellen.

- Keine Angst vor Veränderung!

Nun geht es natürlich nicht nur um Probleme, die der Stotternde in seinem stillen Kämmerlein bewältigen kann. Was sich da verändern soll, muß vor allem auch nach draußen treten, muß sich in der Auseinandersetzung mit der Umwelt bewähren. Je nach Therapieform werden hier unterschiedliche Schwerpunkte gesetzt. Es geht im wesentlichen um zwei Dinge:

1. Veränderung des Sprechverhaltens

Gewohnheiten lassen sich nur durch eine bewußte Gegensteuerung verändern. Stottern ist für den Stotternden seit vielen Jahren die gewohnte Sprechweise. So schwer es dir fallen mag, dein Stottern als etwas zu dir Gehörendes zu akzeptieren, so schwer kann es andererseits aber auch sein, in einer sehr ungewohnten, neuen Weise zu sprechen. Dies gilt insbesondere für die verschiedensten Sprechtechniken (Legato, Metronom-Sprechen, Hausdörfer-Methode usw.), die jeweils erfordern, daß der sonst Stotternde in einer künstlichen Sprechweise spricht (z.B. gedehnt oder rhythmisch). Aber auch in anderen Verfahren, die auf eine direkte Veränderung des Sprechverhaltens gerichtet sind, läßt sich diese Veränderung zumindest in der Anfangsphase nicht ohne eine bewußte Steuerung der Aussprache erreichen. Das bedeutet: Der Stotterer muß sich ständig kontrollieren, ständig bedacht sein, die einmal gelernte Sprechweise auch anzuwenden. Dies geht zwangsläufig auf Kosten des spontanen Ausdrucks, zumindest solange, bis die neue Sprechweise zur neuen Gewohnheit geworden ist.

Raus aus dem Therapiezimmer – das Gelernte im Alltag anwenden.
Damit die neue Sprechweise zur Gewohnheit werden kann, ist es natürlich notwendig, sie nach Möglichkeit vom Aufstehen bis zum Zubettgehen konsequent anzuwenden. Es zeigt sich immer wieder, daß es überhaupt kein Problem ist, einem Stotternden mit Hilfe einer Sprechtechnik zu ermöglichen, einfache Sätze ohne Stottern zu sprechen. Das erfordert oft nur wenige Stunden. Das Problem entsteht dann, wenn die einmal gelernte Sprechtechnik auch draußen angewendet werden soll: beim Bäcker, wenn man seine Brötchen holt, in seiner Familie, am Arbeitsplatz usw. An diesem Punkt fängt die Therapie erst an und hier ist der Therapeut gefragt, mit seinen Hilfen zur Seite zu stehen. Hier geht es darum, die Schwierigkeiten des Stotternden bei der Anwendung der gelernten Technik zu erkennen und schrittweise abzubauen, ihm zu helfen eine nützliche Einstellung zu der Art des Vorgehens zu gewinnen, Erfolge zu erkennen und an ihnen zu wachsen.

Wie reagieren die Zuhörer?
Eine wesentliche Schwierigkeit besteht darin, die Reaktion der Zuhörer auf die neue Sprechweise einschätzen zu können. Bei seinem bisherigen Stottern, da weiß man schließlich, was man hat. Jede neue Verhaltensweise, die man ausprobiert, macht zuerst einmal unsicher. Sprechen mit den genannten künstlichen Sprechtechniken ist für die meisten anfangs peinlich, auch wenn sie damit ohne Stottern sprechen können.

Diese Situation betrifft allerdings nicht nur den Stotternden selbst, sondern auch sein soziales Umfeld, in dem er als Stotternder bekannt ist, seine Familie, seine Bekannten, seine Kollegen. Auch hier wird man erst einmal die Veränderung registrieren und sich fragen, was denn wohl passiert ist. Und wenn es bei dieser Veränderung bleibt, d.h. wenn der Stotternde seine Therapie auch draußen konsequent weiterverfolgt, dann wird sich seine Umwelt möglicherweise völlig neu auf ihn einstellen müssen.

Mit befremdeten Reaktionen der Gesprächspartner solltest du rechnen, wenn du dich zu einer solchen Veränderung entschließt. Auch in diesem Zusammenhang ist es nützlich, wenn du dir deine eigene

Situation vor Augen führst, indem du dir entsprechende Fragen überlegst und selbst beantwortest. So z.B.:

Habe ich schon einmal versucht, mir lieb gewordene Gewohnheiten an mir selbst zu verändern? Welche Erfahrungen habe ich dabei gemacht?

Wie konsequent kann ich eine solche Veränderung durchhalten? Welche Möglichkeiten sehe ich, in meiner Umgebung Bedingungen zu schaffen, die mir ein konsequentes Arbeiten an meinem Stottern erleichtern?

Wieviel macht es mir aus, in der Öffentlichkeit oder bei meinen Freunden usw. durch ungewöhnliches Verhalten (oder z.B. durch besondere Kleidung) aufzufallen?

Kann ich mir vorstellen, durch eine mir selbst ungewohnte Sprechweise aufzufallen? Fühle ich mich frei genug, mit meiner Rolle zu spielen, das Auffallen sogar zu genießen?

2. Veränderung des Sozialverhaltens

Stotternde gehen mit ihrem Stottern sehr unterschiedlich um: die einen ziehen sich stark zurück, die anderen lassen sich durch ihr Stottern im Kontakt mit anderen kaum behindern. Damit sind auch die Anforderungen verschieden, die eine Therapie an sie stellt. Wenn du zu denjenigen gehörst, die schon bisher problemlos Kontakt zu anderen Menschen aufnehmen konnten, sind die Veränderungen deines Sozialverhaltens vielleicht nicht sehr gravierend. Trotzdem solltest du dich fragen:

Was passiert, wenn ich plötzlich nicht mehr stottere? Welche Auswirkungen wird dies auf meine Beziehungen haben, welche Veränderungen kann es in meinem Umfeld bewirken?

Nicht nur du selbst, auch die Menschen um dich herum haben sich auf dein Stottern eingestellt. Es gibt seit langem die verschiedensten stillschweigenden Vereinbarungen, insbesondere auch in deinem privaten Bereich, z.B. in deiner Familie. Nicht mehr zu stottern, kann entscheidende Veränderungen nach sich ziehen, die über das eigentliche Sprechen weit hinausgehen.

Ich will nur zwei Beispiele nennen, das erste betrifft eine Partnerbeziehung:

Ein Stotternder ist verheiratet. Mit seiner Frau besteht das stillschweigende Abkommen, daß immer sie ans Telefon geht, daß sie die Behördengänge erledigt, sich beim Elternsprechtag für die Kinder einsetzt usw. Sie ist es auch, die die Gäste unterhält, wenn Besuch da ist, während der Mann lediglich das eine oder andere interessante Stichwort liefert, das von seiner Frau aber aufgegriffen und ausgeschmückt wird. Diese Art von Arbeitsteilung funktioniert möglicherweise schon sehr lange. Vielleicht hat das Stottern auch schon beim Zustandekommen der Partnerschaft eine Rolle gespielt, war die damit zusammenhängende Rollenverteilung quasi die Eintrittskarte für das gemeinsame Eheglück. Fällt das Stottern im Verlauf der Therapie als Bindeglied weg, kann dies für die Partnerbeziehung unter Umständen auch negative Folgen haben. Zumindest wird der Mann seine neu gewonnenen Fähigkeiten nun auch mal ausprobieren wollen und berührt damit den bisherigen Verantwortungsbereich seiner Frau. Das System der Familie verändert sich mit. Dies wird wie bei anderen Systemen nicht ohne Widerstände, Schmerzen und Unsicherheiten ablaufen.

Werden die Widerstände gegenüber der notwendigen Veränderung zu groß, bleibt dem Stotternden nur die Möglichkeit, entweder munter weiterzustottern und seine bisherige Rolle beizubehalten oder eine Trennung von seiner Familie in Kauf zu nehmen. Beides passiert tatsächlich manchmal während einer Stottertherapie. Um diesen Prozeß bereits frühzeitig steuern und Mißerfolgen oder Therapieabbrüchen vorbeugen zu können, beziehen einige Therapeuten gleich zu Beginn der Therapie auch die Partner mit ein.

Es scheint sinnvoll zu sein, Stottertherapie auch um die Aspekte der Familientherapie und des systemischen Denkens zu erweitern, denn die Veränderung eines Menschen vollzieht sich nie ohne eine entsprechende Veränderung seines Lebenssystems.

Du kannst dir zu diesem Bereich selbst wieder einige Fragen überlegen, die dir deine persönliche Situation verdeutlichen helfen, wie z.B.:

In welcher Weise und in welchem Ausmaß ist die Beziehung zu meinem Partner (zu meinen Eltern, Kindern, sonstigen Lebensgefährten) durch mein Stottern geprägt? Welche einzelnen Situationen fallen mir hierzu ein?

In welchem Maße bin ich dabei der Bestimmende oder sind es mehr die anderen, die die Situation prägen? Wie sieht das mein Partner?

In welcher Weise wirkt sich das Stottern in einer solchen Situation auf die persönliche Beziehung zu meinem Partner aus: Wird sie dadurch enger, abhängiger, herzlicher, intimer oder wie sonst?

Wie würde ich mich in den genannten Situationen verhalten, wenn Stottern für mich kein Problem wäre?

In welcher Weise könnte sich die Beziehung zu meinem Partner verändern, wenn ich nicht mehr stottere bzw. wenn ich mich durch mein Stottern nicht mehr behindern lasse und dadurch anders verhalte?

Inwieweit ist mein Partner selbst zu Veränderungen bereit? Sieht er das auch so?

Das zweite Beispiel bezieht sich auf das Verhalten im Freundes- oder Bekanntenkreis: Ein Stotternder hat einen Kreis von Bekannten und Freunden, mit denen er sich öfter trifft. Auch dies ist ein System mit entsprechenden Rollenverteilungen: Es gibt den Wortführer, den Witzbold, denjenigen, der sich eher zurückhält und die Äußerungen anderer bestätigt usw.

Vielleicht bist du als Stotternder bekannt oder gar geschätzt als jemand, der eher zuhört und wenig selbst sagt. Der den Wortführern Raum läßt, sie durch Mimik und Gestik unterstützt und kaum einmal widerspricht.

Genauso wie oben bereits beschrieben kann sich diese Rollenverteilung durch eine Stottertherapie völlig verändern. Der Stotternde wird öfter seine Meinung sagen und sich auch durchsetzen wollen. Er wird dabei in Kauf nehmen müssen, daß er aneckt, daß er kritisiert wird. Er wird merken, daß er es bislang nicht gewohnt ist, mit anderen heftiger zu diskutieren, daß ihm diesbezüglich noch einiges an Erfahrung und Übung fehlt. Wenn dann die Wellen hochschlagen, wird er vermutlich seine noch nicht sehr gefestigten neuen sprachlichen Möglichkeiten nicht zur Verfügung haben, verstärkt „hängenbleiben" und eventuell dann die schon im ersten Beispiel beschriebene Kehrtwende machen.

Behauptet er aber seine neue Rolle, wird er verstärkt in die kleinen Machtkämpfe verwickelt, die in jeder Gruppe ablaufen, und dabei auch nicht geschont werden. Seine Position in der Gruppe wird sich verändern, man wird ihn mit anderen Augen ansehen.

Alte Freunde werden vielleicht den guten Zuhörer vermissen und nicht bereit sein, auf die neue Rollenverteilung einzugehen. Im Extrem werden neue Interessen entstehen, die einen neuen Bekanntenkreis nach sich ziehen. Dies läßt sich auch auf die Situation am Arbeitsplatz übertragen, denn auch hier wird sich vieles verändern, wenn sich das Stottern bzw. die Einstellung dazu verändert.

Ich empfehle dir, für alle Systeme, in denen du zu Hause bist, entsprechende Fragen zu formulieren und dir selbst zu beantworten. Und dann ist es nicht mehr weit zur Beantwortung der folgenden Fragen:

In welcher Weise prägt das Stottern mein gesamtes Leben?

In welchem Ausmaß hat es meine Beziehungen in den verschiedenen Bereichen bestimmt?

Inwieweit bin ich bereit, die Konsequenzen zu tragen, wenn ich an meinem Stottern etwas ändere?

Was würde es für mich bedeuten, nichts zu ändern?

Spätestens hier wird deutlich, daß Stottertherapie nicht etwas sein kann, was mal eben so in 14 Tagen abzuhandeln ist. Stottertherapie ist ein Prozeß, der vielleicht nicht einmal in einer einzigen Therapie zu vollziehen ist, auch wenn sie sich über einen langen Zeitraum erstreckt.

Möglicherweise benötigst du mehrere Therapien, mehrere Entwicklungsstufen, um die Ziele zu erreichen, die du anstrebst. Voraussetzung ist allerdings, daß du – Pausen eingerechnet – ständig am Ball bleibst. Dazu braucht es einen starken Willen und einen langen Atem. Ich will im folgenden näher darauf eingehen.

Wie erhalte ich meinen Erfolgswillen?

Ich habe versucht, dir deutlich zu machen, daß Stottertherapie mit einem großen Aufwand an Zeit und Energie verbunden ist. Nun will ich noch hinzufügen, daß du realistischerweise nicht ständig mit derselben hohen Einsatzbereitschaft bei der Sache sein kannst.

Wer sich nach langem Ringen nun endlich zur Therapie entschlossen hat, will sich voll in das Geschehen stürzen und gleich alles auf einmal erreichen. Es dauert dann nicht lange und die Puste geht aus. Es stürmt so viel Neues auf den Stotternden ein, daß er es gar nicht anders bewältigen kann, als sein Tempo etwas zu reduzieren.

Eine weitere Schwierigkeit mag dann auftreten, wenn die Therapie den Reiz des Neuen verloren hat, die erste Faszination vorüber ist und es sich zeigt, daß Stottertherapie mit Arbeit verbunden ist. Es können Phasen in der Therapie auftreten, in denen es nicht so schnell weitergeht, auch weil die Motivation, die Energie auch mal nachläßt. In diesen Phasen einer Therapie verliert man leicht den Glauben an mögliche Erfolge oder kommt zu der Erkenntnis, daß es so schlimm mit dem Stottern ja eigentlich gar nicht ist. Vielleicht hast du im Verlauf der Therapie irgendwann auch das Gefühl, dich mit unnötigen Übungen zu quälen, die dich nicht wirklich weiterbringen.

Einerseits ist es dann sehr wichtig, diese Zweifel und Probleme dem Therapeuten gegenüber zu äußern und die Erwartung nach Unterstützung auszusprechen. Gerade an diesem Punkt erweist sich die Qualität eines Therapeuten: Denn die Fähigkeit, seinen Klienten der jeweiligen Situation entsprechend motivieren bzw. das therapeutische Vorgehen darauf abstimmen zu können, ist eine wesentliche Voraussetzung des Therapieerfolgs. Hat der Therapeut nicht ein gewisses Repertoire therapeutischer Methoden und eine Portion Erfahrung, kommt es an dieser Stelle zu der unbefriedigenden Aussage, daß du einfach noch nicht genug geübt hast. Erinnere dich dann an den Anfang meiner Ausführungen: Du hast ein Recht darauf, daß der Therapeut sein Vorgehen transparent macht, du also immer nachvollziehen kannst, warum dieser oder jener Schritt notwendig ist.

Andererseits kannst du aber auch selbst dafür sorgen, daß du auf diese „Durststrecken" vorbereitet bist, und dir deinen Erfolgswillen erhalten. Suche dir z.B. Freunde, auf die du in kritischen Phasen zugehen kannst. Vielleicht hältst du es auch für sinnvoll, allen deinen Bekannten zu erzählen, daß du eine Stottertherapie machst und welche konkreten Aufgaben du dir jeweils vorgenommen hast. Auf diese Weise spürst du vielleicht eine stärkere Verpflichtung, das anzuwenden, von dem du erzählt hast. Dir fällt aber bestimmt noch mehr ein, wie du dich selbst motivieren kannst oder welche Bedingungen du brauchst, um auch mit dem nötigen Spaß an die Sache heranzugehen.

Ähnlich wie man bei einer schwierigen Bergtour die einzelnen Etappen im voraus plant, kannst du dir vielleicht schon jetzt die entsprechenden Fragen stellen und beantworten. So etwa:

Unter welchen Bedingungen bin ich besonders produktiv und erfolgreich?

Habe ich es schon erlebt, daß ich so fest an meinen Erfolg geglaubt habe, daß ich ihn dann auch herbeiführen konnte? Was muß gegeben sein, damit ich selbst von meinem Erfolg überzeugt bin, was gibt mir Sicherheit?

Wodurch lasse ich mich motivieren, mich voll und ganz für eine Sache einzusetzen? Reicht mir dafür eine Art Selbstverpflichtung oder brauche ich den Druck meiner sozialen Umgebung?

Wann macht mir das Arbeiten besonders viel Spaß, so daß es fast wie von selbst geschieht? Wie lassen sich diese Bedingungen auf meine Arbeit an meinem Stottern übertragen?

Welche Erfahrungen habe ich bisher mit „Durststrecken" gemacht, was brauche ich, um sie durchzustehen? Kann ich diese Erfahrungen auf schwierige Phasen in meiner Therapie übertragen?

Was könnte mich in meiner Motivation zur Therapie behindern oder ablenken? Wodurch könnten notwendige Energien anderweitig abgezogen werden? Wie könnte ich dem vorbeugen?

Ich kenne viele Stotternde und weiß: Viele von ihnen sind Perfektionisten. Ich selbst ertappe mich immer wieder dabei, an bestimmten Punkten zu gründlich zu sein. Man kann auch die Vorbereitung auf eine Sache übertreiben, sich so darin verbeißen, daß kaum noch Energie übrig bleibt, wenn es um die Sache selbst geht. Hier hat jeder seine eigenen Erfahrungen.

Positive Vorbilder einer guten Vorbereitung lassen sich im Sport beobachten. Hier wurde der Begriff „Coaching" geprägt, der inzwischen auch in anderen Bereichen Anwendung findet.

Coaching geht weiter als das reine Training, es reicht bis hin zur persönlichen Stärkung und Stabilisierung, zur umfassenden Lebensberatung. Bei Spitzenleistungen geht es darum, sich innerlich auf das Ziel einzustellen und bis in die Einzelheiten aller Lebensbereiche gehend die besten Bedingungen für gute Ergebnisse zu schaffen.

Wenn es dir gelingt, hier deine eigenen Vorbilder zu finden und deine Therapie als eine sportliche Herausforderung zu betrachten, dann bist du auf dem besten Weg, und ich kann dir nur noch einen guten Erfolg wünschen!

Anhang

Adressen

Bundesvereinigung Stotterer-Selbsthilfe e.V.
Gereonswall 112
50670 Köln
Tel.: 0221 / 139 1106-07
Fax: 0221 / 139 1370
e-mail: stotterbv@t-online.de

IVS-Geschäftsstelle
Dr. Joachim Renner
Heinheimer Straße 6
64289 Darmstadt

Glossar

Anamnese: Vorgeschichte einer Krankheit oder Störung, die im Gespräch mit der behandelnden Fachperson erhoben wird.

Artikulation: Bildung der Sprachlaute.

Atemvorschub: Ausatmen vor dem Sprechbeginn, entstanden aus dem Versuch, Stottern zu vermeiden. Die für das Sprechen benötigte Luft ist damit teilweise verbraucht.

Ätiologie: Erklärt die Entstehung einer Krankheit oder Störung.

Auditive Wahrnehmung: Aufnahme der Sinneseindrücke, die über das Gehör aufgenommen werden.

Autoregulation: Steuerung von Bewegungsabläufen im Sinne einer „Routine" (ohne Beteiligung des Bewußtseins).

Balbuties: Stottern in der medizinischen Fachsprache.

DAF: Abkürzung für „delayed auditory feedback", was in der deutschen Übersetzung „verzögerte auditive Rückmeldung" (VAR) heißt. Über Kopfhörer wird das eigene Sprechen um Bruchteile von Sekunden später dem Gehör zurückgemeldet. Bei Stotternden kann eine Abnahme des Stotterns eintreten.

Disposition: Veranlagung; besondere Eigenheiten von Organen oder physiologischen Abläufen, die zu Störungen oder Krankheiten führen können.

Entwicklungsbedingte Unflüssigkeiten: Unterbrechungen beim Sprechen, die auf eine noch unvollkommene Steuerung des Sprechablaufs zurückzuführen sind.

Fluency-Shaping-Therapien: Stottertherapien, die das vorrangige Ziel haben, flüssiges Sprechen aufzubauen.

Flüssiges Stottern: Eine Form des Stotterns, bei der die Sprechbewegungen ohne besonders starke Anspannungen und Anstrengungen ausgeführt werden.

Ganzheitlicher Ansatz: Nicht nur das Sprechen, sondern auch Einstellungen, Gefühle, Sozialverhalten usw. werden in der Behandlung thematisiert.

Hemisphären: Gehirnhälften

In senso: Vorbereitung auf die Bewältigung einer Alltagssituation durch vorherige gedankliche Vorstellung.

In vivo: Ausprobieren neu erlernter Fähigkeiten in einer bewußt aufgesuchten Alltagssituation.

Interessenverbände: Bundesvereinigung Stotterer-Selbsthilfe e.V. und Interdisziplinäre Vereinigung für Stottertherapie (IVS) e.V.

Intervalltherapien: Therapieform, bei der von vornherein Unterbrechungen eingeplant werden.

Kinästhetische Wahrnehmung: Aufnahme von Impulsen aus den Muskeln; Information über Bewegungen.

Kinästhetisches Feedback: Rückmeldung bestimmter Bewegungen an das Zentralnervensystem.

Kinesiologie: Pädagogisches Konzept zur Verbesserung von Aufmerksamkeit und Denkprozessen durch Bewegung.

Klient: Person, die therapiert werden möchte. Die Bezeichnung „Klient" ist in der Psychotherapie gebräuchlicher als die Bezeichnung „Patient" aus der medizinischen Behandlung.

Klonus/klonisches Stottern: Wiederholung von Lauten, Silben oder Wörtern („Ba-ba-ba-ball").

Koartikulation: Zusammenführen von zwei bzw. mehr Lauten.

Kommunikation: Die Übermittlung einer Nachricht zwischen einem Sender und einem Empfänger.

Lateralität: Spezialisierung einer Seite aufgrund der unterschiedlichen Funktionen der beiden Hirnhälften (z.B. Rechtshändigkeit).

Laut: Ein Laut stellt das kleinste Element der Lautsprache dar.

Mitbewegung: Mitbewegung von Körperteilen beim Sprechen, die nicht als Bestandteil der Kommunikation gemeint sind (z.B. Vibration von Lippen und Kiefer). Siehe auch „Sekundärsymptomatik".

Modifikationstechniken: Techniken zur Stotterkontrolle, die am einzelnen Symptom ansetzen und es verändern. Das Resultat ist „flüssiges Stottern".

Neuromotorische Prozesse: Vom Zentralnervensystem gesteuerte Bewegungsabläufe.

Non-Avoidance-Therapien: Stottertherapien, die das vorrangige Ziel haben, Vermeidungsverhalten abzubauen und sich ohne Angst und Anstrengung äußern zu können.

Patient: In der Medizin gebräuchlicher Ausdruck für einen Kranken, der behandelt werden soll.

Physiologische Abläufe: Körperliche Vorgänge, die dem Aufbau und der Funktion der beteiligten Organe entsprechen.

Prolongation: Verlängerung; hier Dehnung eines Lautes als eine Form von Stottersymptom (z.B.: „Baaahall" statt „Ball").

Propriozeption: Wahrnehmung der Lage und Stellung bestimmter Körperteile über Wahrnehmungsorgane in den Sehnen und Gelenken (propriozeptive Wahrnehmung).

Prosodie: Gestaltung des sprachlichen Ausdrucks durch Veränderung der Tonhöhe, Lautstärke oder Geschwindigkeit beim Sprechen.

Pseudostottern: Willentlicher, kontrollierter und gezielter Einsatz von Stottersymptomen, um Bewegungsabläufe nachzuvollziehen.

Redeunflüssigkeiten: Unterbrechungen der Rede mit unterschiedlichen Ursachen.

Sekundärsymptomatik: Verhaltensweisen, die der Stotternde einsetzt, um seine Redeunflüssigkeiten zu vermeiden oder sie abzukürzen. Beispiele sind: Mitbewegungen, Neu-Versuche, Umschreibungen von Wörtern, Einschübe, Vermeiden bestimmter sozialer Situationen.

Selbstbehauptungstraining: Übungen zur Entwicklung von Fähigkeiten, in Problem- oder Konfliktsituationen den eigenen Standpunkt behaupten zu können.

Somatisch: Körperlich (im Gegensatz zu „psychisch").

Spontanremission: Verschwinden einer Krankheit oder Störung ohne gezielte Behandlung.

Sprechblockaden: Auch „Blocks" oder „Blockierungen": Mit Artikulationsgeräuschen verbundene oder stumme Unterbrechungen, die oft durch besondere Anstrengung/Anspannung aufgelöst werden (z.B.: „B........all").

Sprechen mit Residualluft: Restluftmengen in der Lunge werden zum Sprechen genutzt. Nach physiologischen Gesetzmäßigkeiten entwickelt sich dabei ein zunehmender Druck auf den Kehlkopf, was wiederum Blockierungen bewirken kann.

Sprechleistungsstufen: Nach Anforderungen an die Beteiligung von Denkprozessen abgestufte Übungen (z.B. Nachsprechen, Lesen, Bildbeschreibung)

Stabilisierung: Festigung der therapeutischen Erfolge über einen längeren Zeitraum.

Starter: Phrase, Laut, Gebärde, Bewegung oder ähnliches, das eingesetzt wird, um in den Sprechfluß zu kommen.

Stationäre Behandlung: Aufenthalt in einer Klinik oder in einem Sprachheilzentrum mit täglichen Behandlungseinheiten.

Subglottaler Druck: Vor Sprechbeginn wird mit der Luft aus den Lungen im Kehlkopfbereich soviel Druck aufgebaut, daß mit lauter Stimme gesprochen werden kann.

Taktil: Den Tast- und Berührungssinn betreffend.

Teilstationäre Behandlung: Meist ganztägige Betreuung/Behandlung z.b. im Sprachheilkindergarten

Tonus: Körperlicher Spannungszustand; besondere Anspannung bestimmter Muskelgruppen wird als „erhöhter Tonus" bezeichnet. Tonische Symptome beim Stottern bezeichnen angespannte Blockierungen.

Transfer: Übertragung des therapeutischen Erfolges von der Therapiesituation auf andere Lebensbereiche.

Übungssprache: Für die Therapiesituation veränderte Sprechweise, die nur in der Übungssituation eingesetzt werden soll.

Umweltfaktoren: Einflüsse aus der sozialen Umgebung wie z.b. der Familie, dem Freundeskreis usw.

Variabilität: Schwankungen in der Ausprägung von Stärke und Häufigkeit des Stotterns.

Wahrnehmung: Prozeß der Verarbeitung von Empfindungen, die über die Sinnesorgane (Ohren, Augen, Haut, Nase etc.) an das Gehirn weitergeleitet werden.

Willentliches Stottern: Bewußtes Hervorbringen von Wiederholungen oder Blockierungen in einer Alltagssituation, z.B. um das eigene Vermeidungsverhalten bearbeiten zu können.

Index

A
Ambulante Behandlung 46, 111
Artikulation 56
Artikulationsorgane 25
Atem-, Sprech- und Stimmlehrer 97, 105
Atmung 24, 51, 53, 70, 73, 76, 77, 79, 80, 83, 109
Auffrischungskurse 49
Autoregulation 30, 31

B
Bauchatmung 51
Beratungsstellen 46
Berufsausbildung 39

C
Computergestütztes Therapieprogramm 73

D
DAF (Delayed Auditory Feedback) 26
Disposition 22, 27, 31

E
Elternberatung 87, 88
Entspannungstechniken 53
Entwicklungsbedingte Unflüssigkeiten 30
Erwachsenenalter 40, 120

F
Finanzierung 110
Fluency-Shaping-Therapien 66

G
Ganzheitlicher Ansatz 49

H
Heilung 17, 96, 107, 108
Hemisphäre 27, 28

I

ilstationäre Behandlung 47
ilung 96, 107, 108
immeinsatz 53, 54, 55, 61, 77, 83, 89
inik 48, 74, 112
Intelligenz 38
Intensivtherapie 49
Intervalltherapien 45

K

Kindliche Sprachentwicklung 29
Klassischen Konditionierung 24
Klinik 74, 112
Klonisches Stottersymptom 19
Koartikulation 56
Krankenkasse 37, 103, 127

L

Lee-Effekt 26, 60
Logopäden 105

M

Medikamentenbehandlung 101
Methoden 10, 25, 43, 62, 100, 115

N

Neuromotorische Prozesse 30
Neurose 23, 79
Nichtvermeidungs-Verfahren 81
Non-Avoidance-Therapien 67

O

Operante Konditionierung 24

P

Partnerschaft 35
Phoniater 106
Prosodie 53, 89
Psychische Befindlichkeit 61
Psychologen 81
Psychotherapeuten 94

S

Schulalter 38
Selbstbehauptungstraining 65
Sozialverhalten 62
Spontanremission 20
Sprachentwicklung 30
Sprachheilkindergarten 47
Sprachheillehrer 105
Sprachheilpädagogen 105
Sprachheilschule 50
Sprachheilzentrum 48
Sprachtherapeuten 105
Sprechleistungsstufen 63
Sprechrhythmus 51, 89
Stationäre Behandlung 47
Stimmeinsatz 28, 53, 54, 61, 70, 72, 77, 83, 89
Subglottaler Druck 55

T

Teilstationäre Behandlung 47
Therapieverfahren 24, 43, 77
Tonisches Stottersymptom 19

U

Übungssprache 57, 59, 76, 90
Umweltfaktoren 34
Unflüssigkeiten (entwicklungsbedingte) 30

V

VAR 26, 68
VAR Verzögerte akustische Rückmeldung 60, 68
Variabilität 22, 35
vererbt 20
Vererbung 21
Vorschulalter 35

W

Willentliches Stottern 61, 62
Wunderheiler 107, 109

Bücher über das Stottern

▼ Benecken, Jürgen. 1996. **Wenn die Grazie mißlingt – Stottern und stotternde Menschen im Spiegel der Medien.**
Köln: Demosthenes Verlag der Bundesvereinigung Stotterer-Selbsthilfe e.V..

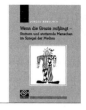

▼ Demosthenes-Institut. 1996. **Wenn das Sprechen klemmt. Ein Ratgeber für Jugendliche.**
Köln: Demosthenes Verlag der Bundesvereinigung Stotterer-Selbsthilfe e.V..

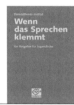

▼ Heap, Ruth (Hrsg.). 1998, 2. Aufl. **Wenn mein Kind stottert. Ein Ratgeber für Eltern.**
Köln: Demosthenes Verlag der Bundesvereinigung Stotterer-Selbsthilfe e.V..

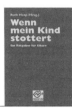

▼ Riper, Charles van. 1992, 2. Aufl. **Die Behandlung des Stotterns.**
Köln: Bundesvereinigung Stotterer-Selbsthilfe e.V..

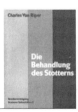

▼ Weikert, Kerstin. 1996. **Stottern – Belastung und Bewältigung im Lebenslauf.**
Köln: Demosthenes Verlag der Bundesvereinigung Stotterer-Selbsthilfe e.V..

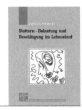

▼ Fiedler, Peter / Standop, Renate. 1994, 4. Aufl. **Stottern.**
München: Urban & Schwarzenberg.

▼ Hennen, Eberhard. (Hrsg.). 1989. **Entmachtung des Stotterns.**
Köln: Bundesvereinigung Stotterer-Selbsthilfe e.V..

▼ Hood, Stephen (Hrsg.). 1993, 9.-10. Aufl. **An einen Stotterer.**
Köln: Bundesvereinigung Stotterer-Selbsthilfe e.V..

▼ Schindler, Angelika. 1997. **Stottern und Schule.**
Köln: Demosthenes Verlag der Bundesvereinigung Stotterer-Selbsthilfe e.V..

▼ Wendlandt, Wolfgang. 1984. **Zum Beispiel Stottern. Stolperdrähte, Sachgassen und Lichtblicke im Therapiealltag.** München: Pfeiffer.

Bücher mit Vorschlägen zur Selbsttherapie

▼ Fraser, Malcom. 1998, 2. Aufl. **Selbsttherapie für Stotterer.**
Köln: Bundesvereinigung Stotterer-Selbsthilfe e.V..

▼ Hausdörfer, Oskar. 1994, 2. Aufl. **Durch Nacht zum Licht.**
Köln: Bundesvereinigung Stotterer-Selbsthilfe e.V..

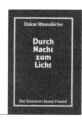

▼ Richter, Erwin. 1996. **Natürliches Sprechen befreit vom Stottern.**
Köln: Demosthenes Verlag der Bundesvereinigung Stotterer-Selbsthilfe e.V..

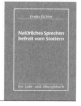

▼ Jacobsen, Gerd. 1992. **Die koordinierte Stotterkontrolle.**
München: Ernst Reinhardt Verlag.

▼ Schindler, Angelika. 1998. **Stottern erfolgreich bewältigen. Ratgeber für Betroffene und Angehörige.** Augsburg: Weltbild Verlag GmbH.

▼ Wendlandt, Wolfgang. 1994. **Stottern ins Rollen bringen.**
Köln: Bundesvereinigung Stotterer-Selbsthilfe e.V..

THE
SPIRITUAL
GENERAL

THE SPIRITUAL GENERAL

ELITE TRAINING IN LEADERSHIP AND SPIRITUAL WARFARE

LES BRINKLEY

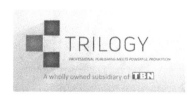

Trilogy Christian Publishers A Wholly Owned Subsidiary of Trinity Broadcasting Network 2442 Michelle Drive Tustin, CA 92780

Copyright © 2021 Les Brinkley

No part of this book may be reproduced, stored in a retrieval system or transmitted by any means without written permission from the author. All rights reserved. Printed in USA

Rights Department, 2442 Michelle Drive, Tustin, CA 92780.

Trilogy Christian Publishing/ TBN and colophon are trademarks of Trinity Broadcasting Network.

For information about special discounts for bulk purchases, please contact Trilogy Christian Publishing.

Trilogy Disclaimer: The views and content expressed in this book are those of the author and may not necessarily reflect the views and doctrine of Trilogy Christian Publishing or the Trinity Broadcasting Network.

Manufactured in the United States of America

10 9 8 7 6 5 4 3 2 1

Library of Congress Cataloging-in-Publication Data is available.

B-ISBN#: 978-1-64773-326-1

E-ISBN#: 978-1-64773-327-8

DEDICATION

I dedicate this training manual to the HOLY SPIRIT; The person of God that will complete the work of the Father in this earth until the return of the Son, and the power of God that dwells in my innermost being. To He who has redeemed me, led me, trained me, fought for my soul, and loved me unconditionally all the days of my life! You have shown me the beauty of unmerited favor, grace, and forgiveness! I can now freely show my fellow man that same beauty, as I continue to allow you to possess my will and all my ways. I pray that this manuscript will bring honor to Your continued work on this earth, and with Your power, it will transform the lives of all who dare to engage the principles you have outlined in it. I am forever grateful for Your eternal presence, and I trust that the power of Your boundless love will move upon the hearts of every reader.

In the name of the Father, the Son, and in dedication to the work of the Holy Spirit.

—Amen—

TABLE OF CONTENTS

PREFACE 9

INTRODUCTION 11

CHAPTER 1   The Call to Warfare 17

CHAPTER 2   Defining the Battlefield 21
The Forces of War 21
The Battlefield Terrain 25
The Inner-Battlefield 29
The Outer-Battlefield 40

CHAPTER 3   The Weapons and Resources of Warfare 45
The Weapons of Our Warfare 46
The Resources of Our Warfare 49
The Weapons of Demonic Warfare 65

CHAPTER 4   The Qualities of a SPIRITUAL GENERAL . 77
Quality Number 1 of a Spiritual General 80
Quality Number 2 of a Spiritual General 88
Quality Number 3 of a Spiritual General 92
Quality Number 4 of a Spiritual General 95
Quality Number 5 and 6 of a Spiritual General 100

CHAPTER 5   Responsibilities of a Spiritual General 105
Responsibility Number 1 of a Spiritual General 107
Responsibility Number 2 of a Spiritual General 112
Responsibility Number 3 of a Spiritual General 116

Responsibility Number 4 of a Spiritual General 121
Responsibility Number 5 of a Spiritual General 125
Responsibility Number 6 of a Spiritual General 131
Responsibility Number 7 of a Spiritual General 134
Responsibility number 8 of a Spiritual General. 140
Responsibility Number 9 of a Spiritual General 145
Responsibility Number 10 of a Spiritual General 151
Responsibility Number 11 of a Spiritual General 162
Responsibility Number 12 of a Spiritual General 165
Rating Score Card. 179

CHAPTER 6   The Air-Land Battle Doctrine. 183
The Standard Operational Plan (S.O.P) 189
Battle Imperatives 198
The Ambush and Raid. 199
The Flank (Envelopment) 203
Multi-Force / Psychological tactics 206

CONCLUSION. 213
The Prayer of Salvation 215

REFERENCES 217

PREFACE

You are about to embark on an incredible journey that I would like to describe briefly using football coaching as an analogy.

The football field is much like the Spiritual Battlefield". If a young man asked an established NFL coach to mentor him in coaching, this is the mentoring process he would most likely use.

The coach would first take him onto the field and describe the field of play, the players in the game, the rules of the game, and the weapons used on the field. The training process used in *The Spiritual General* is much the same. God's Spirit opens the windows of the unseen realm one by one. He describes the spiritual battlefield, the forces on both sides of the war, the rules of spiritual combat engagement, and the weapons of spiritual warfare.

The coach would then take that young man back into the training room. He would spend a great deal of time teaching his protégé the qualities he will need to adopt to become a great leader and the responsibilities he will need to accept if he is to lead men to victory on the gridiron. At the core of *The Spiritual General,* you will be engaged in elite training for "High Command" leadership in the body of Christ. Most of your training will deal with the Qualities and Responsibilities that come with a calling of "High Command" in the Kingdom of God. Without the strength of character to command, you will fail in the stress of conviction to win. As it is on the American football field, so it is on the Spiritual Battlefield. Strong leadership, effective weapons, and combat knowledge lead to victory!

Finally, the coach would take the young man back out onto the football field. Now he would show him how to play the game by teaching him various offensive/defensive schemes and strategies.

The Spiritual General takes the trainee out on the Spiritual Battlefield and shows the young commander how to conduct Spiritual Combat using offensive schemes derived from modern-day combat doctrine. The military's Air-Land Battle Doctrine is divinely translated into the spirit realm. My prayer is that this will bring a revelational breakthrough that will forever change your life! The defensive posture you have been stuck in will finally give way to an offensive mindset that's aggressive against the powers of darkness and takes no prisoners!

Let the war games begin!

INTRODUCTION

We are living in an age in which we are seeing societal, economic, and spiritual changes unparalleled since the days of Noah. The last three decades have paved the path for the dramatic changes ahead for humanity. We have seen the annual homicide rate, suicide rate, divorce rate, teen pregnancy rate, and sexual disease rate double and, in some cases, even triple over the past thirty years. In America alone, there seems to be no answer for the homeless dilemma, no answer for the urban or suburban drug dilemma, and no answer for youth crime that has gripped the very throat of this nation. From Columbine, Colorado to Parkland, Florida, the powers of darkness have been so aggressive that we're seeing them infiltrate our schools and influence some of our vulnerable children to murder mass numbers!

Prayer has been stripped from our schools as well as the Holy Bible! Our children are being exposed to the LGBTQ agenda in our schools, promoting gender fluidity, without parental consent. Parents seem to be more concerned about the quality of food going into their children's bellies at lunchtime than the impact of the ungodly secular doctrine going into their minds during class time! The national debt is so huge that our children's great-grandchildren will still be paying for it if Jesus Tarries. Racism has reached a social breaking point. Ethnicities are rising against ethnicities as Jesus prophesied in Matthew 24:7. Our beautiful nation has begun to look more and more like a modern-day version of the days of Noah. Evil has become good, and good has become evil. Belief in God, one of the founding principles of our nation and its Constitution, has all but disappeared in the halls of our White House, our Congress, Senate, Universities, High Schools, Elementary Schools, and most tragically, our homes! With no doubt, it is a very bleak picture, but one I must paint to grab your attention to the unfiltered condition of our GREAT NATION!

As we look around the country and see such immorality and societal breakdown, we often wonder if things could get any worse. Well, it often saddens my heart to declare that things will indeed get much worse than they are today. The Bible is crystal clear that all these events and happenings must occur. The gospel of Matthew tells us in Chapter 24 that when the end of this age is near, we will see a dramatic increase in wars, famine, pestilence, disease, and natural disasters. The COVID-19 pestilence alone has shaken our lives to the core. We can easily see this prophetic word being fulfilled each night on the evening news.

Although the Church of Jesus Christ is in a sadly divided state, there is a common belief where the Church is in one accord. That belief is, Jesus will return for his bride soon, and that day and hour will no man know! It is no surprise that satan has stepped up his offensive campaign on humanity knowing this biblical fact, and consequently, the Church has been targeted directly. Why is it then that over 95 percent of believers are still conducting business as usual? In the very confines of the Church pews, we can see divorce increasing, sin abounding, homosexuality normalized, pedophilia amongst our clergy runny rampant, and worship turning into entertainment. The spiritual battle is raging with more intensity by the day while we, as soldiers of Christ, appear to be blind to this fact. We behave as though we didn't even know we were in a war! To be blunt, there are too many "walking dead" Christians strolling on the battlefield unarmed and presenting no threat or danger to the wicked rulers of this world! There is no reason for satan's demonic rulers to attack them because they have been desensitized to sin and neutralized by the cares of this world. This apathetic posture must change, and for that cause, this manual was written. If I can be completely transparent, it was written in the face of twenty-seven years of deadly trials and unbelievable opposition from the powers of darkness. I would like to share a small portion of my testimony with you if I may, and just for the grammatical record, **satan will not be capitalized in this manual, and neither will the devil!**

I enlisted in the U.S. Army in 1984 with one purpose in mind. My singular goal was to climb the enlisted ranks and eventually become a commander. Promotion came quickly. I soon rose to the rank of Sergeant and began the application process for Officer Candidate School (OCS). OCS would enable me to become a commissioned officer, but I knew it would take much more than an academic diploma to escalate into the upper ranks of high command. To become a general, the in-depth knowledge of military leadership, tactics, and strategies would be essential. I then began to spend a great deal of time studying military manuals on tactical maneuvers, battle strategies, leadership principles, military history, and the art of war. Via special forces training, I girded up my mind for the challenge that was set before me. It is ironic that I had no idea the concepts I had learned about the natural battlefield would one day be translated to the spiritual battlefield, by supernatural revelation from God!

This manual is an exciting exposition of that revelation. Unfortunately, I did not realize that God would force me to apply the principles of the revelation through real-life tragedies! From near-terminal cancer battles with my wife to the death of both my twenty-year-old sons, to earthquakes, four major hurricanes, and my wife's brush with death from a brain hemorrhage! The implementation of the principles in the doctrine I am about to disclose, literally saved our lives, our marriage, and our family. This military doctrine I am speaking of was used for decades by all four branches of the U.S. Armed Forces. It is called *The Air-Land Battle* doctrine. If the Church is to effectively fight in the spirit and take back the land that was stolen, we must first understand the spiritual principles found in this powerful battle doctrine. It possesses the strategies and tactical information needed by the Saints of God to effectively combat satan and his wicked forces before our Savior returns to annihilate him.

The two dominant keys to the success of any fighting force are the degree to which the forces are trained and the ability of its commanders to lead the forces. Modern equipment and firepower are important, but without strong leadership and well-trained soldiers, the weapons will not matter. Leadership skills are lacking desperately in the body of Christ. If the Church is going to successfully carry out God's operational plan for the difficult days ahead, this must change, and it must change quickly! Many men and women of God have been called to be

"High Commanders" in the body. They know the weapons of spiritual warfare, but they lack understanding and wisdom in spiritual leadership, and spiritual battle doctrine necessary for success in combat.

Jesus said in Revelation 2:17, *"To him that overcometh. I will give to eat of the hidden manna…"* (KJV). I believe that God has given to each generation a portion of that hidden manna, those spiritual principles that are deep, rich, and full of divine insight. The Lord is feeding this generation an abundance of manna from Heaven because the time of His return is so near. In Daniel 12:4, we read that at the time of the end, knowledge will increase. I trust with all my heart that this training manual contains some of the manna we will need to complete God's operational and strategic plan to destroy the works of the devil for good. It is time to go in with the power of the Holy Spirit and repossess all that satan has stolen from mankind!

> *Some of you will rebuild the ancient ruins; you will restore the foundations laid long ago; you will be called the repairer of broken walls, the restorer of streets where people dwell.*
>
> (Isaiah 58:12 CSB)

It is my prayer that this material will revolutionize and forever change your life and the posture of today's Church. I trust that it will provide for you the understanding of the power of command in Christ Jesus, the responsibility that goes with that command, and the desire to step out and use your newfound authority to shake and rumble the kingdoms of darkness! The Apostle John said, *"The reason the Son of God appeared was to destroy the works of the devil"* (1 John 3:8, ESV). It is our turn to continue this "Mission of Destruction" as "High Commanders" in Christ! Get ready, get ready, get ready, my friends!

The war-games are about to begin.

++++++++++++++WARNING++++++++++++++

This is a read that requires dedication, determination, separation, and activation! It is a spiritual training manual designed for men and women alike. You will be forced to open God's WORD to discern its principles. It will surely cause aggravation and frustration, but it will teach you the art of infiltration and annihilation of our foul enemies in the unseen realm! I challenge you to complete it, and I dare you to apply its life-changing principles. Most importantly, I encourage you to be the Priest, the Warrior, and the Fisherman that God has called you to be. The Holy Spirit wants to see all of your potential unlocked!

CHAPTER 1

The Call to Warfare

Man has often asked the challenging question, "Why does war exist?" Why does mankind, in his quest for ultimate supremacy, endeavor to slaughter and maim his fellow man for the sake of power and wealth? When we come to understand the driving spirit behind the thoughts and motives of men, these questions become a bit easier to answer. Sinful man is driven in all his ways by satan and his army of demonic spirits. They are nothing more than a renegade band of fallen angels with no real power except the power we give them! That's who your enemy is, so before we go one step further together, it is critical that you understand your enemies' limited power. We must realize that WE'RE AT THE CENTER OF THE GREATEST WAR OF ALL TIME, AND IT'S RAGING MORE INTENSELY THAN EVER BEFORE! Sinful man is driven in all his ways by satan! That is worth repeating, and in John 8:44, we can see Jesus underscoring this truth to the Pharisees with profound intensity! He said,

> *Ye are of your father the devil, and the lusts of your father it is your will to do. He was a murderer from the beginning, and standeth not in the truth, because there is no truth in him. When he speaketh a lie, he speaketh of his own: for he is a liar, and the father thereof.*
>
> (ASV)

With those important things being said, we can better answer the initial question. Why does war exist? War exists because of satan's rebellious attempt to overthrow God (Isaiah 14:12–15). This failed coup d'état forced God to expel lucifer and a third of the angels into hell with him (Matthew 25:41; 2 Peter 2:4; Revelation 12:4). This is where we see the origin of The Great Battle we are still fighting today. (L)ucifer's declaration of anarchy against God caused the Father to declare war against him and evict him from Heaven. That same spirit of rebellion rages in satan today and is, in fact, more violent and active than ever before! This ongoing conflict in the invisible spiritual realm is the source of ALL conflict we see in the earthly natural realm.

NEWSFLASH! If you've decided to turn from your sins, denounce camaraderie with satan, and accepted the adoption into the family of God, you have now become a "Spiritual Defector" and an enemy to satan! (L)ucifer's anarchy against God now has a major impact on your life because you have enlisted in The Army Of God. You have just volunteered to fight not only in the greatest war of all time, but also the fiercest and longest. But hold on, my friend, and do not be discouraged, there's good news to come.

Far too often, I have seen broken sinners come to salvation through the knowledge of Christ without being told that they had just entered a vicious warzone! When a new believer accepts Jesus as Savior and Lord, it is vital, of course, that they understand God's love, mercy, grace, and forgiveness. To allow that individual to remain ignorant of the fact that his former master (satan) will now do anything in his power to destroy him is tragic! To lead someone to Christ without making them fully aware of their new adversary, the devil is nothing short of deception! I firmly believe that this is the primary reason there are so many believers in this world today that have turned away from their faith in Christ. They simply did not know what they were getting into when they accepted the gift of salvation, and here's why…

The gift is often packaged as a smooth ride to Heaven in first class, but the reality is far different. For most ministries today, it is much easier to deliver soft messages that pamper instead of empowering because that's what fills their pews and bank accounts. The truth, on the other hand, empties pews because it exposes the darkness, and it exposes the sin! The truth is reality, and knowing it is the only thing that can make you free (John 8:32).

So, what is the truth and reality that God's WORD conveys? Maybe it can best be summarized facetiously with the classic Matrix one-liner, "Buckle your seatbelt Dorothy, because Kansas is going bye-bye." The world that we cannot see is the spiritual reality we must learn to live in more acutely than our natural reality. It is truly an unseen dimension of war and chaos: A battleground of intense conflict between good and evil. It is a War of epic proportion and epic intensity that you have voluntarily enlisted in. That being said, the gift of salvation ought to be packaged as a flight to Heaven on an F-22 Raptor where it's kill or be killed! Jesus was clear about this concept. In John 10:10, he said,

> *The thief comes only to steal and kill and destroy; I came that they may have life, and have it abundantly.*
>
> (NASB)

That is the truth, and because it's uncomfortable, it is far too often minimized. Peter reminded us, *"Be alert and of sober mind. Your enemy the devil prowls around like a roaring lion looking for someone to devour"* (1 Peter 5:8, NIV). How tragic is our condition when the absolute truth empties pews and becomes stigmatized as fringed radical theology?

I will carry this thought a bit further with a practical example. Let's suppose that I was the Christian that was used by God to lead you to salvation. In the process, I not only made you aware of God's love and forgiveness, but I also exposed you to the fact that satan is now your arch enemy. You were told that he will try in every way possible to destroy you and make you denounce your allegiance with Jesus.

Have I equipped you with enough information or training to survive the battlefield you have just walked onto? Of course not! That would be akin to dropping off my twelve-year-old grandson at Busch Gardens and telling him, "Enjoy the attractions but beware of the lions that roam the park because they're very dangerous." He would be too excited about his newfound freedom to pay any attention to the lions. He'd have no idea how a lion stalks or attacks its prey. Even if I had equipped him with high powered weapons, he would still be killed because he'd have no idea how to use those weapons.

So it is with the Body of Christ today. For the most part, we are ignorant of satan's devices, blinded by his ability to camouflage, and completely uninformed of his strategies and tactics. It is a zombie-like defensive posture that subjects us to his relentless assaults and accusations. We are all called to warfare, whether we like it or not. It's required of us to put on the full armor of God, to stand firm in our faith, and to mount an aggressive, offensive resistance against the powers of darkness! If we are called to fight in a huge invisible war, then maybe it's time we take a detailed look at the warzone in which we're fighting because it's truly vast.

CHAPTER 2

Defining the Battlefield

At the National Training Center (NTC) in Fort Irwin, California, the U.S. Army has established an intricate training sight for all ground troops. This includes Armor, Field Artillery, Mechanized Infantry, Motorized Infantry, Aviation, Medic, and Combat Support Units. This simulated battlefield allows echelons as small as units or as large as battalions to test their level of combat readiness using some very sophisticated laser weaponry. In addition to this massive training facility in the Mohave Desert, they have also assembled a large jungle operations training center (JOTC) in Oahu HI, as well as an arctic combat training facility (NWTC) in Black Rapids, Alaska.

These installation objectives are to train soldiers to engage the enemy on all types of terrains effectively. Likewise, we must be trained as soldiers of Christ to battle satan and his forces on all fronts of the spiritual battlefield, and on all types of terrains. Defining the Spiritual Battlefield is essential in our training process. We need to take a very close look at the forces involved, the terrain we are fighting on, the weapons that are utilized, and the resources available to both sides.

The Forces of War

War is defined as the engagement of two or more opposing forces to resolve a conflict. In the spiritual war, you and I are engaged in, it is important to understand that the conflict is not between satan and us, it's between satan and God. We have merely been insignificant obstacles in his relentless path of destruction until now! This training manual will equip you with everything you will ever need to wreak havoc on the kingdoms of darkness. If you utilize the principles found here, you will become a force to be reckoned with, and the enemy will begin to pay awfully close attention to you. Your biggest challenge will be your need to overcome the fear associated with this newfound attention, and the spiritual warfare associated with it. For far too long, the Church has had the pathetic mentality that if we bother satan too much, he will curse our lives and our families. We have been deceived into thinking that we will come under less satanic attacks when we ignore his devastating effect on our communities and families. Here's the problem. We have mistakenly assumed that satan is like a God with enormous power! Nothing could be further from the truth! If we reverence and fear him, we will never have victory over his cunning forces. Demonic activity is real! We must learn how to confront it, defeat it, and *NEVER EVER FEAR IT!*

So, in going forward, let's face the infallible truth. Regardless of our professions, we are all called to utilize our gifts to glorify God and to advance his Kingdom! Jesus accomplished His mission and advanced the Father's kingdom by saving us from eternal damnation. It is our responsibility to accept the gift of eternal life He provided through sacrificial death and resurrection! He has now given us the mission to spread the good news of salvation to all men, and it is not an option, it's a commandment (Mark 16:15).

The Kingdom of God continues to advance every time you offer this gift to a lost soul. We are called to initiate a violent advancement in the spirit realm that requires tremendous offensive force (Matthew 11:12). I would like to emphasize this truth. We are here for two purposes in the spirit realm, and they are TO GLORIFY GOD and TO ADVANCE HIS KINGDOM! Nothing else we do or achieve here on earth will matter when we are standing before our Father giving account for our words and deeds. Did we share the gift that we were so graciously given? Did we lead others to the saving knowledge of Christ? To achieve this, we will need to take our spirits to a new level of faith and empowerment. It is God's Holy Spirit teaching our spirits how to not only dwell in this dimension of the unseen but to maneuver effectively inside of it WITH NO FEAR!

We must learn to attack and harass the powers of darkness in such a way that they lose their will to fight back. Only from an offensive posture will we experience the abundant life Jesus spoke of. Now let's take a closer look at just what type of spirit satan is and analyze all the forces of this war, both evil and good.

We saw earlier in Chapter 1 that satan and his demons are nothing more than rebellious angelic beings whose will to overthrow God caused them to be cast out of Heaven. The devil was originally the Cherubim lucifer full of wisdom, beauty, and perfect in all his ways until he became filled with iniquity (Ezekiel 28:15). His evil selfishness and foolish pride led one-third of the angelic host astray, and he transitioned from the anointed Cherubim lucifer (the highest order of Angels) to the perverted Archdemon satan. Hell was established as a torturous domain for these fallen angels, not for man. Earth was created for man, and he had dominion over it until satan deceived Eve and Adam into rebelling against God just as he had rebelled. Sin entered man, and death because of sin (Romans 6:23). Mankind was then punished, paradise was lost, and satan was given the freedom to roam the earth and take dominion over it as well. He is the god of this world (2 Corinthians 4:4; Revelation12:9), the prince of the power of the air, and humanity has been enslaved for thousands of years under his rule.

The devil's forces are comprised of nothing more than a renegade band of wicked fallen angels with satan being their commander in chief. His army, although wicked and corrupt, is highly structured in its chain of command and highly organized when left unprovoked. Ephesians 6:12 shows us the levels of command in the enemy forces,

> *For we wrestle not against flesh and blood but against principalities, against powers, against the rulers of the darkness of this world, against spiritual wickedness in high places.*
>
> (KJV)

With satan being the commander in chief, demonic spirits with the title of Rulers are second in command. Hell is divided into kingdoms, and these rulers or kings preside over the kingdoms of darkness. Demonic spirits with the title of princes are third in command. Each kingdom is divided into principalities, and these princes govern each principality. All other demonic spirits are power demons. They possess the power to tempt, influence, and oppress in thousands of ways, and they are satan's special forces commandos (i.e., spirits of lust, spirits of pride, spirits of sexual immorality).

Power spirits have many imps under their command (impersonators, imitators, and imposters). We will cover this in much more detail as we advance in our training, but for now, let's look at the forces of God's Army.

In the army of God, we have God the Father, God the Son, God the Spirit (Holy Ghost), the Heavenly Host of Angels, and the Saints of God. This is the rank structure and chain of command with God the Father being the "Commander in Chief," and the Saints of God being lowest in command.

The Bible teaches that the Angels of the Heavenly Host have greater power than the Saints of God in this age (Matthew 4:6; Psalms 8:5; 2 Peter 2:11). The significance of Angels in God's battle strategy is magnified by the fact that they are mentioned 108 times in the Old Testament and 165 times in the New Testament. They can act in the capacity of messengers (Luke 1:5–28), ministers of comfort (Luke 22:43; Hebrews 1:14), guardians of the Saints (Psalms 91:11), and warring partners with the Saints of God.

In Matthew 26:53, Jesus rebuked Peter for cutting off the ear of the priest. He told him that he could have called down twelve legions of Angels from Heaven to stop his arrest. We can now exercise that same power and authority in the Earth. Jesus did not limit the power of our inheritance. We have it all, including the power to call down legions of Angels to fight on our behalf, minister on our behalf, and stand guard on our behalf. We'll describe them with great detail in Chapter 3.

Jesus said in Luke 20:36 that at the resurrection, we will be equal to Angels, and those Angels that have sinned against God (demons) will be judged (1 Corinthians 6:3). So, the Saints are at the lowest echelon of command in God's forces until the new Millennium Age. If we carefully analyze the two forces of this brutal war, it is plain to see that there is an incredible imbalance of power. Jesus redeemed us from the curse of the 'law of sin and death' through his crucifixion and resurrection! With His victory on the cross, he gave us the ability to exercise ALL His power! Luke 10:19 says,

> *Behold, I give unto you power to tread upon serpents and scorpions, and over ALL the power of the enemy: and NOTHING shall by any means hurt you.*
>
> (KJV)

We have the power to cast out any unclean spirit in any situation (Matthew 10:1; Luke 9:1)! What a glorious report! God's weakest force, the Saints, can now outpower satan himself through the power of the Holy Spirit!

God gave satan his final blow by sacrificing His only begotten son on our behalf. The scales have been tipped, and the war is technically over, but the conflict will rage on with intensity until it culminates at the Battle of Armageddon (Revelation 19 and 20). We're fighting in a war in which our side can't lose, but the Saints of God seem to be losing consistently in the day to day battles of life, even though we've been given complete power over our enemy. One of the primary reasons we find ourselves in a constant state of defeat is that we don't understand the diversity of the Spiritual Battlefield. It has many terrains, and we must be trained to fight effectively on all of them if we intend to operate in "High Command" and in the capacity of Spiritual Generals.

The Battlefield Terrain

I previously mentioned that the U.S. Armed forces must be trained to fight on many types of natural terrains. The battlefield could be in a desert, a jungle, or in a city. Regardless of the battlefield landscape, the terrain exists in the natural realm, and it is always visible with the naked eye. Enemy soldiers may be well camouflaged, but nevertheless, they can still be seen. The Spiritual Battlefield, however, is uniquely different. In contrast, a great portion of it involves terrains that cannot be seen with our eyes. The enemy we are engaged with can't be seen with the natural eye, either. We, therefore, must learn how to develop our spiritual eye and fully depend on it. So, what exactly is our spiritual eye? The question ought to be, who is our spiritual eye? It is the Holy Ghost dwelling in our inner-most being.

- He is the one that will empower you for battle (Acts 1:8).
- He will teach you how to pray and what to say (Luke 12:12).
- Give you wisdom, knowledge, and recollection (John 14:26).
- He'll guide you in battle truthfully (John 16:13).
- Direct you in developing battle strategies (Acts 10:19–20).
- Direct you in the selection of junior officers and the delegation of their authority (Acts 13:2).
- And the Holy Spirit will show you when to fight, where to fight, and on what terrain to fight on (Acts16:6).

The Holy Spirit is not only our comforter but He is also our guide and our internal GPS. He is the source of our limitless power! The Holy Ghost is our retina for visibility inside of the invisible realm. He is able to magnify better than a microscope and allow us to see further than the most advanced telescope. He continually prays for our needs with groanings too deep for words (Romans 8:26). God's Spirit binds us together in Koinonia (fellowship), and He can make our forces unbreakable! This is how Peter, Paul, and all the early disciples were able to stand together through intense persecution. They shared meals, they shared possessions, and they ultimately laid down their lives for one another.

Without the Holy Spirits anointing, we won't have a vision, we won't produce fruit, we can't control the deeds of the flesh, and we can't effectively bear witness to the saving grace of Jesus Christ! We cannot defeat the works of the devil blindfolded. We will need to depend completely upon the Holy Spirit, who lives within us according to Romans 8:11. The problem with most Christians is not blindness, it's extreme blurriness. The powers of darkness do not want us to see clearly. They are wreaking havoc on this world, and it is truly time to let God's Spirit bring us back to 20/20 vision.

Let us break down this vast "Spiritual Battlefield" together. We will start with a simple diagram that I believe will bring clarity to the size, scope, and dimensions of this epic war.

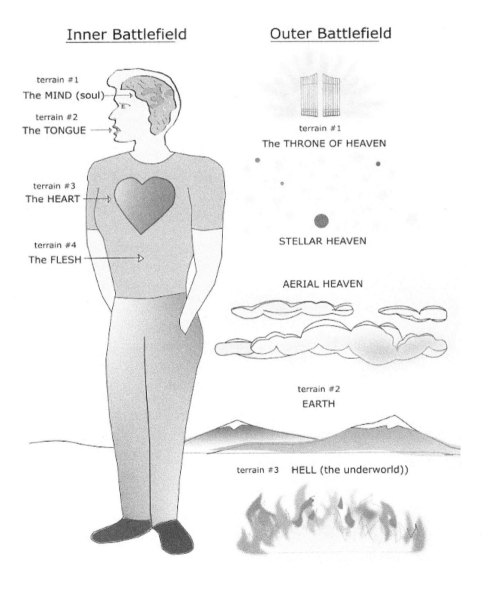

The Spiritual Battlefield is comprised of two battlefronts crossing seven different terrains (diagram 1). Let me expound upon this concept with detail and clarity. The first battlefront is the "Inner-Battlefront," and it will be the center of our focus for now. On this battlefront, we have four terrain features: The *mind*, the *tongue*, the *heart*, and the *flesh*.

The second field of battle is the Outer-Battlefront. On this battlefront, there are three terrain features crossing over two different realms. Heaven, which consists of the sky or Aerial Heaven, the stars or Stellar Heaven (both in the visible realm), and the Throne of Heaven (in the unseen realm), The Earth (in the visible realm), and Hell (in the unseen realm). Here is a critically important point that must be sharply recognized, and emphatically stated. **It's impossible to defeat the enemy on the *Outer Battlefront* if you can't achieve victory on the Inner-Battlefront!** The body of Christ is losing most of its battles on the Outer-Battlefield because satan is concentrating his forces on the Inner-Battlefield of the Saints of God.

The struggle on the "Outer-Battlefront is quite different than the Inner-Battlefront struggles. The outer battle is all about forcefully taking back the souls that the enemy has destroyed and robbed from God and ultimately to take back the earth and everything in it that he has stolen. Because satan is beating us so badly on the Inner-Battlefront, there is no way the Saints of God can focus on winning souls, taking back our government, taking back the environment, and destroying the works of the devil on the Outer-Battlefield.

Before we place all of God's forces and satan's forces in their prospective places on the Outer-Battlefront, let's take an in-depth look at what God's WORD has to say about the four terrains of the Inner-Battlefield. The *mind* (soul), the *heart* (spirit), the *tongue* (flesh), and the *body* (flesh).

The Inner-Battlefield

The Lord wants us to understand this vital principle, so let's say it again. *IT'S IMPOSSIBLE TO ACHIEVE VICTORY ON THE "OUTER-BATTLEFIELD" IF WE CAN'T ACHIEVE VICTORY ON THE "INNER-BATTLEFIELD"* of the *mind, heart, flesh, and tongue.*

The Mind Terrain

The terrain of the mind is where we must learn to do most of our fighting on the Inner-Battlefield. The mind is the body organ that gathers all information from the natural and supernatural (spiritual/unseen) realms. It then disperses this information to the heart (spirit), and the flesh (body and tongue). The mind (soul) controls all reasoning, thinking, feeling (emotions), deciding, choosing, and creating. It acts as the link between the spirit and the flesh.

I will use my close friend Dan to demonstrate an example of this principle. Dan is a recovering alcoholic. He's been sobered for more than ten years now, and his walk with the Lord has been very strong. As he relaxes in his recliner one Sunday afternoon enjoying an NFL game, halftime commences. His phone chimes with a text from his boss about the report that needs to be on his desk first thing Monday morning. Dan forgot about the deadline, and his heart begins to race as his stress level quickly rises. Suddenly, the channel he is viewing begins to broadcast a Jack Daniels whiskey commercial. His mind immediately sends this signal to his Spirit (heart) and his flesh. He receives a response from both, then decides to act upon these responses. His mind is behaving like a radio broadcast transmitter. His spirit and flesh interpret the brain signals, analyze them, and transmit the suggested response like relay transmitters back to the mind. Dan's heart is sending a much stronger signal frequency back to his mind than his flesh is because he's in tune with the power of God's Spirit within his heart. Although tempted to make the dreaded liquor store run, Dan is able to resist the temptation to drink, and he maintains his sobriety.

The human brain is one of Gods' most incredible creations. It is remarkably similar to a computer, except it has the ability to create, to reason, and to choose on its own. Even the most powerful artificial intelligence (A.I.) computers cannot do this. They can only function if they are given information and data to dissimilate. The mind, on the other hand, is far more complexed because it was created by God. It can never be turned off, it can function with or without its creator's input, and it has the free will to choose and decide. God created man as a triune being just as he is triune in nature (1 Thessalonians 5:23). The Father, Son, and Spirit are equal in power, yet they operate in very different functions. Likewise, our spirits, souls, and bodies have different functions, but they were created to serve and obey their creator. Unfortunately, man has become contaminated with sin, and if he remains in that sinful state, he can no longer function the way he was originally created to function.

This uncontrolled sin nature makes men extremely dangerous creatures. Just as God can make free choices, he created man in his image (Genesis 1:26–28) and gave him free will in the mind to make his own choices. The first Adam partook of the forbidden fruit, made the wrong choice, and passed down the curse of a contaminated spirit, soul, and body to all men (Genesis 3:16–24). Glory be to God that the second Adam (Jesus) made the right choice, broke the curse, and gave man the opportunity to have a decontaminated spirit (Romans 5:14–15). The body and soul, however, remain contaminated once the spirit man receives the provisions of salvation. Now, because the believer has a renewed spirit, but his body remains contaminated (sinful flesh), the contaminated mind must step in and decide which one it will follow. The mind has followed the direction of the sinful flesh for so long that just as the spirit has been renewed, it also must be renewed (Romans 12:2; Ephesians 4:23). If the mind is not renewed, it will continue to follow the flesh, which despises the godly desires of the renewed spirit. Because of the unrenewed mind, the creation will continue to operate in ungodliness instead of holiness and submission to the creator. Operating outside of his created purpose, man will behave like a wild unruly beast, ignoring the desires, instructions, and commandments of God the Father.

The mind can gather information from two sources, both internal and external ones. The internal sources of information are the programs that have been imputed since birth. These programs from your parents, teachers, friends, media, and even from your sinful habits have been ingrained into the subconscious mind your entire life. The combination of these numerous programs make-up your character. They also impact your personality, behavioral traits, and belief system. The problem is that most of these old programs are carnal and ungodly in nature. As stated, when we accept Jesus as our Savior, and we are born-again, He renews the spirit immediately (Titus 3:5; Ezekiel 11:17–20). It is up to us, however, to renew the mind by erasing the ungodly data from it and reprogramming it with godly information.

External sources of information are either natural or supernatural in nature. The natural external data sources come strictly from the five senses of sight, hearing, tasting, touching, and smelling. The eyes and ears are very dangerous data sources to the mind. I cannot stress enough the importance of controlling what you look at and what you listen to (Matthew 6:22; Mark 4:23; Proverbs 19:27).

The supernatural external data sources are the evil demonic voices and the voice of the Holy Spirit. The Holy Spirit of God greatly desires to be an internal source of data because He dwells in our hearts (1 Corinthians 3:16; Romans 8:11), but most believers do not allow Him to operate in this capacity because their hearts remain uncircumcised. This behavior grieves the Holy Spirit (Ephesians 4:30), and our free will forces Him to become an external source of information to our minds instead of an internal one to our hearts. The Spirit of God is a gentleman, and under no circumstances will He attempt to override our free will. He will, however, use scripture, prophesy, dreams, visions, circumstances, and people to accomplish His work in our lives, regardless of our weaknesses, and despite our poor decisions.

So, how long does it take to renew our mind, and what are the steps we must take to accomplish its renewal? Renewing the mind is an on-going, life-long process. Some programs are very deeply embedded into the subconscious mind, and therefore difficult to erase permanently. Mind renewal is a never-ending process also because the Holy Spirit wants to constantly input new data as we grow in the knowledge of Christ. There are five principal steps involved in this life-long process.

Five steps to Renewing the Mind

1. Learn to identify the old programs, so you can better understand your thoughts, actions, and behavior.
2. Learn to focus your spiritual eye and be led only by God's Spirit
3. Learn to erase the old programs by counteracting them with God's WORD.
4. Learn to meditate on God's WORD day and night, and begin to practice godly behavior and godly thoughts.
5. Learn to analyze internal and external information to determine if it merits processing/filtering down to the spirit and flesh.

In step five, the informational analysis needs to be quick and accurate. Here is an example that clarifies this thought. I own a very advance electric piano made by Roland. This keyboard is classified as a workstation because it has the capability of recording entire songs, and that recorded data is stored on external USB flash drives. In preparation to complete a recording one evening, I loaded the flash drive that contained the song I wanted to complete into the USB port. As the piano attempted to load the song data on the flash drive, it immediately gave me an "error" message on the LED screen. The keyboard rejected the information because it was being perceived as corrupt data. The piano's hard drive (heart) determined that the corrupt data on the flash drive could cause damage and did not merit processing. This is how our minds ought to respond to ungodly information coming from old mind-programs internally, as well as evil data from our external senses and satan's forces. We must analyze the data quickly, so we can identify its source, and if deemed as corrupt, not allow the transmission of the data down to the heart and flesh. Cutting the evil thought off immediately gives us the best chance to resist the temptation. Our battle success on the terrain of the mind will determine our overall success on the "Inner-Battlefield". If we can't learn to fight effectively on the Mind terrain, it will be impossible to achieve victory in the Heart, the Body, and the Tongue terrains. The devil's forces press with extreme intensity to dominate us on this terrain because they understand the role of the mind on the Inner-Battlefield. Romans 8:6 says,

So letting your sinful nature control your Mind leads to death. But letting the Spirit control your Mind leads to life and peace.

(NLT)

The Heart Terrain

The Heart and blood of a man are where his Spirit dwells. Many scholars and theologians would disagree, but the WORD of God is quite clear on this fact. The heart is the lifeline of a human being because the human spirit lives there. When we die, it is because the human spirit vacates its residency in the heart and blood, and for this reason, the heart is the last organ to stop functioning. The thread of life is not broken by the death of any other organ, including the brain, because the heart keeps our blood flowing, and therefore our spirits are flowing internally as well. Even if the heart is removed, the thread of life is not broken as long as the blood is artificially pumped and continues to flow.

The Spirit of a man is dead or separated from God until he is "born-again" or born of the Spirit of God. At that point, the Holy Spirit becomes supernaturally joined to our human spirit. Jesus had a conversation with Nicodemus that shows how our human intellect struggles to grasp this concept. He stated in John 3:8 (NLT),

The wind blows wherever it wants. Just as you can hear the wind but can't tell where it comes from or where it is going, so you can't explain how people are born of the Spirit.

The Holy Spirit has many beautiful qualities, and when we become born-again, our *heart* receives all of them! We immediately receive,

- A *heart* of trust (Proverbs 3:5)
- A *heart* of understanding (1 Kings 3:9)
- A *heart* of perfection (1 Kings 8:61)
- A *heart* of righteousness (2 Kings 10:15)
- A *heart* of rejoicing (Psalms 105:3)
- A *heart* of tenderness (Ephesians 4:32)
- A *heart* of joy (Proverbs 15:13, 15:15)
- A whole *heart* (Psalms 111:1)

- A clean *heart* (Proverbs 20:9)
- A *heart* of discernment (Ecclesiastes 8:5)
- A *heart* of peace (Colossians 3:15)
- A *heart* of wisdom (Proverbs 16:21)
- A *heart* of love (1 Peter 1:22)

The Bible says that a saved heart has these characteristics because the Holy Ghost lives there, and He certainly has those characteristics and traits. This is solid proof from God's WORD that the Holy Spirit and the human spirit inhabit the hearts of men. It is this "heart transplantation" that makes the born-again believer a "New Creation" (2 Corinthians 5:17). This, however, poses a challenging question that is often asked by both believers and non-believers alike. If upon being "born-again," a person immediately acquires all of these beautiful, godly attributes, then why aren't they fully evident in the new believer's life? Why aren't these attributes evident in many older believers as well? It's not only a challenging question but also a critically important one that must be answered in two parts.

The Apostle Paul also calls "heart transplantation," the "circumcision made without hands" in Colossians 2:11 (ESV). God promised the nation of Israel in the Mosaic Covenant that He would circumcise not only their hearts but also the hearts of their descendants. Through the New Covenant of faith that would also include us as gentile believers. This promise is made in Deuteronomy 30:6, but God had commanded them earlier in Deuteronomy 10:16 to stop being stiff-necked, and to circumcise their own hearts! *Heart transplantation is a two-part process! God gives us a new heart (spirit), but we must do our part of cutting off the foreskin (circumcising) of our old heart as well.* The Old Covenant ritual of circumcision would cut away the foreskin of the penis of a newborn male as an external symbol of dedicated covenant commitment. Likewise, we as believers must genuinely dedicate ourselves to the Lord and rid our lives of everything that hinders our commitment to Him!

> *Circumcise yourselves to the LORD and remove the foreskins of your hearts…*
>
> (Jeremiah 4:4, NASB)

When the old social media facades, material facades, personality facades, and crusty layers of self-righteousness are peeled away, the new heart can be seen, and its power can be felt! *God creates the New Man within, but He also gives us the choice to adopt and expose that new man or to cover him with the foreskin of our old ways.* It is part of the lifelong process of sanctification. Let's go back to the Mind terrain now to complete the answer to this important question. Coupled with the uncircumcised heart, the new believer must also deal with a mind that has not been renewed. He is not trained in his mind to discern the voice of the Holy Spirit, nor to discern the WORD of God. The godly qualities that dwell in his heart cannot be manifested outwardly because of this dual struggle. Many long-time believers struggle with spiritual maturation for these same reasons. They simply cannot discern the voice of the Holy Ghost residing in their heart!

The minds of these believers that quench the voice of the Holy Spirit are only accustomed to acknowledging old mind programs and signals sent from external fowl sources. These precious qualities are in the Christian's spirit, but can only come forth if their minds become renewed, and they obediently circumcise the foreskin of their hearts. If the Spirit man is not allowed the opportunity to exercise these qualities, they never develop, they are never manifested in his behavior, and they remain dormant and undetectable.

The powers of darkness can see that this believer is not walking in the Spirit and actively practicing these godly qualities, so they attack quickly with laser precision, and although predictable, the attacks are relentless! In this process, the believer can easily become like the seed that falls to the wayside and never brings forth the fruits of the Holy Spirit within. (The parable of the sower—Luke 8:4–8.)

We saw earlier in this chapter that satan's forces are composed of many demonic imps or impersonators. His forces often pretend to copy God and appear as Angels of light, but if that technique is ineffective, they will flip their strategy and attempt to become agents of opposition to God the Father. For example, God gave you a heart of trust (Proverbs 3:5), so satan will counter-attack by oppressing your mind with a spirit of suspicion. Before long, you will contract a heart of suspicion (Proverbs 17:20) instead of manifesting a heart of trust. In like manner, God gives us a heart of tenderness (Ephesians 4:32), but the demonic spirits will coerse us to manifest a heart of stone (Ezekiel 11:19). Diagram two breaks this diabolical strategy down in detail.

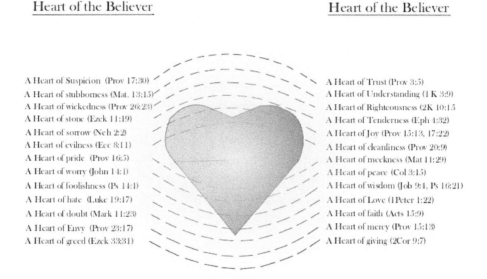

Diagram #2
Satans' God opposing Heart Strategy

satans' desire for the
Heart of the Believer

- A Heart of Suspicion (Prov 17:30)
- A Heart of stubborness (Mat. 13:15)
- A Heart of wickedness (Prov 26:23)
- A Heart of stone (Ezek 11:19)
- A Heart of sorrow (Neh 2:2)
- A Heart of evilness (Ecc 8:11)
- A Heart of pride (Prov 16:5)
- A Heart of worry (John 14:1)
- A Heart of foolishness (Ps 14:1)
- A Heart of hate (Luke 19:17)
- A Heart of doubt (Mark 11:23)
- A Heart of Envy (Prov 23:17)
- A Heart of greed (Ezek 33:31)

Gods' desire for the
Heart of the Believer

- A Heart of Trust (Prov 3:5)
- A Heart of Understanding (1 K 3:9)
- A Heart of Righteousness (2K 10:15
- A Heart of Tenderness (Eph 4:32)
- A Heart of Joy (Prov 15:13, 17:22)
- A Heart of cleanliness (Prov 20:9)
- A Heart of meekness (Mat 11:29)
- A Heart of peace (Col 3:15)
- A Heart of wisdom (Job 9:4, Ps 16:21)
- A Heart of Love (1 Peter 1:22)
- A Heart of faith (Acts 15:9)
- A Heart of mercy (Prov 15:13)
- A Heart of giving (2Cor 9:7)

So, by engaging in the life-long process of renewing the mind, we become more sensitive to our renewed spirit within the heart. This not only minimizes the effects of the flesh but allows us to be more capable of being guided by the direction of the Holy Spirit and manifesting the fruit thereof (Galatians 5:22–23).

The Flesh Terrain

The flesh plays a huge roll in the Inner-Battlefield. Although it's technically the outer part of a human being, for the sake of clear terminology, we'll reference it as being part of the Inner-Battlefield terrain.

The battle terrain of the flesh can best be described with one word, and that is, FILTHY! There is nothing good to say about this Inner-Battlefront. Conducting any type of campaign on this battlefield is futile. It would be like fighting a strong enemy on a muddy battlefield with immobile tanks and soldiers. No commander would attempt to engage the enemy in such poor conditions. A good officer could not be drawn into a fight on this type of terrain, but instead would force the enemy to challenge his troops on firm terrain. This is exactly how the Bible tells us to deal with this muddy terrain of the Flesh. 2 Corinthians 10:3 says, *"For though we walk in the flesh we do not war after the flesh"* (KJV). Remember our lead scripture Ephesians 6:12 (KJV) also says, *"We wrestle not against flesh and blood..."* We cannot allow satan's forces to fight us on this terrain! If we try to engage them in the flesh, we will surely lose because the devil has a powerful ally on this terrain called "Sin Nature". Romans 13:14 tells us to *"Put on the Lord Jesus Christ, and make no provision for the flesh, to fulfill its lusts"* (NKJV). This means that we simply can't subject our bodies to things or events that will entice our senses and lead us into this muddy terrain where our sin nature dominates. This includes pornographic material, profane secular music, or anything else that may entice our flesh and force us to do battle there.

James 1:14 says, *"Every man is tempted when he is drawn away of his own lust and enticed"* (KJV). When you're drawn away from the guidance of the Holy Spirit by the lust of your flesh, your mind begins to dwell upon that lustful thing. This is called enticement. Verse 15 then says, *"when lust hath conceived it bringeth forth sin"*. In analogy, when a female egg is fertilized by a sperm cell, conception occurs. Once conception occurs, a child must be born. So it is with the flesh. When the mind ponders upon the enticing thing, the flesh becomes fertilized if you will, and sin becomes inevitable. It is practically impossible to stop the birth of sin at that point because our "lustful nature" has made the sinful thought take on a life of its own.

Romans 8:13 tells us that by the Spirit, we can humiliate the deeds of the flesh. Galatians 5:16–17 also tells us to *"...Walk in the Spirit, and you will not fulfill the lust of the flesh.* (NKJV). The WORD of God refers to this process as the crucifixion or circumcision of the flesh

(Colossians 2:11; Romans 6:6). The war on the Inner-Battlefield can only be won if we let the Holy Spirit lead the battle on the Heart terrain. The demonic forces and your sin nature are leading the battle on the Flesh terrain, trying to tempt you into combat on this turf. All we must do is close our natural eyes and change our mind tuner from the frequency satan is trying to transmit on to the frequency of the Holy Spirit in our hearts. *We must identify the trail of temptation at the trailhead!* Victory on the "Inner-Battlefield" will surely be ours if we allow God's precious Spirit to guide and direct us in this way.

The Tongue Terrain

Death and Life are in the power of the tongue…

(Proverbs 18:21 ESV)

We have seen that the mind is the terrain of Command and Control. On the natural battlefield, if the enemy can destroy your Command and Control Post, he can kill off all the generals that make the major combat decisions. We have also seen that the heart is the terrain of strength and wisdom due to the presence of the Holy Spirit. It is the Intelligence and Advisory Post. On the natural battlefield, if the enemy could kill off the Intelligence Officers and advisors, there would be no one to guide and advise the "High Commanders" making the decisions. Likewise, if we ignore the guidance and advice of the Holy Spirit in the Heart terrain, we may survive, but we will never grow strong and prosper in our souls. The Flesh terrain we saw is likened unto the Forbidden Zone. We must stay away from it and ignore all the propaganda coming from it.

The tongue is the terrain of *weapon firepower!* It is located in the terrain of the flesh on the "Inner-Battlefield," but it's the tongue that allows us to achieve victory on both the Outer-Battlefield and Inner-Battlefield. We, as soldiers for Christ, must master this "Inner-Battlefront" terrain if we're to be effective as "High Commanders" and advance the Kingdom of God. *All the weapons of our warfare are released from the terrain of the tongue!* It is with the tongue that we pray, confess, resist, bind, loose, testify, witness, praise, worship, rejoice, bless, and sing. The Apostle James said that the tongue is a little member of our flesh, but it is so powerful that it can defile the whole body. He compares it to the rudder of a great ship (James 3:4). The rudder is small, but that rudder can turn a huge battleship. We are God's vessels of war. The Holy Spirit can provide the wind for our sails, but *our tongue is the rudder that steers our vessel towards victory or defeat*. Jesus said in Matthew 12:34 that the tongue proclaims what is in the heart of a man. If we meditate on scripture day and night (Joshua 1:8) and the WORD of God becomes written on the fleshy tablets of our heart (2 Corinthians 3:3), we will speak the WORD and be steered towards victory against the powers of darkness. If doubt, pride, fear, and hate continue to dominate the Heart terrain, we will speak those things with our tongue and be steered towards defeat. When our heart is full of rejoicing, we will rejoice with our tongue by praise and worship. When it is full of hope, we will speak words of encouragement with our tongue. We saw earlier that satan has an opposing strategy against God concerning the hearts of men. He also has an opposing strategy for the tongue. The devil understands that the strength and power of the believer on the Inner-Battlefield are dependent upon his success on these two terrains. *Strength in the heart brings control over the mind, and power in the tongue to overwhelm the powers of darkness.* That is why he attempts to counter-attack Gods' people on these terrains. God designed the tongue to speak His truths (Ephesians 4:25), satan will tempt you to speak lies (Psalms 120:3; Proverbs 12:19). God created the tongue to speak blessings (James 3:10), but satan will tempt us to speak curses (James 3:9). Diagram three clearly depicts this strategy.

Diagram #3

satans' God opposing Tongue Strategy

satans' desire for the
Tongue of the Believer

Gods' desire for the
Tongue of the Believer

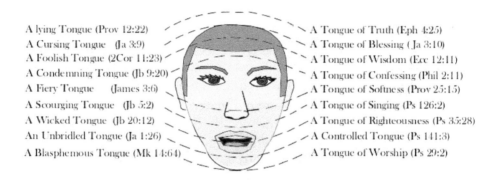

A lying Tongue (Prov 12:22)
A Cursing Tongue (Ja 3:9)
A Foolish Tongue (2Cor 11:23)
A Condemning Tongue (Jb 9:20)
A Fiery Tongue (James 3:6)
A Scourging Tongue (Jb 5:2)
A Wicked Tongue (Jb 20:12)
An Unbridled Tongue (Ja 1:26)
A Blasphemous Tongue (Mk 14:64)

A Tongue of Truth (Eph 4:25)
A Tongue of Blessing (Ja 3:10)
A Tongue of Wisdom (Ecc 12:11)
A Tongue of Confessing (Phil 2:11)
A Tongue of Softness (Prov 25:15)
A Tongue of Singing (Ps 126:2)
A Tongue of Righteousness (Ps 35:28)
A Controlled Tongue (Ps 141:3)
A Tongue of Worship (Ps 29:2)

The Outer-Battlefield

Now that we possess the knowledge to attain victory on the Inner-Battlefield where the war between satan and believers is fought, let's turn our attention to the battlefield terrain where the epic war between satan and God is fought. In review, the Outer-Battlefield consists of three terrain features crossing over two different realms. Heaven, which consists of the Throne of Heaven (in the unseen realm); the stars or Stellar Heaven, and the sky or Aerial Heaven (both in the visible realm); the Earth (in the visible realm); and Hell (in the unseen realm). We can't see Hell, and we can't see the Throne of Heaven, but we can see the terrain of the Earth, sky, and stars (Aerial and stellar Heaven).

The Outer-battlefield conflict is all about Gods' forces conjunctively taking back the souls that the enemy has destroyed and robbed from God and ultimately taking back the earth and everything in it for the glory of God. As a reminder, Gods' forces consist of God the Father, God the Son, God the Holy Spirit, the Angels of the Heavenly Host, and we the Saints of God. Now let us place these forces in their perspective locations on the Outer-Battlefield and look at their abilities to operate on these terrains.

On the Heavenly front, God the Father sits on the "Throne of Heaven" with Jesus seated at His right hand (Acts 7:55–56; Romans 8:34; Ephesian 1:20). God's Throne is located in the High Heavens outside of our Universe or Heaven of Heavens, according to Deuteronomy 10:14 and 2 Chronicles 2:6. It's also referred to as the third Heaven in 2 Corinthians 12:2. Seated around the throne are twenty-four unnamed Elders with an enormous number of Angels of the Heavenly Host encamped about, worshipping our Father and Lord day and night. It is important to understand that God the Father has now given all authority to His only begotten Son Jesus because of His sacrifice and obedience to death on the cross of Calvary (Matthew 11:27; John 3:35). Jesus now rules the Heavens and the earth even though He allows satan to continue to have dominion over Hell, the Earth, and Aerial Heaven. His name is above all names with power and authority over all creation! He is Lord of Lord, King of Kings, all knowing, all powerful, and all present! (Revelation 17:14).

Let us look at the first and second Heaven in the heavenly terrain. The first Heaven is known as the Aerial Heaven. This is simply the sky or Earths' atmosphere. It is in the visible realm where Angels, demons, and man can operate in and co-exist in. It's a key terrain in the Outer-Battlefield where a significant part of the "Great Battle" has been fought since the fall of Adam. Lastly, the second Heaven is where the moon, sun, planets, stars, and galaxies are located. It is also known as the Stellar Heavens. Unlike the Throne of Heaven, Stellar Heaven is in the visible realm. Man can enter this realm, but he was not created to exist physically in it or have dominion over it. On the other hand, angelic beings, both good and evil, are able to operate and pass through the Stellar Heavens quite naturally.

With the three divisions of Heaven being the first battlefield terrain, the Earth is the second battlefield terrain in this supernatural war between satan and God. In the visible realm of the Earth, Angels, demons, and man can also operate, maneuver, and co-exist together.

God, the Father, created the Earth beautifully and then created man as a perfect being to have dominion over it. Adams' rebellious decision in the splendid Garden of Eden brought not only the curse upon man but upon the Earth as well. This curse, as we saw earlier, instituted the *Law of Sin and Death*, and all living creatures die because of it. In the story of redemption, God has broken the Law of Sin and Death over mankind through the finished work of Christ, but the Earth and everything in it remains contaminated under the curse. The Earth and Arial Heavens also remain under the dominion of satan until the New Millennial age is ushered in, and the curse is forever lifted.

God has never made a redemptive provision for the devil and his band of fallen angels the way He did for mankind. This is why satan is in such rage. We could never understand his unquenchable anger with Jehovah God. The only way he can retaliate against his sentence of eternal damnation is to keep Gods' coveted creation (mankind) in an eternal state of damnation as well. All of humanity should be incredibly grateful. We can escape from this damnation, and the horrible penalty of sin and death, if we accept by faith the sacrificial death that Jesus suffered on our behalf. That is why we use the phrase "getting saved". As we'll see shortly, Hell is a place of eternal torment, and we can be rescued or saved from that torment.

Understanding the reason for the Great Battle, and our role in God's plan for victory enables us to fight with more aggression and with greater urgency. God desires that all men would come to repentance and receive eternal life through Christ (2 Peter 3:9), but satan desires to keep as many as possible in darkness and ultimately in a state of eternal damnation just as he is. What does eternal damnation look like, and where does it take place.

Eternal separation from our loving Father takes place in the third terrain of the Outer-Battlefield called Hell. The devil has complete dominion over Hell just as he has dominion over the Earth and can operate effectively in the first and second Heaven. He rules this terrain with an iron fist and will never escape from the pain and suffering his band of wicked forces are subjected to in this unseen realm of darkness and despair.

Hell has many names, and it is vividly described in Scripture. It is also known as *Sheol, the Abyss, the Inferno, Hades, the Pit, the Lake of Sulfur, the realm of the dead, a place where the worm never dies, and the fire is never quenched, and the blazing furnace where there will be weeping and gnashing of teeth*! Jesus describes it in Matthew 25:46 as a place of everlasting punishment. Hell is also described as a place of torment, burning, separation, loneliness, thirst, stench, and conviction by memory. Jesus was clear in Matthew 25:41 that Hell was created for the devil and his fallen band of wicked angels, not for man.

As we discussed early in this chapter, man can be condemned to Hell because of Adam's fall from grace and the penalty that was handed down because of his sin. We have seen, however, that there is a way to escape from this devastating sentence, but each of us must choose to accept eternal life through faith in Christ if we're to be pardoned from the penalty of sin. At this point in our spiritual training, if you have never decided to accept this glorious gift of salvation through faith in the sacrifice Jesus made for the forgiveness of your sin, then going further is senseless and futile! I strongly encourage you to bookmark this page and repeat the sinners' prayer found on the last page right now. You must mean it in your heart, and you must be genuinely born-again, if any of this revelational training is to be understood. If our sins are not remitted, and if our sins remain unforgiven, the penalty from God's "law of sin and death" will undoubtedly be applied to our lives. Eternal separation from the Father in the pain, stench, and torment of Hell is that penalty, and all who reject this beautiful gift will pay it. No scare tactics here, just the truth of Christ that sets men free. Eternal peace with the Father, and with our Lord Jesus Christ is the alternative, and not only is it free for the taking, but it's available to all mankind regardless of race, creed, gender, color, stature, or economic position, and it's available by a very simple method called Faith.

I trust that we have all made this critical and life-transforming decision at this point, so congratulations, and welcome to the War. Let us move on. As we have looked closely at the forces of God's magnificent Army, I intentionally have not yet spoken of the positioning and operational capabilities of the Holy Spirit. The most beautiful aspect of God's Army and God's work in both battlefields is the power, mobility, and capabilities of his Holy Spirit! All the work on the "Outer-Battlefield" is done by and through the Holy Spirit. All the power of the Saints comes from the Holy Spirit. All your "Inner-battlefield" conflicts are won by the strength and leading of the Holy Spirit. Jesus left us the Holy Ghost so that all believers could have the ability to be as empowered as he was when he walked the Earth. With the strength of the Angels operating in the Heavenly realms and the strength of the Holy Spirit operating in men on the Earth, God can effectively implement the warfare strategies of the Air-Land Battle doctrine inside the terrains of the Outer-Battlefield.

CHAPTER 3

The Weapons and Resources of Warfare

The fighting forces of God's Army consist of His Angels (Revelation 12:7–17), which are capable of fighting in the heavenly and earthly realms, and the Saints of God (the believers) capable of doing the same. We will look at the Angels and their power and abilities in a moment, but let's first look at the weapons available to the Saints of God.

If we were to compare our spiritual Weapons of Warfare with manmade weapons, the only comparable armament would be "Nuclear Warheads!" Believers have some very lethal firepower at their disposal. We have three types of deadly warheads that can be launched by eight kinds of powerful missiles. These nuclear type warheads are the **"Name of Jesus,"** the **"Blood of Jesus,"** and the **"WORD of God"**!

These warheads have different functions but one unique thing in common: Our adversary, the devil, has no defense mechanism against them! If we have a weapon system that satan is incapable of shielding or resisting, then we should be able to annihilate his forces consistently when we engage in combat! We have the capability by the sheer nature of our armament to obliterate the enemy in any battle, on any terrain, in any realm, and at any given time. That's a fact, but if so, why is our division (the Saints) losing almost every skirmish and nearly every confrontation with the powers of darkness?

The answer is simple yet profound. *A warhead with no missile to propel it, is technically a dud!* A warhead propelled with the wrong type of missile will detonate in the wrong terrain, but *the right warhead fired with the right missile will explode with the desired intensity and precision on the desired terrain.* Many believers know that we have these lethal weapons but don't understand how, when, where, or under what conditions to launch them. The Body of Christ has not been properly trained on missile use and missile projection. Before we can learn to fire these three deadly warheads in battle, we must clearly define them, and then analyze the eight missiles that propel them.

The Weapons of Our Warfare

Warhead Number 1

The WORD of GOD

For the Word of God is living and active, sharper than any two-edged sword, piercing to the division of soul and spirit, of joints and of marrow, and discerning the thoughts and intentions of the heart.

(Hebrews 4:12 ESV)

To rightly divide this passage of scripture, we must look at a few things. Jesus is the living and active WORD of GOD dwelling in our hearts in the person of the Holy Spirit. As our high priest, He compares the scripture to a double-edged knife that the priests used during an offering to expose the bone and marrow of the animal being sacrificed. Likewise, Scripture exposes man's thoughts in his soul and divides the intentions in his heart on the "Inner-Battlefront". It cuts into our spirits and our minds at the deepest level. God's WORD has the same effect of exposing, dividing, and judging on the Outer-Battlefield when we launch it with our tongues into the kingdoms and principalities of darkness. *The WORD of God slices, dices, and exposes human intentions on the Inner-Battlefield, just as it slices, dices, and exposes demonic intentions on the Outer-Battlefield.*

It is the *WORD of God* that's our most powerful warhead because there's a verse available in Scripture that's able to conquer, divide, and pierce every stronghold of the enemy (2 Corinthians 10:4). With

God's exact word, concerning an exact problem, we can bomb the enemy in an exact pinpoint location within his kingdom. The mighty *WORD of God* allows us to attack the enemy with incredible precision, and it is thereby the most powerful warhead we have in our arsenal. At this point, we are simply defining the warheads and the scope of their capabilities, we're not yet discussing the operational application of these weapons on the Outer-Battlefield of this raging war.

Warhead Number 2
The NAME of JESUS

> *Wherefore God also hath highly exalted him and given him a name which is above every name: That at the name of Jesus every knee will bow of things in heaven, of things in earth, and of things under the earth; And that every tongue should confess that Jesus Christ is Lord to the glory of God the Father.*
>
> (Philippians 2:9–11 KJV)

The beings of all three battle terrains, Heaven (Angels), Earth (man), hell (demons), must bow down to the mighty *Name of Jesus* They must also confess that Jesus Christ is Lord. The *Name of Jesus* has a paralyzing effect on satan and his demonic renegades. It renders them immobile, inoperable, and powerless.

Many Armies of the world possess paralyzing chemical agents such as Sarin or VX gas. Sarin was infamously used in 1988 by Iraqi dictator Saddam Hussein's regime to kill thousands of Kurds. Chemical and biological weapons are so lethal that most were banned for use in conventional warfare by the CWC (Chemical Weapons Convention) in 1997.[1] If inhaled, for example, Sarin causes twitching, spasms, weakness, respiratory arrest, and ultimately heart failure.

A paralyzed soldier is powerless in every way. He is unable to move, fight, or attack, and thereby unable to advance or retreat. The *Name of Jesus* acts as a supernatural chemical agent! It causes demonic spirits to tremble, drop to their knees, and confess that Jesus Christ is Lord

---

1 Article IV – Chemical Weapons. (2020). Retrieved September 18, 2020, from https://www.opcw.org/chemical-weapons-convention/articles/article-iv-chemical-weapo

(Mark 3:11; James 2:19). His name not only strips them of power, but it also fills them with tremendous fear!

Warhead Number 3
The BLOOD of JESUS

They triumphed over him by the blood of the Lamb and by the word of their testimony...

(Revelation 12:11 NIV)

The *Name of Jesus* prepares the battlefield for the declaration power of the *Blood of Jesus*!

The *Blood of Jesus* is the warhead of declaration that demoralizes the enemy. To clearly understand the power of declaration, we must illustrate it on the natural battlefield. Propaganda is a powerful weapon of warfare, and it falls under the category of Special Operations called Psych Ops (PSYOP). Propaganda is simply the deliberate spreading of information, ideas, or rumors to help or harm a person, group, movement, institution, nation, etc. It is a planned use of communications to influence human attitudes and behavior. If you can convince a regiment that they are losing the war via television, radio, leaflets, or newspapers, they will certainly lose the will to fight. Chinese General Sun Tzu, the author of the treatise on military strategy *The Art of War*, said, "To subdue the enemy without fighting is the supreme excellence."[2]

The spiritual war we are engaged in is unique in a very interesting way. Although ongoing, it was already won when Jesus defeated satan at the "Battle of Calvary" with the shedding of His redemptive blood. It will culminate at the "Battle of Armageddon," but in the meantime, when we declare and plead that shed blood, we are publicly advertising to every demon assigned to the battle that they've already lost the war! This declaration immediately demoralizes the demonic forces, weakens them, and drains them of their desire to continue the fight. They are being reminded that they fight from a place of defeat. We must

---

2   Tzu, Sun. 2007. *The Art of War by Sun Tzu. LSC Communications.* https://www.goodreads.com/book/show/10534.The_Art_of_War.

realize that we're always fighting from a place of undeniable victory!

The *Blood of Jesus*, of course, has other important powers and functions. It protects us, covers us, and cleanses us from all sin, but from an offensive perspective, it has the power to dishearten and debilitate the spirits of the underworld.

With the weapons of our warfare, we have now seen that we can demoralize the enemy with the *Blood of Jesus*, paralyze the enemy with the *Name of Jesus*, and neutralize Him with the *WORD of God*!

The Resources of Our Warfare

A resource of war is anything that is an asset to the campaign and can directly or indirectly aid in the effectiveness of a weapon or force. On the natural battlefield, they could include terrain features, oil or mineral wealth, strong imports, strong allied support, good communications systems, or efficient supply routes. An Army with a disadvantage in size and strength could win a battle if its resources are strong, and if they are used effectively. *In the spiritual realm, the resources of our warfare carry the warheads, and they are launched with our tongues*! We have ten "Missile Resources" that launch our three warheads, and many "Strength Resources" that empower our forces. Diagram Number four depicts these Missile and Strength Resources.

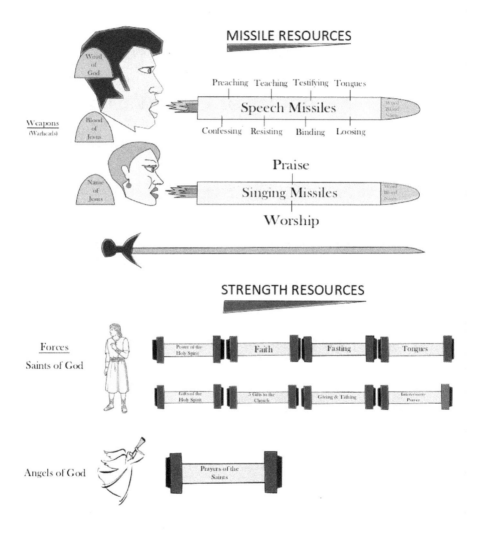

Diagram #4

Resources of God's Forces

Missile Resources

Let us first analyze the "Missile Resources" that are needed to launch our weapons of warfare. We opened this Chapter with a very profound statement that I will repeat. *A warhead with no missile to propel it, is technically a dud!* Please be clear that I am by no means calling the *WORD of God*, the *Name of Jesus*, or the *Blood of Jesus* powerless duds. On the contrary, their powers are limitless! It would take another manual to go into the depths of their powers. The problem is that in spiritual combat unless these deadly warheads are *launched verbally* into the various terrains of the Outer-Battlefield, they are of non-effect against the powers of darkness. This is a critical battle concept to understand if we're to be effective "High Commanders" on the Inner and Outer-Battlefields. *By use of our tongue, it's the spoken **WORD of God** that dramatically affects the demonic realms. Likewise, by use of our tongue, it is the spoken **Name of Jesus** and the spoken **Blood of Jesus** that neutralizes the demonic powers on both the Inner and Outer battlefields.*

When we pray to our Heavenly Father, we don't have to open our mouths if that's our preference because God knows our hearts, our thoughts, and He can discern the intents of our hearts as well (Matthew 12:25; Jeremiah 17:10). Quiet Intercessory Prayer is one of our most powerful strength resources in battle strategy because the communication with our Father in Heaven cannot be heard by demonic forces in this manner. These foul spirits cannot read our minds or discern our thoughts. They can only read out words, our actions, and our gestures. Oftentimes, we do not want the enemy to hear our "radio coms" with the Father, Son, or Holy Spirit when petitioning, worshipping, or planning an offensive assault. When we war with the powers of darkness, it is quite the opposite. We must use our mouths as missile thrusters because the enemy cannot hear the *WORD*, the *Name*, or the *Blood* in our thoughts. ***Spiritual combat can't possibly be done in our thoughts; we absolutely must use our tongue to thrust the warheads towards our enemy***. I cannot stress the importance of this principle enough in teaching spiritual combat as we strive to become "Spiritual Generals".

Before analyzing the ten "Missile Resources" the tongue uses to launch our mighty warheads, it would be irresponsible not to emphasize this point. As we train together in our quest to understand leadership and spiritual warfare, a significant prayer distinction must be made. *Daily "Intercessory Prayers" to God the Father are far more important than "Warfare Prayers" against satan*! This manual is dedicated to your understanding of leadership and how to war effectively against the powers of darkness. That knowledge is critical to the fulfillment of God's plan for your life, and the corporate body as well, but *"Warfare Prayers" are dependent upon "Intercessory Prayers"! Quiet intercession with the Father brings forth the power, faith, strength, and strategy we will need to attain victory in the battle against the enemy.*

To war with our enemy and not pray to our Father is almost senseless. To pray to our Father, and ignore our enemy, is irresponsible and, quite frankly, an insult to God. The *WORD of God* tells us nowhere to ignore the devil. It does, however, tell us to resist him, to bind him, to tread upon him, and to cast him out into utter darkness! Now that this critical point has been made, let us get into the ten Missile Resources the tongue uses to launch our mighty warheads. Diagram number four shows us that these ten missiles are divided into two groups, Speech Missiles and Singing Missiles. Both utilize the tongue via Warfare Prayers and Warfare Praise and Worship.

As mentioned, Intercessory Prayers are different from Warfare Prayer. Here are a few of the distinctions. Warfare Prayers are always audible, and they're always assertive and authoritative. Intercessory Prayers can be either audible or mental but usually spoken from a posture of humility and submission. Intercessory Prayers are always petitions or devotions directed solely at the Throne of God. Warfare Prayers can certainly be directed towards the Heavens, but they're usually focused towards the demonic realms in and under the Earth.

Praying in warfare includes the eight Speech Missiles of preaching, teaching, testifying, commanding, confessing, resisting, binding, and loosing. *We may not be called to be preachers to men, but we must learn how to preach to the powers of darkness, to testify to them, to confess the truths of God's WORD to them, to command them to obey, to resist them, to bind them, and to loose them*. We can also launch our warheads with two Singing Missiles, and they are verbal praises and verbal worship to God!

All of these missiles have one purpose in spiritual combat, and that is to carry the weapons of our warfare! The *WORD of God*, the *Name of Jesus*, and the *Blood of Jesus* are in every sermon, every teaching, and every Praise and Worship song. When these missiles are pointed towards the hearts of men, the weapons attached can achieve the victory we need on the "Inner-Battlefield". When the missiles are pointed towards the kingdoms and principalities of darkness, the weapons attached can attain victory over the powers of darkness on the Outer-Battlefield. Keep in mind that *it is the tongue that delivers the nuclear package that brings victory on either battlefield.*

The art of spiritual combat involves knowing which missile to attach to which warhead, and when to fire it. It also involves knowing which direction, how much thrust, and how many missiles we should be firing in any given battle.

The missiles of praise and worship are often misunderstood, especially in the arena of supernatural warfare in the unseen realm. Scripture tells us that God inhabits the praises of His people in Psalms 22:3. Praise and worship in any posture of spiritual combat (offensive, defensive, or neutral) sends forth an irritating demoralizing sound that's openly heard in the dark demonic realms. Much like the *Blood of Jesus*, it reminds the enemy of his foolish, irreversible mistakes of the past. In the case of the *Blood of Jesus*, he is openly reminded, like propaganda leaflets falling from the sky, that he shed innocent blood and gave the keys of eternal life back to man (Colossians 2:15). In the case of praise and worship, the pitches, the rhythms, the verses, the harmonies, the melodies, they are all open reminders of the beautiful Cherubim he once was. They are reminders of the position he once held, possibly leading the Heavenly Angelic host in praise and worship himself (Ezekiel 2:13). With praise and worship songs carrying this painful reminder of his rebellion and carrying the neutralizing power of the *WORD of God*, it also carries the presence of God with it in the person of the Holy Spirit (Psalm 22:3).

Praise and worship alone can often bring victory in life's battles because it is a triple threat to the enemy (Jehoshaphat's victory over Moab, 2 Chronicles Chapter 20). It accuses satan, disorients his forces with God's presence, and it strips them of power with the *WORD of God!* In our final chapter, we will learn how to implement the "Air-Land Battle" Doctrine with practical examples of daily battles we all face. The Art of spiritual combat will become much clearer at that point, and understanding missile warhead correlations will become much easier.

Referring to Diagram number four, the fighting forces of God's Army are the Saints of God and the Angels of God. There are Resources of Strength that aid both the Saints of God and the Angels assigned to aid us in combat. It is very important to understand these Resources of Strength as they're critical in our ability to function and lead in "High Command". Before analyzing these elements and activities that strengthen us as Christians, we'll need to get past a huge obstacle in our path towards "High Command". One of the saddest aspects of this Epic War is a reality that very few believers understand. It is the fact that *Angels are available to aid us in battle, and legions of Angels are at our disposal!*

We saw earlier that Angels are more powerful than we are, but God the Father has allowed them to be subject to the Saints. Their strength does not exceed the sovereignty of our weapons, but their power is quite formidable. As our fighting comrades that can be used as virtual weapons, let us take a deeper look at their hierarchy and functions before analyzing our Strength Resources.

To avoid a dissertation on Angelology, we will only be discussing our Angelic comrades of the Heavenly Host from the perspective of their spiritual combat capabilities and their operational functions in battle. Let us first clarify who they are and what they're capable of.

Angels are created beings and ***not*** the spirits of departed beings (Psalms 148:1–5). Although at times they have revealed themselves in the form of human bodies as in Genesis 18:3, they're described as spirits in Hebrews 1:14. They also do not function as human beings in terms of marriage and procreation (Mark 12:25). They are not subject to death (Luke 20:36), and they're not subject to the limitations of man. Angels have greater wisdom than man (2 Samuel 14:20), but it is limited (Matthew 24:36). They have greater power than the Saints of God (Acts 5:19; 2 Peter 2:11; Matthew 28:2), but that power is limited as well (Daniel 10:13). Though sometimes called "the sons of God," they are not created in the image of God and therefore don't share man's promise of redemption in Christ. As created beings, they're not divine, and their worship is strictly forbidden (Colossians 2:18; Revelation 19:10; 22:9). The church at Colossae began to do this very thing. There were those that were teaching the idolizing and worship of Angels, and the Apostle Paul quickly rebuked that teaching in Colossians 2:18.

The experiences and longevity of battle give Angels, both good and evil, a knowledge base that men do not have. Both righteous Angels and fallen ones possess intelligence (1 Peter 1:12; 2 Corinthians 11:3; Matthew 8:29). Both righteous Angels and fallen ones possess emotions (Luke 15:10; Luke 2:13). Both righteous Angels and fallen ones have free will (Luke 8:23–31; 2 Timothy 2:26; Jude 1:6). In this present age, believers are experientially lower than the Angels (Hebrews 2:7–9), yet positionally, we are much higher because of our union with Jesus (Ephesians 1:20–22; Ephesians 2:4–6; Hebrews 2:9)! Their primary function is to worship and serve our Father in Heaven (Revelation 7:11), but because of our union with Jesus, the Father also gives them the mandate of serving the Saints of God in this epic battle (Hebrews 1:14). What a great privilege and honor we have in knowing God the Father has given us so much power on the battlefield. With Angels at our disposal and the Holy Spirit leading the charge, we can engage the enemy with confidence, strength, and courage on any battlefield!

Angels can function in the capacity of judgment and wrath upon man, and upon demonic spirits (Acts 12:23, Matthew 26:53). It is in their ability to operate in wrath against unclean spirits that they can greatly aid believers on the Spiritual Battlefield. Angelic beings that function in this capacity are called "Warring Angels," and the Archangel Michael leads this division. They are capable of protecting us from harm, and they defend us in battle (Psalms 91:11; Daniel 6:21; Genesis 19:16; Genesis 22:11). God has also assigned Angels to be messengers to men and messengers to demonic entities. They are categorized as "Messenger Angels," and the Archangel Gabriel leads this division of the heavenly host (Numbers 22:31; Matthew 1:20; James 20:12). It was Gabriel that gave Mary the good news of her supernatural pregnancy, and he delivered messages to Daniel and Zachariah as well.

I understand that this is an enormous amount of knowledge to absorb, so just take a deep breath, and I encourage you to move through this material slowly. Please do take the time to reference the Scriptures that support this battle doctrine and let them be written on the fleshy tables of your heart. The *Biblehub.com* is a fantastic tool to use for this purpose.

Ok, let us proceed forward. The Heavenly Host of Angels, as we can see, is well structured in its echelons of command. There are "Worshipping Angels," "Warring Angels," "Ministering Angels," "Guardian Angels," and "Messenger Angels". In the Angelic hierarchy, each division has an Archangel Commander, but the Bible's revelation on Angelic organization is quite meager. God operates from a posture of incredible detail. Regardless of the depth of Angelic Hierarchy, He reveals in His WORD, we can be confident that the Angels of the Heavenly Host are organized with meticulous structure. Cherubim's and Seraphim's are at the highest Echelon of rank, but there is a deeper reason why the rank structure of the Heavenly Host is rather vague in scripture. Follow me closely. Jesus is the only name that matters. Jesus is the only name that God the Father responds to in prayer. If Angels are glorified, empowered by rank, or given names for that matter, men will idolize them and bow down to them. If Angels could be seen often in the visible realm, men would idolize them and bow down to them for sure. The Holy Spirit made this clear to me as He articulated this revelation. We must keep the focus of this training on the structural makeup of satan's kingdom of fallen Angels and divert attention away from God's kingdom of righteous Angels. It is imperative that we never allow the Angels of the Heavenly Host to draw our attention away from Jesus, the Son of God, who sits on the throne at the right hand of the Father (Colossians 2:18).

We don't need to know Angelic names, but we do need to understand that the divisions of "Warring Angels" "Ministering Angels," "Messenger Angels," and "Guardian Angels" are highly organized. They're vast in number, and the Father has made them available to us for defensive protection and Offensive Aggression.

Now that we understand how the Angels of God are a tremendous fighting force that we the Saints have at our disposal, how is it that we activate their awesome powers? Warfare Prayer is the Missile Resource that we use to launch the weapons of our warfare, and that same prayer is the Strength Resource that empowers the Angels of the Heavenly Host. *The Father will not dispatch the Angels to you until you dispatch the prayer request to Him!* Our assigned Angels respond to the voice of God the Father; they do not respond to your demands. Let us be clear that we cannot command Angels, only God the Father and our Lord Jesus can do that.

There is no scripture that supports the false teaching that we can command the Angels of the Heavenly Host. Moses cried out to the Lord, and God responded with Angels to deliver them from Egyptian bondage (Numbers 20:16). It was God that sent the Angels to Daniel in the lion's den, and Paul when he was imprisoned by Herod (Daniel 6:22; Acts 12:11). None of these powerful men of God cried out to Angels for help. They cried out to the Father, and consequently, the Angels were dispatched on their behalf. We can freely go before the Throne of God and request assistance, dispatch, comfort, or protection from Angelic entities, but we do not possess the power of command over them. God is sovereign, and Scriptures show us many examples of our Father sending Angels to minister, interpret visions, and comfort, even without our request to do so. We're about to look at the numerous Strength Resources that empower the Saints, but let us close our study on Angels of the Heavenly Host with this reminder…

There is an enormous amount of Scripture that tells us we can command fallen Angels (demons). *We don't possess the power of command over righteous Angels, but we **do** possess **complete** power and command over **every** fallen angel, **including** satan!* This is important to understand when we conduct battle in "High Command." Righteous Angels can only follow the command of the Father, Son, or Holy Spirit, but they delight in walking in the will of our triune God, and that will is to give

ALL men the gift of eternal life by sending out "High Commanders" into the harvest fields. God will stop at nothing to aid believers in gathering the harvest of imprisoned souls that He loves so deeply, and the Angels of the Heavenly Host are delighted in helping "High Commanders" succeed in that mission.

Strength Resources

There are eight strength resources (Diagram number four) that fortify the Saints of God in electrifying ways. These strength resources are at the core of what takes a believer from a posture of being stuck in sand, to a posture of "High Command". They lie at the heart of success in warfare, family life, spiritual life, and career. These resources of empowerment are faith, the baptism of the Holy Spirit, intercessory and devotional prayer, fasting, speaking in tongues, use of the gifts of the spirit, and the five-fold gifts to the Church.

Faith is the essence of Christianity. It's by faith that we're saved (Ephesians 2:8), by faith that God is moved (Hebrews 11:6), by faith that we live, walk, and breathe (2 Corinthians 5:7; Galatians 5:20), and by faith that mountains are moved (Matthew 17:20)! We are all given the same measure of faith, and it's up to us to exercise it. *Faith comes by hearing the WORD of God, but power comes by speaking the WORD of God in Faith and Love!* This manual is all about speaking the *WORD of God*, but you can't speak the WORD if you haven't heard the WORD, and to truly hear it, you'll need faith.

The Baptism of the Holy Spirit is another strength resource. It is not a requirement for salvation but being born of the Spirit is. Being Born-Again is simply the work of the Holy Spirit regenerating our human spirits, changing the disposition of our hearts, and breathing spiritual life into us. You must be born of the Spirit before you can be baptized in the Spirit, and it is an absolute requirement for generalship in the Army of the Lord. Baptism in the Holy Ghost refers to being equipped or empowered by God's Holy Spirit to carry out the task of advancing the Kingdom of God. We will discuss this baptism in-depth in the next chapter when we look at the qualities of a Spiritual General.

Intercessory and devotional prayer may be the greatest strength resources we have in our arsenal. This format of prayer is the battery of life for the believer. It is through intercessory and devotional prayer that we come before the Throne of God, worship and praise him, receive forgiveness from him, petition him for our needs and the needs of others, and give him thanks. Then the Father can speak back to our hearts and minds in so many ways. It can be a scripture, a prophetic word, a vision, a dream, or just a still quiet voice from deep within. When we learn to distinguish His voice, we can listen to His instructions, reproof, praise, and directions.

Jesus showed us exactly how and in what order to pray in Matthew 6:9–13. If I could have the liberty to paraphrase loosely 'The Lord's Prayer,' it would read as such…

> *Heavenly Father, you are so Holy that I'm not worthy of being in your presence. Your kingdom of righteousness, joy, and peace in the Holy Spirit has come within my heart. Through your spirit, I'm thankful that your perfect will for my life can be done on this earth, just as it is in Heaven. That my prayers may be heard, I ask for forgiveness from all sin and that you would provide for every single one of my needs as I strive to be a "Spiritual General". Help me to walk in the forgiveness that you've granted me. Guide me upon your path of righteousness and be my deliverer in battle. Your MAJESTY, your POWER, and your GLORY will reign forever, and ever, and ever!*
>
> *AMEN!*

Jesus did not establish this prayer structure so we could be rigid in our conversations with the Father. God wants us to speak to Him openly with humility, transparency, and sincerity. The Lord's Prayer shows us clearly that if we ask of Him before we worship Him, we disrespect Him. If we ask of Him before we receive forgiveness from Him, our prayers will not be heard (Isaiah 59:2).

Everything God orders is perfect, and everything He does is in perfect order. We always desire to order our own steps, but it's not until we get out of the way, and let God have His way, that we truly find the right way! Besides meditating on God's WORD, praying is the only thing we've been instructed to do day and night, without ceasing (Joshua 1:8; 1 Thessalonians 5:16–18). How do we pray all day and night realistically? It's somewhat like keeping the radio on all day and singing a few songs along the way. Letting God into the nooks and crannies of your day and granting Him access to every events? That's what praying all day looks like.

Fasting is another strength resource for the Saints of God. In the natural realm, it makes no sense at all. This view causes many believers to neglect the practice of fasting in their strengthening regiments. How can someone deny their body of vital nutrients and become stronger? Jesus told Paul in 2 Corinthians 12:9, "...*My strength is made perfect in weakness*" (KJV). Fasting allows us to deny or weaken our carnal man so that God may simultaneously strengthen our spirit man. It is in our weakness that God can perform His greatest works.

When you have no strength, you can take no credit for His miraculous works, and you cannot share His Glory. God won't share His Glory with man or with Angels (Isaiah 42:8), only with His Son, Jesus (Matthew 16:27). Our Lord said that He will take the weak things of this world to confound the mighty; that no flesh should glory in His presence (1 Corinthians 1:27; 1:29). God is resistant to doing great things through us when we are strong and vibrant because, as greedy humans, we always want some kind of credit. We will quickly boast and brag about God's feats as though they were ours. When we fast, our strong greedy flesh is out of the way, and God's strength can be manifested perfectly.

Let's be clear that denying your body of food is not fasting, it's dieting. If you are not able to seek the Lord's will diligently during a fast by praying and entering God's WORD, then don't fast. Otherwise, it's an insult to the Father because the motive is weight loss, not seeking God's will. Regardless of how you fast, always do so with a purpose. It may be for deliverance, revelation, healing, or any kind of petition. No matter what the purpose is, drawing closer to God must be the goal. The wisest method of fasting is to not only deny your flesh of nutrients but also of entertainment, social media, television, or any activity that feeds your carnal man.

Speaking in tongues is also a strength resource to the Saints of God. The devil has used this resource more than any other as a tool to divide the Body of Christ. The Church has been divided into denominations for many reasons, but speaking in tongues may be the greatest. In these last days, we can see the enemy losing the battle in this area. More and more pastors, church's, and whole denominations are beginning to understand the power of speaking in tongues. Speaking in our heavenly language accomplishes several things. From the perspective of devotion, it allows the Holy Spirit to communicate to the Father on our behalf. He prays for the things we don't realize we ought to be praying for (Romans 8:26–27). This scripture states that God knows the mind of the Holy Spirit and will honor His request. He may not always honor your request, but the Father will always honor the Spirit.

From the perspective of edification, speaking in tongues can achieve the opposite effect by allowing the Holy Spirit to communicate to us on the Father's behalf. The Holy Spirit is God the Father in the third person. There are many times in devotional or warfare praying that our Father desires to communicate to us in His language. The Holy Spirit can interpret these messages directly from the Throne of God. Sometimes, He will interpret tongues directly to your mind (1 Corinthians 14:13). There are other times that the interpretation of tongues is given for the edification of the Church (1 Corinthians 14:27). Either way, this is an awesome method of hearing directly from God. The interpretation of tongues along with the Gift of Prophesy are the strength resources that the enemy wants the Church to remain confused about.

These are God's principal methods of speaking to us audibly in this present age. The devil does not want believers to hear God's voice that directly. This is the highest form of communication between God and man, so he must make it one of the greatest dividing issues in the body of Christ. Paul encouraged us to be eager to prophesy and do not forbid speaking in tongues (1 Corinthians 14:39). The tongue is a little member, but I pray that you are beginning to see its power. With the tongue, we can unleash God's power into the Outer-Battlefields, and with speaking in tongues, God can unleash His power back into our Inner-man. It is my sincere prayer that you would open your mind to the power and possibilities of this supernatural resource.

The last three strength resources for the Saints of God are the Gifts of the Holy Spirit, the five-fold Gifts to the Church, and the Power of Giving. Let us look at the Gifts of the Holy Spirit first.

- The Word of Wisdom
- The Word of Knowledge   Revelation Gifts
- Gift of Discernment
- The Gift of Healing
- The Gift of Miracles   Power Gifts
- The Gift of Faith
- The Gift of Prophesy
- The Gift of Tongues   Inspirational Gifts
- Interpretation of Tongues

Of the nine Gifts of the Holy Spirit, three are revelational gifts, three are power gifts, and three are inspirational gifts. Understanding the use of these nine gifts is critical to understanding battle strategy and victory in Spiritual Warfare. With the revelational gifts, God can reveal His offensive and defensive strategies in any battle, and He can expose satan's combat strategies as well. With the inspirational gifts, God can build us up, edify us, strengthen us, and encourage us to press the fight and remain focused. With the power gifts, the Lord can inflict severe damage on satan's kingdoms by setting the captives free from all manner of bondage.

I will not expound upon these gifts extensively, but I must say that all of them are yours for the asking! Coveting is a sin when we eagerly desire that which belongs to someone else, but God the Father wants us to covet those gifts that are given by His Holy Spirit, especially the gift of prophecy (1 Corinthians 14:39). These gifts can aid us in warfare tremendously! With the Gift of Discernment, we can discern the devices of the enemy and discern which type of arrow he is firing at us. With a Word of Knowledge or a Word of Wisdom, we can see the enemy's plan of attack and know God's plan of escape and evasion. With a prophetic word, we can receive top-secret intel directly from the Throne of God.

We often ask for shacks when the Father has already given us mansions. Don't ask for silver when God wants to bless us with gold! It is time that the Church takes the *name it and claim it doctrine* out of the natural realm and bring it into the spiritual realm. Name the gift, claim the gift, and if God knows we won't try to share His glory, He will bless us with the gift we ask for.

Now let's briefly turn our attention to a strength resource known as the five-fold Gifts to the Church. They encompass the office of the Apostle, the Prophet, the Evangelist, the Pastor, and the Teacher. The Bible says that these governmental offices strengthen and perfect the Saints of God. They also edify the body of Christ so that we may become mature, unified by faith, and able to reach the rank that's measured by the fullness of Christ, and that is, a Spiritual General (Ephesians 4:13)! These offices bring structure to the Church that we may be able to learn how to climb to the heights of God's holiness.

As we close our study on the strength resources of our warfare, let's discuss the resource of Giving. When we mention the word giving where believers are concerned, our thoughts usually go directly to money, and we immediately think of tithing and offering. We will look at the power of tithing and offerings in a moment, but let's be clear that giving entails far more than finances. Giving is a condition of the heart (2 Corinthians 9:7). God has placed some important conditions on giving of any sort, be it your time, service, talents, gifts, or your finances. We must always give our best, we must always give from our hearts, we must always give cheerfully, and we must always give generously and sacrificially, not sparingly (2 Corinthians 9:6–8; Mark 12:41–44; Deuteronomy 15:10).

We should give with an expectation of return, but that cannot be our motive. Love alone must be the motive. We see God's sole motive of love in John 3:16, as He loved us so much that He gave His very best. He spared not His only begotten Son and sacrificially gave in a way that was never done before and will never be done again. Giving brings forth much fruit as we reap what we sow. It's an act of worship, and it not only pleases God at the highest level, but it also brings forth blessings that can overflow in our lives, as well as the lives of others (Malachi 3:10). Most importantly, giving allows us to partner up in the work of ***Advancing the Kingdom of God***!

Let's close this topic of giving with the giving of our finances through tithes and offerings. The greed and selfishness of man's heart make this an extremely sensitive and controversial topic. Those that are postured in selfishness would dare make the argument that tithing is an Old Testament ritual and does not apply in the New Covenant of faith, yet tithing is spoken of eight times in the New Testament.

It was the tithes and offerings of the early Church that allowed Paul, Barnabas, Peter, and James to spread the Gospel of Jesus and build the Churches throughout Asia Minor. It was not just the Holy Spirit giving them victory over the Roman Empire; It was the power of tithing as well. If the tithe and offering is not a part of this new dispensation, then how do we expect the Church of Christ to continue growing, and how do we expect the Kingdom of God to continue advancing? I will close the discussion on this aspect of giving with God's final word on the topic.

> *"Will a man rob God? Yet you are robbing Me!" "How do we rob You?" you ask. "By not making the payments of the tenth and the contributions. You are suffering under a curse, yet you—the whole nation—are still robbing Me. Bring the full tenth into the storehouse so that there may be food in My house. Test me in this way," says the Lord of Armies. "See if I will not open the floodgates of heaven and pour out a blessing for you without measure. I will rebuke the devourer for you, so that it will not ruin the produce of your land and your vine in your field will not fail to produce fruit," says the Lord of Armies. "Then all the nations will consider you fortunate, for you will be a delightful land," says the Lord of Armies.*
>
> (Malachi 3:8–12 CSB)

Now that we have taken an in-depth look at the weapons and resources of our warfare, we can see the power, strength, and capabilities of God's Army as a collective. The Saints of God have the potential to be unstoppable in combat against the demonic powers of darkness. Let's continue equipping ourselves with more knowledge about satan and how he wars against us on the Inner and Outer-Battlefields by looking at his weapons and resources of war.

The Weapons of Demonic Warfare

On the natural battlefield, it has been proven historically that to win a war, the greatest resource a fighting force can have is to know its enemy well. Knowing your enemy's strengths, weaknesses, battle doctrine, combat tactics, resources, and weaponry are key to victory. Without knowing the enemy's command structure, his regiment's size and strength, and the function of each regiment, it is impossible to devise sound combat strategies.

In the practice of Spiritual Warfare, we war against spiritual wickedness in the unseen realms, so how do we know their size, strength, or intent? How can we gain insight into the enemy's plan of attack? Where is the attack even coming from, or how many demonic forces are involved? To understand the scope and size of any spiritual conflict, we will be required to use the retina of the Holy Spirit and the Holy Spirit alone. This is a battle strategy and battle knowledge that only God's spirit can discern. We're about to learn of the devil's weapons and his resources, but only the Holy Spirit can lead us to victory on both the Inner and Outer battlefield. *Knowing satan's weapons and understanding the resources he uses to fire them will not be enough to defeat his forces in battle.* I simply can't emphasize this truth enough. *We must depend on the guidance, the strength, and the wisdom of the Holy Spirit to operate effectively in Spiritual Combat.*

(S)satan has essentially done nothing more than reverse the laws of God on the Saints to formulate his weapons. Before we study this incredibly deceptive law reversal strategy, let's discuss God's laws for a moment. I strongly encourage you to reference all Scripture here for clarity and deeper understanding. There is no truth in anything that could be said in this manual unless it can be backed by God's WORD and accurately discerned.

The original laws of God the Father (the Ten Commandments or old Mosaic Law) have been taken out of the way and nailed to the cross with the ushering in of the New Covenant (Colossians 2:14–15). The New Covenant of grace through faith that Jesus provides is a better covenant built on better promises, and it is an unconditional one (Hebrew 8:7–12). You cannot earn salvation through your good works. It is an unconditional gift (Romans 6:23)! The Mosaic Covenant, on the other hand, was bilateral and conditional. God promised blessings when His people kept His covenant (Deuteronomy 28:1–14) and cursing when they disobeyed it (Deuteronomy 28:15–68).

The Mosaic Law couldn't acquit us of our sin; it condemned us of sin because it proved that no one was able to keep the law perfectly. If you violate one law, then you have violated all the law (Galatians 3:10–12). The Old Covenant could not impart spiritual life, but the New Covenant does (Galatians 3:26: 2 Corinthians 3:6). The Old Covenant led to bondage because it couldn't be kept perfectly, but the New Covenant gives us freedom from the curse of the law (Galatians 4:25; 5:1). The Old Covenant could not provide complete forgiveness of sin; it could only remit sin temporarily and only for the nation of Israel. The New Covenant provides complete and eternal forgiveness of sin through the one time sacrifice of a perfect, sinless lamb… Jesus Christ, the son of the living God!

Finally, the Mosaic Law was based on an inferior Priesthood (Levitical) of mortal sinners. The New Covenant is based on a Priesthood after the order of Melchizedek, a perfect Priesthood in Jesus Christ, our perfect priest. The laws of the Old Covenant have not been abolished, they have been fulfilled, and can therefore be taken out of the way and replaced by a better covenant. In living a perfect life, Jesus fulfilled the "Moral laws," and in His sacrificial death, He fulfilled the "Ceremonial Laws".

So, what are the laws of the "New Covenant"? After Jesus triumphantly entered Jerusalem, He was teaching in the temple courts using many parables. After silencing the Sadducees with their cunning interrogations, one of the Pharisees that was an expert on the law tried to test Him with a question. Listen to the question and response found in Matthew 22:36–40 (BSB).

> "Teacher, which commandment is greatest in the Law? Jesus declared, 'Love the Lord your God with all your heart and with all your soul and with all y, our mind.' This is the first and greatest commandment. And the second is like it: 'Love your neighbor as yourself.' All the Law and the Prophets hang on these two commandments."

Galatians 5:14 (BSB) says,

> The entire law is fulfilled in a single decree: "Love your neighbor as yourself."

Romans 13:8–10 says,

> For he who loves his neighbor has fulfilled the law. The commandments "Do not commit adultery," "Do not murder," "Do not steal," "Do not covet," and any other commandments, are summed up in this one decree: "Love your neighbor as yourself." Love does no wrong to its neighbor. Therefore, love is the fulfillment of the law".

These scriptures show us clearly that the Law of the New Covenant is to love God with all your heart, soul, and mind (your triune being), and to love your neighbor as you love yourself. These two new laws do not abolish the old Mosaic Law; they simply fulfill them and build upon them.

With a better understanding of the law, we can now look at how satan reverses these laws and uses them as his weapons of warfare against the Saints of God. The law says, *"Thou shalt not bear false witness against thy neighbor" (Exodus 20:16 KJV)*. When speaking of the devil, John 8:44 says, *"There is no truth in him. When he lies, he speaks his native language, because he is a liar and the father of lies"* (NIV). This is our first example of the devil's tactic of law reversal. The Mosaic Law says, "Thou shalt not Steal," and "Thou shalt not kill." John 10:10 says, *"The thief comes only to steal and kill and destroy; I came that they may have life and have it abundantly"* (ESV). We see scripturally that lying, stealing, and killing are a few of the demonic laws that satan has adopted because they directly oppose God's moral laws laid out in the Ten Commandments. These demonic laws are the weapons he uses as fiery arrowheads (or darts) against believers (Ephesians 6:16).

Let us look at a few more of these demonic weapons. Exodus 20:16 says, *"Thou shalt not bear false witness against thy neighbor"* (KJV). Revelation 12:10 says that satan is an accuser of the brethren and accuses us before God (bears false witness) day and night as he did with Job and Peter. This is another weapon of satan's warfare, the demonic law of falsely accusing. It's one of his favorite fiery arrows. We saw earlier that God's new law (the New Commandment) is to love Him and to love our neighbors. These laws of Love are so important that in obeying them, the laws of the Old Covenant are fulfilled. The devil's opposing demonic law is **hatred.** We see the hatred for God and hatred for our fellow man running rampant throughout the earth in these last days. God's law tells us to walk united in love; satan's law tells us to walk divided in hatred. These are but two more of the devil's favorite fiery arrows.

For the sake of clarity in our training, we are going to view satan's weapons and resources as bows, arrows, and arrowheads. The bows are the mechanisms he uses to launch attacks. The arrowheads are the weapons he uses to inflict us, and the arrows are the resources (strongholds) he uses to fire those arrowheads. Diagram number five pictographically describes this weak demonic arsenal.

Remember that an archer cannot fire arrowheads without them being attached to his arrows, and he can't fire either without a bow. The devil's fiery darts can only pierce our souls if he attaches them to the arrows of our *fear, greed, lust, pride, anger, jealousy, envy,* or our *selfishness.* These arrows (resources) are nothing more than our internal weaknesses on the "Inner-Battlefield" terrains of the mind and flesh. They include our human emotions, human senses, human will, and our sinful nature. These arrow resources (strongholds) are all qualities and characteristics of the Inner-man, and satan has a demonic principality that represents every one of them. The powers of darkness also have external resources at their disposal. They will often use gossip, family, friends, even social media, or TV as firing mechanisms for these weapons.

The Weapons and Resources of satan's Warfare

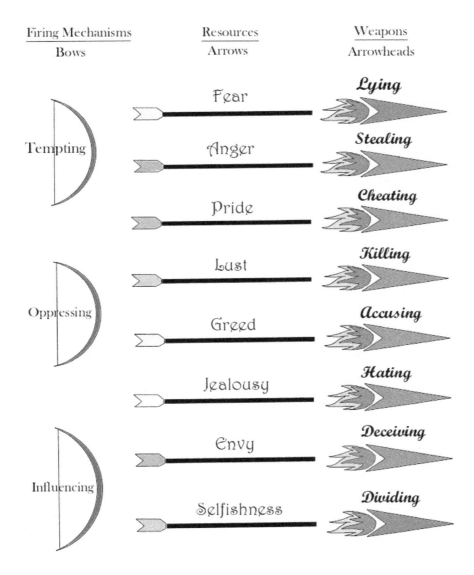

All of these resources, independently or combined, act as the arrows that propel the "Fiery Arrowheads" of lying, stealing, cheating, killing, accusing, hating, deceiving, and dividing. The stronger the arrows, the deeper the arrowheads can pierce. The more you resist the bows of temptation, oppression, and influencing, the harder it is for satan to pull back the bowstring. It is interesting to note that in studying the devil's arsenal and God's as well, we're comparing arrowheads to Nuclear Warheads! It's also interesting to note that even the devil's "Fiery Arrowheads" have no power at all unless we give them launch capability with our inner weaknesses. *He knows he is outmatched, and now you do as well.*

I pray that you are beginning to see your superiority over the powers of darkness! We have superiority in weapons with the **WORD**, the **Name**, and the **Blood**. We have superiority in intel and power with the Holy Spirit. We have superiority in forces with the Heavenly Host of Angels battling by our sides, and we have superiority in leadership with Jesus seated at the Throne of God orchestrating the operational art of this epic war. Hallelujah! This is a great place to take a moment to shout for joy and praise His holy name. For the Lord, our God is worthy of all our praise and all our worship!

Before closing this chapter, let us look at a few examples of this bow and arrow concept the enemy uses to execute his law reversal tactic.

Example Number One

Angie is a middle-aged woman whose family has a deep history of breast cancer. Watching her mother die from this dreaded disease, she's always feared the contraction of breast cancer herself since childhood. As the years passed, her level of fear had considerably increased because she listened to and allowed herself to be influenced by the spirits of fear. Finally, Angie decided to remove both of her perfectly normal breasts.

Analysis — The enemy used the bows of oppression and influencing as firing mechanisms. Angie's emotions of fear and anxiety gave power to the spirits of fear, and these foul spirits were able to inflict her with the "Fiery Arrowhead" of deception. She was deceived into believing that breast cancer was inevitable by the spirits of fear. Take note that these spirits only possessed the power that she gave them. The spirits of fear were empowered by her emotional weakness of fear instead of faith.

Example Number Two

Here is a more complex example. We will see how satan can fire the same type of "Fiery Arrowhead" using three different types of Arrows simultaneously.

Brian and Lisa have just been dismissed from an amazing service. They both felt God's presence, and the Lord ministered to their marriage deeply. As the two of them separate outside to greet numerous brothers and sisters, Lisa notices Brian giving a big hug to sister Darlene. She continues to greet friends but becomes obsessed with watching Brian and Darlene talk and laugh for some time. Like a flaming fire, jealousy rises within her. Lisa confronts Brian about the incident on the drive home. With sudden anger, he explodes by screaming, "You're worse than a ninth-grade teenager! You know, you really need to grow up and put your childish ways behind you." Lisa totally disagrees and immediately becomes consumed with strife. She replies, "Childish? Look who is being childish. You're getting hot under the collar because you know I'm right about that slutty woman Darlene." They continue to argue all the way home and end up not speaking to one another for five days.

Analysis — In this scenario, the enemy used the bow of influencing as a firing mechanism. Lisa's emotions of jealousy and strife gave power to the spirits of jealousy and strife. Brian's emotional stronghold of anger gave power to these spirits as well. Jealousy became a strong arrow, strife became a strong arrow, and anger became a strong arrow (all emotional strongholds) targeted towards both. Together, the three arrow resources (strongholds) were able to launch the "Fiery Arrowhead" of division that resulted in five extremely uncomfortable days. If Brian and Lisa do not begin to resist, rebuke, and break these strongholds in their lives, the conflicts could intensify, and their marriage would most likely end in divorce.

These strongholds served as the resources or arrows need to pull off a triple penetration attack! Your enemy is cunning and knows how to use your weaknesses against you. There are many types of strongholds on the Inner-man alone—The strongholds of mental habits, the strongholds in the flesh, the mind, the heart. To make it worse, the devil can attach the "Fiery Arrowheads" just as easily to external strongholds like television addiction, negative friends, or gossiping family.

It is very important to understand that the devil and his cohorts are not always involved in your conflicts, and they're not your worst enemy... YOU ARE!

Victory on the "Inner-Battlefield" shuts down the enemy's ability to use the arrows of your weaknesses to fire upon you. All that remains are the external strongholds, some of which can be controlled and some that cannot. We'll learn how to quench these "Fiery Arrowheads" once they're launched with our Shield of Faith and our Breastplate of Righteousness in the next chapter. For now, we are focusing on stripping the enemy of his bows and his arrows. The "Air-Land Battle" doctrine teaches that minimizing our adversary's ability to assault us is a wise battle strategy. It reduces the frequency of our need to fight in a defensive posture and increases our ability to fight in an offensive one.

Example Number Three

Our last fictitious example will demonstrate the enemy's ability to attack us with three "Fiery Arrowheads" using one type of arrow.

Joe is a Christian businessman that owns a Computer Software Company. Last year he gave so much time and financial support to his Church that he felt his business did not prosper the way it should have. So, this year, he made a verbal vow on New Year's Eve. With his wife and ten close friends as witnesses, he resolved to work hard enough to earn over $200,000 in net income. He even guaranteed it and promised free Dolphin tickets to everyone present if he did not hit the mark.

The year went by quickly, and Joe spent very little time at his Church and gave sparingly with his finances. With only fifteen days left in the calendar year, Joe calculated that his net income thus far was about

$180,000. He was short of his 200k benchmark by $20,000 but confident he would figure something out. Late that afternoon, a purchase request came into his office for $15,000 worth of software product. Joe was ecstatic, but after the excitement of the moment passed, he realized that he was still $5,000 short of his 200k income goal. Joe began to reason that if he just changed the figures on the fax to a $20,000 purchase order, he could pass the mistake on to the customers requisitioning department. They would, in turn, accept the $20,000 shipment, and he would hit his annual salary benchmark of 200k. With no attempt at resistance, Joe changed the figures and prepared the shipment.

Analysis — In this example, the enemy used the bow of temptation as a firing mechanism. Joe's selfishness, ambition, and greed were audible to everyone present that New Year's Eve. Every entity in the natural and spiritual realm heard that vow. Greed became a stronghold arrow (demonic and emotional) instantly, and the unclean spirits had an entire year to plan the attack. Eventually, the arrows (strongholds) of greed were able to launch the "Fiery Arrowheads" of lying, stealing, and deceiving at Joe with virtually no resistance. His soul was pierced with three distinctly different Arrowheads using one type of arrow.

As we continue to move forward in our training, I will implement exercises and evaluation opportunities along the way. Here is an exercise I'd like you to try on your own. Carefully study Diagram number five and combine the bows, arrows, and arrowheads into as many logical groups as possible.

Remember that one arrow can propel any number of arrowheads, and conversely, one arrowhead can be launched with any number of arrows. You will quickly see that the possible combinations are infinite. Once you have grouped from five to ten different pairings, try to create real-life scenarios that corollate with these groupings, as we saw in the previous examples.

This is a powerful exercise because you will begin to see all the devices of our enemy very clearly. When temptation, tribulation, and conflicts occur, the Holy Spirit can better enable you to see through the strategies and thwart the attacks with unfiltered clarity. Remember that

<u>if we do not yield to the devil's devices (resources/arrows), he cannot launch his weapons against us.</u> This phrase is worth repeating a few times in your mind and with your tongue.

"His weapons can only hurt me if his resources can control me."

We have just taken an in-depth look at the full scope of the "Spiritual Battlefield," and for the first time, you have had the opportunity to see an aerial view of it. Now that we have gotten our hands on these top-secret satellite photographs of this enormous battlefield, you may think that you're ready to take on powers of darkness single-handedly.

Well, if that's how you feel at this point, I applaud your enthusiasm, but think again because there is still much to learn. Photographs and enemy intel alone never won a single war, just as photos of a gridiron never won a Superbowl championship. We must learn about leadership in "High Command," battle doctrine, and fighting tactics and strategies before we can be fully equipped to seek and destroy the rulers of the darkness of this world!

Training is the cornerstone of success to any fighting force, and if we train hard, we will fight hard and be prepared to win!

I commend you on making it this far in training and encourage you to continue pressing forward as we turn our attention towards leadership and the "Qualities of a Spiritual General". Let the Warriors arise! *Proclaim this among the nations: Prepare for war! Rouse the warriors! Let all the fighting men draw near and attack.*

> *Beat your plowshares into swords and your pruning hooks into spears. Let the weak say, "I am strong!"*
>
> *Come quickly all you nations from every side, and assemble there. Bring down your warriors, LORD!*
>
> *Let the nations be roused; let them advance into the Valley of Jehoshaphat, for there I will sit to judge all the nations on every side.*

Swing the sickle, for the harvest is ripe. Come, trample the grapes, for the winepress is full and the vats overflow—so great is their wickedness!

Multitudes, multitudes in the valley of decision! For the day of the Lord is near in the valley of decision.

The sun and moon will be darkened, and the stars no longer shine.

The Lord will roar from Zion and thunder from Jerusalem; the earth and the heavens will tremble. But the Lord will be a refuge for his people, a stronghold for the people of Israel.

(Joel 3:9–16 NIV)

CHAPTER 4

The Qualities of a
SPIRITUAL GENERAL

Introduction

Contrary to popular belief, Leadership is not a natural-born quality. We are not born as leaders; we are taught to lead. *We are born as followers*! We follow our parents, our siblings, and our teachers from birth, and if they teach us leadership, we will follow their lead. If we are never taught leadership, then we will remain followers, just as we were born. It is a byproduct of the curse of the Law of "Sin and Death". We were created as leaders to have dominion over all the earth and to subdue and rule over all creation in it (Genesis 1:28). With Adam's fall, we lost dominion over the earth and our natural ability to lead was lost as well. With the curse, we naturally became followers of either our sinful nature or the new prince of this earth, satan. *Learning to lead and not follow is the gift of recapturing our original nature. That is how we were created, as leaders*! I pray that this field manual will allow you to regain that leadership nature God intended man to have.

It may very well be true that our charisma and charm cause others to follow us, but that in no way means we are skilled leaders. There are qualities that we will need to adopt, and responsibilities that we will need to accept first. As "High Commanders," it will require sharp leadership skills to be effective warriors on the battlefield. We ought to examine these qualities and responsibilities that are essential for the Saint, who desires to lead in a "High Command" position.

Let us start by clarifying the term "High Command". To be a "High Commander" in God's Army does not necessarily mean that we must hold a high position in the governmental offices of the Church (i.e., pastor, evangelist, prophet). *A "High Commander" is one who holds a highly honorable position in the sight of God the Father*! So, the issue is not how man looks upon us, but how God looks upon us. 1 Samuel 16:7 (BSB) says,

> ...the Lord does not see as man does. For man sees the outward appearance, but the Lord sees the heart.

Romans 2:11 (KJV) also says,

> For there is no respect of persons with God.

There is no partiality of any kind with God. He judges us on the same standard and uses us according to our willful availability and obedience, not according to our earthly stature. You could be a church janitor, a Sunday School teacher, or an usher and carry the title of "High Commander," or Spiritual General in the sight of our Father in Heaven. Gender, race, denomination, nationality, or political affiliation play no role in one's ability to reach a position of "High Command".

Let us look at the "High Command" in the U.S. military for more understanding of the title. High Commanders are those officers who have attained the rank of O-7 or above. In the Army, Air-Force, and Marines, the O-7 pay grade is the classification of general officer known as "Brigadier General". In the Navy, the O-7 pay grade is the classification of flag officer known as "Rear Admiral Lower Half". Here is an introduction to the military Commissioned Officer rank structure that will guide us later in ranking ourselves spiritually.

- O–1 2nd Lieutenant or Ensign (Navy)
- O–2 1st Lieutenant or Lieutenant Junior Grade (Navy)
- O–3 Captain or Lieutenant (Navy)
- O–4 Major or Lieutenant Commander (Navy)
- O–5 Lieutenant Colonel or Commander (Navy)
- O–6 Colonel or Captain (Navy)
- O–7 Brigadier General or Rear Admiral Lower Half (Navy)
- O–8 Major General or Rear Admiral (Navy)

- O–9   Lieutenant General or Vice Admiral (Navy)
- O–10 General or Admiral
- O–11 General of the Army/Air Force or Fleet Admiral

The O–1 through O–6 officers are assigned to leadership positions at the unit and battalion levels. Their roles are critical to the success of a campaign, but they are not involved in strategy development, major tactical decisions, and major command decisions on the battlefield. Core strategical, operational, and command decisions are made by the "High Commanders" at the Brigade and Divisional levels.

Matthew 5:48 says,

> *You therefore must be perfect as your Heavenly Father is perfect.*
>
> (ESV)

Although perfection is impossible in our natural beings, we can reach spiritual perfection in Christ.

Spiritual perfection does not mean we are somehow able to live sinless lives like Jesus. That is impossible in our present bodies. *Spiritual perfection in Christ means that we are walking in a Holy and blameless way before our Father—Mature and complete with a Christ-like posture in body, soul, and spirit, and we are doing so despite our imperfections* (Leviticus 19:2; Deuteronomy 18:13; James 1:4). God has called us to strive towards the highest level of godly excellence so that we may fill the High Command positions in the body of Christ. It is at those key positions that we can effectively devise Battle Strategies against the enemy. We must understand the Art of Operations against him and develop Tactical Maneuvering skills that can break curses, loose chains of bondage, and set the captive souls free. *The Army of God is in high demand for those who can perform in "High Command"!*

The qualities of a general in the spiritual realm are more demanding than those of a general in the natural realm. *To adopt a quality into your character, it must be implemented in all theaters of your life, and it must be done consistently!* This means the consistent application of the quality's principles in your spiritual life, your family life, your church life, and your professional life. As we study the Qualities of a Spiritual General,

I would like you to score yourself on each quality. We will use a rating scale of one through ten, with one being extremely weak and ten being extremely strong. Please be honest before yourself and the Lord and remember that your rating represents your current strength only. Without knowing our current strength and present coordinates, we cannot navigate towards our final- destination. Knowing our spiritual rank gives us those exact coordinates. We'll then be able to determine the distance of our journey and pace ourselves accordingly.

Remember always that *it's not where we are that matters, it's where we are going, who's leading us there, and how many souls we're bringing along with us*!

Quality Number 1 of a Spiritual General

Must have the Anointing of the Holy Spirit

Perhaps the greatest soldiers on earth are USSF (United States Special Forces) Commandos. The training is rigorous, and the selection process is quite intense. Candidates must have extraordinary leadership qualities and exceptional decision-making skills. Be it Navy Seal, Army Ranger, or Green Beret; they are led by their knowledge, experiences, intuition, and instincts.

In the quest to become Spiritual Generals, our goal must be to become the greatest spiritual commanders on earth. An HKSF (Heavenly Kingdom Special Forces) Commander must also have extraordinary leadership qualities and sharp decision-making skills, but he is not led by his knowledge, experience, intuition, or instinct. *An HKSF Commander is led solely and completely by the Holy Spirit of God!* His strength and power lie not in natural talents and abilities, but in God's power and abilities. He leans not upon his own understanding, but he trusts the work of the Holy Spirit in his heart—Acknowledging the Spirit so God can direct his path in all battle decisions (Proverbs 3:5). This is the primary distinction between a USSF Commander and an HKSF Commander. *Another unfortunate distinction is the gender discrimination found in the USSF units. Fortunately, God is looking for "a few good women" to lead as HKSF Commanders, as well as men.*

The natural eye (instinct and intuition) of the USSF Commander must always be sharp and focused. Conversely, it is the spiritual eye (Holy Spirit) of the HKSF Commander that must always be sharp and focused. To focus on something means to lock in on it, stare at it, or pay close attention to it. A Spiritual General must be able to continually lock in on and pay close attention to the leading of the Holy Spirit. It is truly the most important quality that an HKSF Commander must possess!

This kind of intimacy with God's Spirit comes from the combination of many spiritual attributes, and we'll analyze all of them; But first and foremost, we must receive the anointing and baptism of the Holy Spirit just as Jesus did at the river Jordan (Matthew 3:11). *The anointing expresses the sanctifying influence of the Holy Spirit in a believer's spirit. The baptism expresses the total immersion of the Holy Spirit in a believer's heart.* This allows us to walk in holiness and total surrender to the Father.

The anointing with oil is not the same as the anointing of the Holy Spirit, but it's often used as a symbol of the Holy Spirit, as in the parable of the wise and foolish virgins (Matthew 25:1–13). Anointing ourselves or others with oil can be a symbolic practice for healing (Mark 6:13), or like Mary anointing the feet of Jesus, it can be a symbolic act of worship. We can be anointed to serve, to minister, to lead, or to do the work of God (1 Samuel 16:12–13), but without the anointing of the Holy Spirit, we won't possess the *Power* we'll need to operate in "High Command".

The anointing or baptism of the Holy Spirit empowers us to be witnesses (Acts 1:5–8; 2:1–4), to do battle (Luke 10:19), and to preach the good news of the Gospel (Luke 4:18–19). It is the anointing that empowers us to bring recovery of sight to the blind, to release the oppressed, to heal, and to break the devil's yokes of bondage.

Many denominational doctrines oppose this principle, and it is the primary reason we see very little power, unity, or purpose in the Church of Jesus Christ! The training in this field manual can profoundly enrich your life, but *all the training in the world will not provide you with the power from on high that the Holy Spirit gives us to destroy the works of the devil!* Moses had the power, Joshua had the power, David had the power, and Jesus, the Lion of Judah, had the power. So did Saul, Samuel, Elisha, Paul, Peter, and many other Saints of old.

Let us look at a few of these generals to see the anointing God placed on their lives and the victory's they won as a result. Moses was so focused on God that the Lord told Moses, "*...I will do this thing also that thou hast spoken; for thou hast found grace in my sight, and I know thee by name*" (Exodus 33:17 KJV). God intimately knew Moses because he spent so much time with the Father and did nothing outside of His divine will and protection. Moses understood his weaknesses (Exodus 4:10) and told the Lord that if he did not go before the people and lead them in every way, he wouldn't move (Exodus 33:13–16). It was by the anointing of God's Spirit that Moses led the children of Israel out of slavery, and by the same anointing that the Red Sea was opened (Exodus 14:21). Water supernaturally flowed from the rock at Horeb (Exodus 17:6), manna and quail were sent from heaven (Exodus 16:12), and the Amalekites were destroyed because of the anointing on Moses (Exodus 17:10–12). The Lord poured out his anointing on Moses so heavily that Aaron and the people were afraid to come near him upon his return from Mount Sinai (Exodus 34:30).

That is the Anointing of a "Spiritual General" that can only come from the Holy Ghost, and it's that anointing we must possess and covet. *In the Old Covenant, only a select few were anointed, but under the New Covenant of grace, we can all be anointed and baptized with the power of the Holy Spirit!*

Joshua was also divinely anointed, appointed, and ordained by God's Spirit to be the successor to Moses (Numbers 27:18–23). Verse 18 says that Joshua had God's Holy Spirit in him. When Moses laid hands on Joshua, his anointing was immediately discharged into Joshua's spirit. The "Baptism of the Holy Spirit" is often received by the laying on of hands (Acts 9:17). Although the Holy Spirit had not yet come to dwell within all men in the days of Moses, God's Holy Spirit was within Joshua. The Lord confirmed this when He said to Joshua,

> "No one shall stand against you all the days of your life. As I was with Moses, so will I be with you; I will never leave you nor forsake you."
>
> (Joshua 1:5 BSB)

It was with this anointing that Joshua parted the Jordan River (Joshua 3), but not with a staff like Moses used to part the Red Sea. Joshua parted the Jordan not with the staff of a shepherd, but with the power of the Holy Spirit dwelling within the Ark of the Covenant (just like our hearts). The sacred Ark was carried by the priests to the river Jordan, and as their feet touched the river, the mighty currents were held back. It is our High Priest Jesus who is now miraculously carrying us to victory in our hearts, making paths through rivers, and holding back the mighty currents in our lives. Our High Priest Jesus is now represented by the one we must obey and follow: *the person of the Holy Spirit*!

With the "Anointing of the Holy Spirit," Joshua destroyed the city of Jericho and went on to overthrow over thirty-one kingdoms in the Land of Canaan! His victories over the enemies of Israel were no different from the victories you and I must win on the Inner and Outer-Battlefields of our lives. Just as Joshua's victories were won by faith in the work of the Holy Spirit within, we can experience the same victory in our lives if we trust in the leading of the Holy Spirit as well.

> *...this is the victory that overcometh the world, even our faith.*
>
> (1 John 5:4 KJV)

The constant strengthening of our faith in the Spirit allows the retina of our spiritual eye to become perfectly focused. It was Joshua's faith that allowed him to give Moses and the children of Israel a good report concerning the promised land (Numbers 14:6-8). It was his faith and anointing in the Holy Spirit that made him reverent before God, courageous before God, and obedient to God. This warrior and "High Commander" of the Lord is an excellent scriptural example of what a "Spiritual General" should look like.

David was another beautiful example of what generalship in the Army of the Lord is all about. He was anointed by the Holy Spirit at an early age. The prophet Samuel went to Bethlehem and chose David to be King over all of Jesse's eight sons. The Bible tells us in 1 Samuel 16:13 that when Samuel anointed David in front of his brothers, the Spirit of God came upon him from that day forward. It was with this anointing that the frail young shepherd boy destroyed the Philistine warrior Goliath (1 Samuel 17:34–37). The "Anointing of the Holy Spirit" gave David the compassion and forgiveness he needed to spare King Saul's life (1 Samuel 24:1–15; 26:1–20). Under God's anointing, David also captured Jerusalem (2 Samuel 5:7), destroyed the Philistines, the Moabites, the Ammonites, and the Amalekites (2 Samuel 8:1–13). He wrote some of the greatest masterpieces of spiritual song and literature are ever known to men in the Psalms of David! Although his life was stained with sin, he was the greatest King of Israel and the most famous ancestor of Jesus Christ (Jesus means God the savior, Christ means the anointed one).

Jesus is not called the son of Abraham or the son of Jacob, but the "Son of David," and both Mary and Joseph had to share David's lineage in the genealogy of Christ. As we move towards a life of operating in "High Command," it is encouraging to have a biblical mentor like David. His examples of weakness and imperfection can help us better understand that *our spiritual positions are not contingent upon our human conditions.* Weakness does not negate God's power in our lives; it acts as a gateway to God's power (2 Corinthians 12:9). Sin does not negate God's power in our lives either; It serves as a daily reminder of our need for His power, as well as His mercy and His grace! David was truly a magnificent King, an extraordinary "High Commander," and a great leader, but *it was Jesus that gave us the perfect picture of what a "Spiritual General" should look like.*

During the first thirty years in the life of Christ, we can see in Scripture that He did nothing to fulfill His purpose for being manifested in the flesh. So, what was God's purpose in sending His Son to be born in the flesh? There were many, but here are a few.

- To do the will of the Father (John 6:38)
- To destroy the works of the Devil (1 John 3:8; Hebrew 2:14)

- To save sinners from eternal damnation (1 Timothy 1:15)
- To give eternal life (John 6:51)
- To bring light into a dark world (John 12:26)
- To fulfill the Law and the Prophets (Matthew 5:17)
- To die for our sins (John 12:24–27)
- To reign as king (Isaiah 9:6–7)
- To seek and save the lost (Luke 19:5; 9–10)
- To bind up the broken hearts of men (Isaiah 61:1–3)
- To bear witness to the truth of the Father (John 18:37)
- To bring judgment (John 9:39–41)
- To call sinners to repentance (Mark 2:17)
- To bring joy and satisfy our thirst (Luke 2:10; John 4:13–14)
- To demonstrate true humility (Philippians 2:5–8)

The first thirty years in the life of Jesus were preparation years. Years spent studying the law He had come to fulfill. Years spent in communion with the Father, and years spent working hard to build spiritual strength and character. As we just saw, *God had many reasons for manifesting His Son in the flesh, but He didn't receive the power to fulfill these purposes until He received the baptism (anointing) of the Holy Spirit!* Just as the "Anointing of the Holy Spirit" translated Jesus to a supernatural level of human existence, it can do the same for us! With this anointing, He received the Father's approval, His direction, His divine power, and His mighty presence within!

If Jesus, our Lord and Savior needed the "Baptism of the Holy Spirit" to fulfill His divine purpose, then how much more so should you and I depend upon this same "Anointing" to fulfill ours? It is a quality of a "Spiritual General" that is essential to operating in "High Command" in the Kingdom of God, and it's ours for the asking.

It is interesting to note briefly that Jesus did not release the power of the Holy Spirit in every situation. There were times He refrained because of unbelief (Matthew 13:58), and times that using the power of the Spirit would violate the will of the Father (Matthew 26:53). As "Spiritual Generals," we will have to learn to apply this concept well.

Later in our training, we'll see how to loose the power of the Holy Spirit, when to loose His power, and at what level. Finally, I would like to emphasize that there's only one requirement to receiving the anointing and the Baptism of the Holy Spirit. That requirement is simply *To ask for it!*

Jesus emphatically said,

> *"Truly, truly, I tell you, whoever believes in Me will also do the works that I am doing. He will do even greater things than these because I am going to the Father. And I will do whatever you ask in My name, so that the Father may be glorified in the Son. If you ask Me anything in My name, I will do it."*
>
> (John 14:12–14 BSB)

Our Lord also instructed us to ask that we may receive, to seek so we may find, and to knock so the doors may be opened. This is a door that must be opened in the life of a believer that genuinely wants to become an "HKSF Commander".

At this point, I would like to give you the opportunity to rate yourself on this Quality of a Spiritual General. As you score yourself on your Anointing of the Holy Spirit, remember that there are different gifts that are used, different degrees of use, and different offices of use. The direct question I propose to you is, "How strong is the anointing of the Holy Spirit in your spiritual life, your family life, Church life, and career?" Please prayerfully and honestly rate yourself now on a scale of 1–10 with 10 representing the highest level of "Anointing".

Quality Rating Number One:

The power of your Holy Spirit Anointing   _____

<u>Self-Evaluation/Group Study Questions</u>

1. What area of ministry would you like to see the "Anointing of the Holy Spirit" elevated?
2. What gift of the Holy Spirit would you like to see activated or elevated in your walk with the Lord?
3. How could the "Anointing of the Holy Spirit" make you a better parent?

4. How could the "Anointing of the Holy Spirit" help you in your Church life?
5. If you are a student, how would you use the "Anointing of the Holy Spirit" to impact your classmates and faculty members?

Quality Number 2 of a Spiritual General

Must be a Grad Student of God's WORD

I recently read an article that showed the difference in annual income between adults that possessed High School diplomas, bachelor's degrees, and those that obtained master's or graduate degrees. The study found that those who acquired master's degrees earned 25–30 percent more annually than their bachelor's degree counterparts, and as much as 60 percent more than High School graduates.[3] A master's degree represents knowledge, wisdom, and commitment to a particular field of study. It also represents earning power in the natural realm. Likewise, in the spiritual realm, a master's degree in God's WORD represents knowledge, wisdom, and commitment, but in this realm, it doesn't represent earning power; It represents supernatural power!

To become a "Spiritual General" in God's magnificent Army, we must become graduate students in God's precious Word! To reach spiritual "High Command," there is no getting around this fact. One may ask the obvious question, "How do we earn a master's degree in God's WORD?" Should we go to Bible College or Seminary School for eight years? By no means should this course of action be discouraged in preparation for ministry of any sort. There are many excellent Christian Universities and Seminary Schools that are needed for the training and ordaining of all types of ministers of the Gospel. However, it is not a master's degree from a Christian institute of higher education that constitutes a master's degree in God's WORD!

The Church is full of hundreds if not thousands of men and women that have graduated from these institutions with little knowledge or ability to discern God's WORD!

We are not required to be Born-Again to graduate from a Christian University, but *we must be born of the Spirit to understand and discern the WORD of the Lord!* The Bible is not a college manual. It's the divinely inspired, supernaturally empowered WORD of the living God

---

[3]   Torpey, Elka. 2018. "Measuring the Value of Education." U.S. Bureau of Labor Statistics. 2018. https://www.bls.gov/careeroutlook/2018/data-on-display/education-pays.htm.

(2 Timothy 3:16–17). If it's studied in the natural, like a theological textbook, it will impart absolutely no wisdom, insight, or revelation to its reader. The pastors and preachers that made it through Bible College studying the Bible in this manner are the very reason so many Churches are failing today. If these ministers of the Gospel have never experienced the power of God's WORD and the power of His Holy Spirit, they are incapable of conveying that power to God's people. On the other hand, *if the WORD of God is written on a man's heart through the power of the Holy Ghost, it can sovereignly transform the human Spirit from death to life*!

Before I was saved, I recall reading the Bible on occasion and understanding little. The WORD of God did not interest me because I could not discern the truth it conveyed. 1 Corinthians 2:14 says, *"The natural man does not accept the things that come from the Spirit of God. For they are foolishness to him, and he cannot understand them, because they are spiritually discerned"* (BSB). Once I accepted the Lord and received the baptism of the Holy Spirit, God began to reveal Himself to me through the WORD, and the Scriptures came to life in my Spirit and Soul! Once we understand God's language, it is our responsibility to meditate upon His WORD consistently.

This is how we draw near to the Father, that we might know His ways, His character, and His heart. God told Joshua that the key to prosperity and success is to meditate upon the WORD day and night, to live by the WORD, and to speak the WORD out of your mouth continually (Joshua 1:8)! But how can we speak the WORD if we rarely read the WORD?

Many of us do not have sharp memories, but Jesus told the disciples that the Holy Spirit would bring all things to our remembrance (John 14:26). Let us be clear here. *The Spirit of God will not bring back to your memory scriptural passages that were never placed in your memory!* Too often, we rationalize our lack of studying God's WORD with Luke 12:12, which says that the Holy Spirit will teach you what you ought to say in a certain situation. This scripture does not tell us that we should depend strictly upon the Holy Spirit and forget about the studying of God's WORD. Paul told Timothy that we ought to study

Scripture to be approved by God so that we would not be ashamed, and we could rightly discern the *Word of truth* (2 Timothy 2:15).

It is by studying scripture day in and day out that God elevates our degrees. Our diligence and consistency will determine our worthiness to receive an associate, bachelor's, or master's degree in His Holy WORD. The world tells us that power and success are the things we should strive for. God tells us the same, but He defines them differently. The world defines power as you having control; God defines power as the Holy Spirit having control (Acts 1:8). The world defines success as you speaking of and elevating yourself; God defines success as you speaking of and elevating His WORD (Joshua 1:8). Hopefully, you now understand why at this point I've capitalized the WORD so frequently.

Only you can determine where you presently stand in your degree of knowledge in God's WORD. Maybe you have only read pieces of the New Testament since accepting Christ. If that is the case, then you are still working on a H.S. diploma. On the other hand, it is possible that you have read the entire Bible twice and graduated Seminary school, but you have never truly been "born-again". Perhaps you have never been able to discern the Word, and for that reason, you only studied for the degree but never meditated upon it before. If that is the case, then the Seminary degree does not matter. What matters is God's unmerited grace and your faith in the sacrificial death of Christ. There is no need to set exact parameters on the biblical knowledge required for an associate's, bachelor's, or master's degree in the Word. I trust the Lord will speak to your heart on this matter.

Allow me to express one important concept that needs to be understood before proceeding forward. Neither the length of time you have walked with Christ nor the number of scriptures you know factor into God's ability to use you right now in your present condition!

The Lord can take a baby Saint who loves God with all of his heart, knows very little Scripture, and use that individual in profound ways; Sometimes more than a fifteen-year veteran who knows the Word but has lost his first love. God is always looking at the terrain of our hearts, not our minds. He cares about your potential, not your position. As we strive towards excellence in any of the attributes we will be discussing, we must not wait until attaining that excellence before stepping out in faith and serving God at some capacity! A soldier that's in training to be a USSF Commando has other soldiers feeding him and providing ammo for him. So, be encouraged to find a way to feed and provide for God's Commanders NOW as you train hard to become one yourself. Let's go ahead at rate ourselves, and as we do so, ask the Lord to show you what your educational level is in His eyes. We'll set a doctorates degree at 10, a master's at 8, a bachelor's at 6, and an H.S. diploma at 4.

Quality Rating Number Two:

Educational Level in God's WORD _____

<u>Self-Evaluation/Group Study Questions</u>

1. What are the daily activities you engage in that could be limiting the amount of time you spend studying God's WORD?
2. Are you stuck in the routine of reading one verse a day and considering that as a sufficient daily dosage of God's WORD?
3. What amount of time do you consider adequate for daily study of God's WORD?
4. Do you believe you could reach a master's degree in God's eyes, studying daily for this amount of time?
5. Name a few practical resources you could use to study Scripture more deeply? Why aren't you using those resources?
6. Have you ever considered memorizing a Bible verse each week?
7. How would memorizing Scripture affect your daily life?

Quality Number 3 of a Spiritual General

Must Have a Strong Prayer Life

In the previous chapter, we discussed the importance and the power of prayer in the life of a believer. We saw that prayer is not only the communication process between the Christian and God the Father, but it is also the vessel that carries the Weapons of our Warfare when battling the enemy. It is the channel by which the power of the Heavenly Host can be activated! As stated earlier, intercessory and devotional prayer may be the greatest strength resources we have in our arsenal. This format of prayer is the battery of life for the believer.

Great communication is the key to the strength of any great relationship. This principle holds true in the spiritual realm, just as it does in the natural. If, for example, we do not spend time talking to our families, it would be impossible for us to know their desires, needs, or goals. When we spend a great deal of time with someone, it opens the doors of intimacy with them. The doors of faith, trust, and love can also be opened. You see, prayer is more than communication; it is being in the presence of God basking in His glory. It is Jesus holding your heart in His hands and you feeling the warmth of His tender embrace! There are no words needed there. None at all.

The Father knows your heart's desires and every emotion that you experience. He wants you to know His as well, but how are you supposed to know God's will for your life? How is it that you can become more intimate with your Heavenly Father than you are with your spouse? It is by intercessory and devotional prayer that you may attain that level of love, with God the Father, and our Lord Jesus!

It is through intercessory and devotional prayer that we come before the Throne of God, worship and praise Him, receive forgiveness from Him, petition Him for our needs and the needs of others, and give Him thanks. Then the Father can speak back to our hearts and minds in so many ways. It can be a scripture, a prophetic word, a vision, a dream, a Heavenly tongue, or just a still quiet voice from deep within. When we learn to distinguish His voice, we can listen to His instructions, reproof, praise, and directions.

The Bible says that our prayers are like incense before God's Throne (Revelation 8:3–4). The Word tells us to seek God's face continually (1 Chronicles 16:11), to watch and pray soberly and vigilantly (1 Peter 5:8; Matthew 26:41), to always pray and not grow faint (Luke 18:1), and to pray without ceasing (1 Thessalonians 5:17). It is a matter of staying in God's presence all day, and for most of us, that seems as though it's an impossible task! I will tell you why.

For so long, we have been taught the religious, ritualistic view of prayer. Hands together, eyes closed, on our knees, and bedside. What a wonderful way to pray but the truth is that our physical posture does not matter. *God is only concerned with the posture of our hearts! Jesus wants to fellowship with you continually, and it does not matter if you bow, kneel, fall on your face, walk, jog, or ride in your car!* The posture of continual fellowship and prayer should look something like this in real life:

- Feeling God's presence in your business meeting
- Asking Him how you should respond to a question
- Looking for an opportunity to share His love in Walmart
- Listening to God speak to your heart about your vacation plans
- Jogging on Saturday with a silent song in your soul
- Seeing His beauty in the clouds of the sky
- Watching His power change someone's life by your obedience
- Giving that love to your neighbor that God gave to you
- Rejoicing in your heart for His incredible grace to you
- Singing of His Love at lunch with tears in your eyes
- Laughing together over the troubles He turned to triumphs
- Crying together in the shower over the pain He turned to joy

This is what it looks like to tune into the frequency of the Heavenly Host and the Holy Spirit! Keep these stations running all day and night, and that is what "Praying without ceasing" looks like. To operate in "High Command" within God's Army, you must learn to stay tuned in to God's Throne and develop a strong prayer life. All of the "High Commanders" we see in Scripture had strong, consistent, committed prayer lives! From Moses to David to Jesus, but there's only one question that matters. Where do you stand in your own life concerning Prayer?

Quality Rating Number Three:

What is the Strength of your Prayer Life? _____

<u>Self-Evaluation/Group Study Questions</u>

1. What are the daily activities you engage in that could be limiting the amount of time you spend in prayer?
2. How much time in prayer do you feel is realistic for you?
3. Do you feel prayer and Bible study should be done together? Why?
4. Do you understand the difference between intercessory and devotional prayer?
5. Do you pray for yourself more than others or vice versa? How can prayer conjoined with fasting help you as a leader and as a soldier?

Quality Number 4 of a Spiritual General

Must be God-Disciplined

There are four words that a Spiritual General must strive to expel from his vocabulary. They are I, me, my, and myself. When we view the topic of discipline as the world views it, these words are always directly or indirectly applied in the conversation. Discipline is something we must engage in and take control of if we are to have any success in life. For example, the world says, if *I am* to have great success, *I* must be *self-discip*lined in many areas. This implies that I can control *my* actions, thoughts, and behavior well. *I* can thereby regulate *my* spontaneous impulses within *myself.* This worldly viewpoint of discipline is very problematic. It is foolish denial to ignore the fact that we are a flawed creation, ruled by a sin nature that drives us toward evil thoughts, actions, and behavior. If true success through God's divine will is to come, then me, myself, and I must all get out of the way.

So, if we look at discipline from the lens of God's eyes, a "High Commander" must be *God*-disciplined, not *Self*-disciplined. Being God-disciplined implies that Jesus can control a Spiritual General's actions, thoughts, and behavior well. The Holy Spirit can thereby regulate His spontaneous impulses within. As "Spiritual Generals," we must live by this declaration: *It's no longer me myself and I, but the Spirit, the Son, and the Most High*!

The lifestyle of a "High Commander" is one of submission, self-denial, and self-sacrifice. Jesus always denied and sacrificed Himself for the benefit of others, even to the point of a brutal death on the cross! Why would the Son of God in all His power, splendor, and glory, deny Himself for you and me, and submit to the Father's will at this level? He did so because He loves us that much; But He also laid down His life to set the example that no man, not even the "Godman" Christ, can accomplish His mission without being submissive to and fully dependent upon the Father!

Spiritual discipline is not self-discipline, it is God-discipline, and that's a life-long, never-ending process! To understand this fully, let us look at God's disciplinary process. It involves dealing with all three components of our triune being, body, soul, and spirit (the Flesh, Mind, and Heart terrains). The Lord can discipline the Spirit man with no problem, as we discussed previously in Chapter 2. When we accept Christ into our hearts, the Spirit man instantly becomes renewed and disciplined because he has been redeemed, reconciled, and is therefore no longer separated from God. It is as though the Spirit man immediately goes to Canaan Land to consume the milk and honey, as he's linked to the sweet Holy Spirit. Self-will leaves the Spirit man at that point, and God's-will takes over in the Heart terrain. This is why Jesus told the disciples in the Garden of Gethsemane,

> *The Spirit is willing (to obey God), but the flesh is weak.*
>
> (Matthew 26:41 NIV)

Now the body and soul are different cases altogether! The Father can only assist us in the taming of our bodies and souls. God will not do it alone because He would be violating His laws, which give men free will to decide (Galatians 6:7–8; 5:13, John 7:17, Joshua 24:15). God can certainly discipline our minds and our flesh, but only if we decide to allow our disciplined Spirits to lead the way through the power of the Holy Spirit within! Paul said that we ought to present our bodies as a living sacrifice, holy, acceptable unto God, and to be transformed by the renewing of our minds (Romans 12:1–2). We can put to death the deeds of the flesh and mind if we give our renewed Spirits and the Holy Spirit the opportunity (Romans 8:13). Romans 8:11 (NIV) says,

> *And if the Spirit of him who raised Jesus from the dead is living in you, he who raised Christ from the dead will also give life to your mortal bodies because of his Spirit who lives in you.*

If we're to succeed in dominating the mind and flesh, let's remember that scripture tells us, it's "not by might, nor by power," but by God's Holy Spirit that these two rebels can be tamed (Zechariah 4:6 NIV).

It is up to the Spirit in Canaan Land to pull the body and soul out of the mud-pits of Egypt. After taking your body and soul out of the mud-pits and explaining to them that they are no longer slaves to sin, your Spirit man will spend a lifetime dragging them through the wilderness. The Spirit must endure listening to their complaints and watching them disobey your recommendations. You will be required to feed them manna from Heaven daily and constantly train them to obey the Holy Spirit from within. It takes a lifetime of work as the Apostle Paul testified, "…the time of my departure is at hand. I have fought a good fight, I have finished my course, I have kept the faith" (2 Timothy 4:6–7 KJV). Paul is telling us clearly that *the war on the Inner-Battlefield will never end! It is a battle between the "Holy Law of God" that's written in our hearts and embedded in our consciousness, and the "Law of Sin" that dwells in our flesh.* It will rage on until our last breath, but if we're to finish our course victoriously, we must always do battle from an offensive posture, and we must always operate by faith in the power of the Holy Spirit from within! *The Inner-Battlefield is about our will to be led by the Spirit so that God can use our beings to advance his battle agenda.* We know that the primary war is about God the Father, and the Outer-Battlefield conflict that is raging in the Heavens and Earth! However, we must prioritize the focus on victory from within because *failure to achieve victory on the Inner-Battlefield results in failure and defeat on the Outer-Battlefield.* This is the War of the Spirit and Flesh that Paul spoke of in Romans 7:18–23.

> *…I have the desire to do what is good, but I cannot carry it out. For what I do is not the good that I want to do; No, the evil I do not want to do—this I keep on doing. Now if I do what I do not want to do, it is no longer I who do it, but it is sin living in me that does it.*
>
> *So, I find this law at work: Although I want to do good, evil is right there with me. For in my inner being I delight in God's Law; but I see another law at work in me, waging war against the law of my mind and making me a prisoner of the law of sin at work within me.*
>
> (NIV)

It is very clear that the Inner-Battlefield has tremendous problems of its own, even when we're not under satanic attack! Any fighting force would have great difficulty defeating its enemy if there were mutiny and anarchy within its ranks. This is happening to believers in the

Spiritual realm at an alarming rate. The human spirit has no problem allowing the Holy Spirit to assume His rightful position as Supreme Commander of the believer, but the mind and flesh are in constant revolt against this governmental order. Because sin abounds in the flesh, even in a Spiritual General like Paul, we must stop the mutiny and subdue the anarchy with the Power of the Holy Spirit! A "High Commander" cannot continue to be "a slave to the sin that still dwells within me" (Romans 7:23 NLT).

The enemy can't control us but certainly can persuade us to serve the "Law of Sin" in our flesh. Jesus told us exactly how to become God-disciplined. In John 15:4, He reminds us to abide in Christ! In John 14:6, he tells us to abide in the Holy Spirit, and in 1 John 2:14, we are reminded to abide in the Word! Abiding in Christ means remaining with Him at all times because without Him, we can do nothing! Without the power of His Holy Spirit flowing through our being, we can bear no fruit (John 15:4). Abiding in Christ creates God-discipline! It is such an important principle that the phrase appears 137 times in the New Testament.

Let us go ahead and rate ourselves in this quality of a Spiritual General. It is important to distinguish the difference between being disciplined by God and being God-disciplined. God-discipline is a work of the Father from within through the power of the Holy Spirit. Being disciplined by God is a work of the Father as well, but it is a response from an act of disobedience. *An act of obedience is required to receive God-discipline. An act of disobedience is required to be disciplined by God.* Please rate yourself on a scale of 1–10.

Quality Rating Number Four:

What is your level of Spiritual Discipline? _____

Self-Evaluation/Group Study Questions

1. What are five ways you could discipline your thoughts?
2. What are some practical ways you could begin to renew your daily thought patterns?
3. Do you give in to lustful desires often or just occasionally?

4. Are you crucifying the old man daily, or is the old man crucifying you daily? Discipline requires repetition. What are some helpful things that you could begin repeating to help build more God-discipline?

Quality Number 5 and 6 of a Spiritual General

Must Have Strong Faith and Courage

Courage is rooted in faith, and it is an essential ingredient in the character of a "High Commander" in the Body of Christ! It incorporates a spirit of fearlessness with a spirit of bravery, valor, boldness, audacity, and firmness. As a "High Commander," God will expect you to lead your family, friends, and many others through rigid battles with the powers of darkness. Without a Spirit of Courage, it is easy to buckle under the pressures of battle and fold under the demands of your convictions. Let us first be clear about what a Spirit of Courage means. *Courage in the Spiritual Realm means faith in God's power and ability in the absence of fear. Courage in the natural realm means faith in your own power and ability in the presence of fear.*

Courage is so important in a battle that when God appointed Joshua to succeed Moses as the leader of the Children of Israel, He charged Joshua to take the people over the Jordan River to possess the promised land and said to Him three times, *"Be strong and very courageous"* (Joshua 1:6–9 NASB). The Lord then said, *"Do not tremble or be dismayed, for the Lord your God is with you wherever you go."* Joshua had great courage because he possessed great faith, not in his own strength and ability as a commander, but in the infallible promises of God! He knew that he could fully depend upon the surety of God's WORD! His tremendous courage was rooted in his tremendous faith in the promise God had made to both Abraham and Moses.

David was also a courageous "High Commander"! He was just a young shepherd boy with no physical strength, no experience, and no battle knowledge when he defeated the Philistine champion from Gath. It took tremendous courage to do battle with this giant Philistine. David's courage was not born of his own strength and abilities, but from faith in God's strength, abilities, and promises. He remembered God's everlasting covenant with Abraham to possess the Land of Canaan and the sign of the covenant, which was circumcision.

This is why he asked the fearful men of Israel, "*Who is this uncircumcised Philistine that he should defy the armies of the living God?*" (1 Samuel 17:26 NIV). The Philistines were not under the Abrahamic Covenant, nor were they able to stand on its promises, but David knew he was a "Covenant Man". His remarkable courage was based upon his faith in this unbreakable covenant between God and the nation of Israel. David told Saul, "*The Lord that delivered me out of the paw of the lion, and out of the paw of the bear, he will deliver me out of the hand of the Philistine*" (1 Samuel 17:37 KJV). "Awesome Courage comes from awesome Faith in an awesome God." The more we develop our Faith, the more we can develop our Courage.

Abraham had the courage to sacrifice his son Isaac on Mount Moriah because he had the faith to believe God was able to raise his son from the dead (Genesis 22). Shadrach, Meshach, and Abednego dared to walk through a furnace that was seven times hotter than normal! They had faith in God's ability to deliver them from the scorching flames, and He did so by walking through the furnace with them. There are many Biblical examples of spirit-filled "High Commanders" who carried out missions that required incredible courage because they possessed incredible faith in God's promises. Perhaps the greatest example of enormous courage and faith is found in the Garden of Gethsemane.

Jesus had the supernatural ability to see the brutal death that awaited Him. The flogging, the torture, the loneliness, and the agonizing pain of the cross were all visible on that long night in prayer. He could have called down legions of Angels to stop the process, but that night the Angels did not fight for Him. They comforted him instead as he wept with bloody tears. The power to stop the impending crucifixion was within His grasp, but Jesus demonstrated a level of bravery and courage that only He could have had as the Son of God!

> "*My Father, if it is possible, let this cup pass from Me. Yet not as I will, but as You will.*"

(Matthew 26:39 NIV)

The courage and trust it must have taken to obey the will of the Father on that perilous evening! The faith and oneness Jesus had in the Father enabled this level of courage. The Captain of the Heavenly Host clearly showed us the six qualities of a Spiritual General! He had the anointing, He knew and was the Word, He prayed without ceasing, He was God-disciplined to the point of sinlessness, His faith in the Father was awe-inspiring, and His courage in the face of evil, sin, and death was remarkable!

We can now see that courage and faith are the best of friends. To increase our level of courage, we will need to exercise our current measure of faith. It starts by believing God for victory in the small battles, and to do battle is to do work. It is more than just believing. We must get up and do some work. *Faith without works is dead faith, but faith with work develops courage, and courage is the key to victory in every battle*!

So, what is your level of faith and courage? Is your faith the size of a mustard seed, or is it mountain moving faith? Is your faith weak, but your courage strong? It is possible that you're operating with natural, not "Spiritual Courage"?

Please take a moment to rate yourself on these qualities. Being honest about your level of faith will help you exercise it with the right weight. If your faith can only lift twenty pounds, do not try to exercise it with eighty. Just as a muscle can only get strong with repetitive exercise under stress, so it is with your faith. Grow your faith, and your courage will grow as well.

Quality Rating Number Five:

How Strong is your Faith and Courage? _____

Self-Evaluation/ Group Study Questions

1. What are a few things you could do to exercise your faith more?
2. Have you ever believed in God for something and had that prayer answered? Did your faith grow as a result?
3. Do you think that Bible Study can increase your faith?
4. What are your thoughts on Romans 10:17 (NKJV)...
5. "*So then faith comes* by *hearing, and hearing by the word of God.*"

6. Name one moment in your life that required "Spiritual Courage" and faith in God.
7. What is the greatest leap of faith you've ever seen someone take? Did it require extreme courage as well?

CHAPTER 5

Responsibilities of a Spiritual General

Introduction

When someone has been given much, much will be required in return; and when someone has been entrusted with much, even more will be required.

(Luke 12:48 NLT)

"With great power comes great responsibility."[4] A popular phrase derived from the truth of Luke 12:48. We have seen what it takes internally for a believer to rise to the stature of a Spiritual General. He is one who has fought aggressively to win the war on the Inner-Battlefield, and He holds dear to His heart the six qualities needed to command. The focus must then turn to victory on the Outer-Battlefield. Through his/her ministry of reconciliation, the Gospel will be heard, men will be born to newness of life, and the Kingdom of God will advance through his/her works. To accomplish the rescue missions, a Spiritual General will need a team of soldiers, sometimes the size of a platoon, and sometimes that of a regiment.

The Father will supernaturally begin to place a believer in positions of power and authority when He sees victory in the Inner-man. Many responsibilities will come with that authority, and the commander must become proficient at leading responsibly. We so often want the power, but we shun the responsibility that comes along with it. *High*

---

4   "Quote by Winston Churchill, 1906." n.d. Quote Investigator. Accessed 2020. https://quoteinvestigator.com/2015/07/23/great-power/.

Commands always come with High Demands. The stress of leading is the result of the responsibilities that come with that leading of others through the battles of life.

The responsibilities of a Spiritual General can be broken down into three categories: *Personal responsibilities*, *Leadership responsibilities*, and *Warfare responsibilities*. As "High Commanders," our *Personal responsibilities* are to be submissive to the Father, to glorify and exalt Him always, to be obedient, and to be faithful stewards! As Spiritual Generals, our *Leadership responsibilities* are to know our own strengths and weaknesses, to delegate authority well, and to keep our team trained, ready, inspired, and motivated. As HKSF Commanders, our *Warfare responsibilities* are calmness in battle, knowledge of operational/tactical art, knowledge of manpower, weapon, and resource allocation, and knowledge of the enemy's tactics, devices, strengths, and weaknesses. These are twelve very essential responsibilities of a "Spiritual General," so let us take an in-depth look at each one individually.

Responsibility Number 1 of a Spiritual General

Able to submit to Higher Ranking Command

There is an old cliché that says, "Everyone must answer to someone." A child must submit to the authority and instruction of his parents, just as a wife must submit to the authority and instruction of her husband. A worker must submit to the authority of a supervisor, and a vice-president must submit to the authority of a president. God is the only being in existence that has no superior to answer to. Even Jesus, the King of Kings and Lord of Lords, had to submit to the authority and instructions of God the Father.

As we study Scripture, it is clear to see that Jesus understood the importance of yielding and surrendering to the authority of the Father. He made statements such as, "*…I do nothing of myself, but as my Father hath taught me, I speak these things. (…) I do always those things that please him.*" (John 8:28–29 KJV) Christ always honored the Father in everything that He said or did! He never sought His own glory (John 8:49). Likewise, the Holy Spirit is in full surrender to the authority of Jesus and only seeks to glorify Him (John 16:12–24).

Submission to higher-ranking authority is always an issue of humility and respect of law and order. On the other hand, In-submission of any kind is always an issue of pride, arrogance, self-will, and disregard for law and order. God established an organizational system called Chain of Command from the beginning of creation. It is simply a systematic Hierarchy of authority just as it is with the Father, Son, and Holy Spirit. There is Chain of Command at the Throne of God in every Government on Earth; in every Principality under the Earth; ; in every Military force on Earth; in every Corporation, Church, business, school, or family. Chain of Command brings about the order that is necessary to enforce rules, commandments, and laws established by any entity. It provides a system of checks and balances and simplifies the decision-making process within an organization. When Chain of Command is broken or violated, an act of disobedience occurs, and the mission of the organization may potentially be compromised.

When Saul faced the Amalekite Army of King Agag, he was ordered by the Prophet Samuel to destroy everything in the Amalekite camp. Saul disobeyed his first line superior Samuel and spared King Agag and his livestock. This violation resulted in God, His Commander in Chief, demoting him from King of Israel, and choosing the shepherd boy David as a replacement.

The scriptural account of Aaron's Chain of Command violation is a tragic one. Moses gave Aaron charge over the children of Israel whenever he met with God on Mount Sinai. It had only been two months since God thunderously proclaimed, "You shall have no other God before me," as He engraved His law on the tablets of the Ten Commandments. Aaron had his instructions to maintain law and order, but the rebellious people convinced him to disobey the words of Moses. With the pressure of the crowds upon him, he conceded and said, "*Break off the golden earrings which are in the ears of your wives, your sons, and your daughters, and bring them to me*" (Exodus 32:2 NKJV). The Israelites did as Aaron commanded, and as Exodus 32:4 (NKJV) goes on to tell us, Aaron "*...received the gold from their hands, and he fashioned it with an engraving tool, and made a molded calf.*"

When Moses returned from Mt. Sinai and saw the people naked, unrestrained, committing lude sexual acts, and worshipping the pagan idol, he, in turn, also violates the Chain of Command. Exodus 32:19–20 (NKJV) records Moses' reaction:

> *So Moses' anger became hot, and he cast the tablets out of his hands and broke them at the foot of the mountain. Then he took the calf which the people had made, burned it in the fire, ground it to powder: and he scattered it on the water, and made the children of Israel drink it.*

Moses then said to the Levites,

> *...Let every man put his sword on his side and go in and out from entrance to entrance throughout the camp, and let every man kill his brother, every man his companion, and every man his neighbor.*

(Exodus 32:27 NKJV)

Exodus 32:28 (NKJV) goes on to tell us,

> ...*About three thousand men of the people fell that day.*

Aaron disobeyed the orders of his first-line superior Moses, thousands of lives were lost as a result, and the mission of entering the promised land was compromised dramatically.

A Spiritual General must be able to submit to the authority of higher-ranking command, especially the command of his first line superior. A successful High Commander recognizes that being an excellent leader means being an obedient follower. God is looking for a few good High Commanders, not a few prideful High-headed Commanders.

Here is an interesting personal testimony. In 1985, as a Sergeant in the U.S. Army, I competed for a prestigious position on a special assignment team of elite soldiers. My Chain of Command was as follows: my section lieutenant, my company commander (CO), my battalion commander (XO), and my post commander. I was excited about the possibility of being selected for the assignment, but the waiting period after applying was much longer than I had expected.

My impatience grew by the day. I knew that the orders would come from Washington D.C., and the first person to receive them would be my post commander, Brigadier General Mason. One afternoon, in the heat of anxiety, I decided to call post command to inquire about the status of my orders. The General's secretary informed me that she had found the orders, and I had been accepted on the team for the special TDY assignment. The orders were sent down to my company commander, and in my excitement, I immediately began to make departure plans.

The next day, my commander called me into his office to report the good news I already knew about. He was excited for me but said something at the end of the conversation that was confusing and a bit shocking.

"Sergeant Brinkley, congratulations again! I will send

these orders to your section Lieutenant today for approval."

After a moment of silence, I replied, "But Sir, with all due respect, what does section Lieutenant Ouellette have to do with this assignment?"

"Sergeant Brinkley," he replied, "Your position as head of the Fuel and Electrical shop is particularly important, and it is mission sensitive. If Lieutenant Ouellette feels as though our mission will be compromised due to your departure, then I must deny approval."

I immediately fired back with an insubordinate tone, "But Sir, General Mason has approved the assignment, and you have as well! Why is Lieutenant Ouellette's approval necessary?"

My Captain responded calmly, "Because he's the first line superior in your chain of command, Sgt. Brinkley, and speaking of the chain of command, don't ever break it again by calling the Post Commander before speaking with me! Is that clear, Sergeant?"

Feeling a bit embarrassed that he somehow knew I had contacted post headquarters, I humbly replied, "Yes, Sir."

Well, with a bit of persuasion, my section Lieutenant approved the assignment, but it taught me an invaluable lesson. Not only a lesson on Military Chain of Command, but also in life's Chain of Command. I did not feel that the decision of my section leader was important because I didn't respect his position in the Chain of Command. Many of us run into this same problem in life's Chain of Command. We often see our children obedient to their teachers, but not to their parents. An Usher may have no problem obeying the Pastor, but the head Usher's directives are sometimes challenged or even ignored for lack of respect for authority. In the family, a wife will honor and surrender to Jesus without question, but many wives struggle with submitting to their husbands. Even an Evangelist should be under the covering and first-line supervision of a pastor.

Our responsibility to be able to submit to higher ranking command is based on our posture of humility and submission to God's Holy Spirit in the terrains of the heart and mind (spirit and soul).

Take a moment to analyze your Chain of Command in your home, on your job, and in your church. How submissive are you to your first line superior in these three areas? The question is not how submissive you are to the head commander at home, in your church, or on your job, it is a question of your ability to submit to and obey the person that is just above you in rank. As you rate yourself in this responsibility of a Spiritual General, remember that this is not a rating on your submissiveness to the Father, Son, and Holy Spirit. We are concerned with your ability to humble yourself to the individual that is just above you in your home, church, and job. If you can do that well, then humility towards the Father will not be an issue. Power is dangerous in the absence of humility, and God will not elevate a believer that is prideful or haughty. All the Qualities of a Spiritual General will mean nothing if pride and arrogance stand in the way.

Responsibility Rating (1–10)

Rating Number One:

Submission level to 1st line Command   _____

Self-Evaluation/ Group Study Questions

1. Are you the head of your household?
2. If not, who do you consider to be in authority just above you? Do you resent this person, or do you respect them?
3. How often are you in conflict with this person?
4. On your job site, do you follow the directives of your immediate supervisor well?
5. Have you ever disobeyed a superior and faced unpleasant consequences?
6. Does your flesh struggle with the authority of your Spirit? What are three habits you could develop to assist your mind in submitting to your spirit?

Responsibility Number 2 of a Spiritual General

To Glorify and Exalt the Lord at all times

I will Bless the Lord at all times; his praise shall continually be in my mouth.

(Psalm 34:1ESV)

Not sometimes, not just when things are going well: The psalmist David said that we should glorify God at all times, and that means in all places under all circumstances! It is a High Commander's responsibility to give God glory in this broad and impartial way. If we're to trust the scripture, "...*God causes all things to work together for good to those who love god, to those who are called according to His purpose*" (Romans 8:28 NASB), then we can be assured that regardless of the situation, God is working His divine purpose in it, and through it. The Apostle Paul demonstrated this principle of unconditional praise while imprisoned. He spoke of it in his letter to the Church in Philippi.

I am not saying this out of need, for I have learned to be content regardless of my circumstances. I know how to live humbly, and I know how to abound. I am accustomed to any and every situation—to being filled and being hungry, to having plenty and having need. I can do all things through Christ who gives me strength.

(Philippians 4:11–13 BSB)

Paul understood that in his weakness, God was empowered through his humility and his praise! He would go as far as to boast about his near-death experiences (2 Corinthians 23–31). There is no greater story of Paul's dangerous encounters given in Scripture than in Acts Chapter 16. Along with Silas, the Apostle was strategically moving throughout Asia minor revisiting the Churches that had been established previously on his missionary journeys with Barnabas. The Holy Spirit had been guiding them with divine precision when one night in

Troas, Paul had a vision of a man urging them to come to Macedonia. Upon arriving in the demonically oppressed city of Philippi (a province of Macedonia), satan used a possessed slave girl to expose their presence. She followed Paul for days, shouting that he was a servant of the Most-High God. Paul finally cast the demonic spirit out of the woman, and the satanic counterattack was extreme. Being inflamed by the crowds because the Apostle had delivered the woman, the Magistrates gave Paul and Silas a brutal beating by rods and threw them in jail.

Laying in prison with bloodied backs, Paul and Silas knew that the Holy Spirit would not bring them to Philippi without a strategic reason. Their humble spirits made them willing to participate in the sufferings of Christ, and they knew without a doubt that the Lord would deliver them from bondage, especially in their brokenness! At midnight, the Apostles began to praise God so loudly that all the prisoners heard their joyous worship! The pain didn't matter; neither did hunger or cold. Perhaps Peter's beautiful words were inspired by Paul and Silas's demonstration of the power of Exaltation:

> *Be glad for the chance to suffer as Christ suffered. It will prepare you for even greater happiness when he makes his glorious return.*
>
> (1 Peter 4:13 CEV)
>
> *Humble yourselves, therefore, under God's mighty hand, so that in due time He may exalt you. Cast all your anxiety on Him, because He cares for you.*
>
> (1 Peter 5:6–7 BSB)

God's miraculous intervention in this story is one of the most inspiring events in the New Testament. The prison worship pleased God so much that He shook the Earth with a violent earthquake and opened the cell door of every jailed prisoner. Paul was immediately set free, but he and Silas did not run away. They were loving enough to ensure that no captives were left behind and quickly recognized that the real prisoner was the Roman guard. Seeing the power of God before his very eyes, the guard fell to his knees and accepted Christ. Paul and

Silas escaped to the guard's home, and both he and his entire family were set free from the prison of sin!

What a beautiful demonstration of God's ever-loving presence, regardless of the circumstance. As believers, it's easy to feel a sense of God's presence when times are good, and the battlefield is calm; But when the war is raging and satanic arrows are flying, it can often feel as though the Lord is nowhere to be found. In those moments, we must never forget that God promised He would never leave or forsake us.

Let us instead realize that in those fierce battles, He's not only with us, but He is often carrying us. As we just saw in 1 Peter 5:6–7, if we would only exalt Him, God, in turn, will exalt us in due season. We may not see instant results, but the Father always stands by His WORD, He always stands by His promises, and He always operates on His schedule—Not ours.

The next time you begin to wrestle with a problem, try stepping back and begin to praise and exalt God instead of exalting the problem. In His time, He will exalt you back and take you to a new level of glory and strength. Equipped with God's strength and Armor, you will then be able to rise above the situation as a victorious High Commander in Christ! *Our responsibility to glorify and exalt the Lord at all times is based on our ability to maintain a constant posture of Praise and Worship in the terrains of the heart and mind (spirit and soul).*

Our goal in this training manual is always to be honest with our present condition. Do you praise and thank God only when great things happen, or do you worship and give thanks to the Father no matter how dire the situation? Maybe your trials are so intense that you have no desire to worship at all? It does not matter where you're at. What does matter is, where are you willing to go? Please take a moment to honestly rate yourself on this critical responsibility of a "Spiritual General".

Responsibility Rating (1–10)

Rating Number Two:

Your ability to Glorify and Exalt God Always _____

Self-Evaluation/ Group Study Questions

1. What was the greatest battle you've ever faced?
2. Did God get you through it, or did it feel as though He was nowhere around?
3. Have you ever cried out to God in a moment of desperation?
4. Did God respond to your cries?

Responsibility Number 3 of a Spiritual General

To Be Full of Conviction and Void of Compromise

See to it that no one takes you captive by philosophy and empty deceit, according to human tradition, according to the elemental spirits of the world, and not according to Christ.

(Colossians 2:8 ESV)

Pastor Greg Laurie of Harvest Christian Fellowship in Riverside, California, has been a spiritual mentor of mine for many years. I once recall him sharing this powerful nautical analogy about compromise that I would like to share with you.

One day amid a warzone in the Atlantic, a Steamboat freighter passed a heavily armed Battleship. The Steamboat said to the huge war vessel, "Gee Mr. Battleship, I sure would love to be dressed in all of your guns and missiles."

The Battleship replied, "That's funny, Mr. Steamboat, I've always wanted to be adorned with three large smokestacks and steam engines like yours."

> The Steamboat suggested, "Hey Mr. Battleship, I've got a great idea! Why don't you lend me your guns and missiles for a minute, and I'll lend you my steam engines and smokestacks."
>
> The Battleship responded tentatively, "Well, I don't know Mr. Steamboat. I'm supposed to be on watch protecting twenty ships in my country's Naval Fleet."
>
> "Oh, come on, you coward, it's only for a minute," shouted the Steamboat provocatively.
>
> "Coward? Why I'm the Captain of the entire fleet! I'll show you I'm no coward: Give me your steam engines and stacks," exclaimed the Battleship.

The two vessels agreed upon the exchange and compromised by switching their components. Suddenly, an enemy Battleship aggressively approached from the rear just as the two ships completed the exchange.

> The Steamboat shouted with alarm, "Mr. Battleship, we're under attack! My dear God, how do you fire these guns and missiles?"
>
> At the same moment, the Battleship cried, "That's your problem! Just tell me how to start these stupid steam engines!"

In moments, the torpedoes from the enemy Battleship struck both vessels. The two ships sunk immediately, and the attacking Aircraft Carrier caught the entire Naval Fleet by surprise and destroyed all twenty warships! Well, the moral of the story is, *"If we compromise our vessels to lustful desires, we will surely sink when the enemy fires!"*

We live in an end-time society that lives and thrives on making compromise. To compromise is to make concessions for someone who does not agree with our standards. Compromise says, "I'll settle for second best." It says, "I will lower my standards and concede my Godly values. I don't mind riding the fence on this decision, so I do not have to make a firm commitment."

Compromise is often synonymous with double-mindedness, cowardness, insincerity, and irresponsibility! It is bedfellows with instability and best friends with gutlessness and softness! These are characteristics and virtues that describe our modern society perfectly. In the Christian community, compromise has crept into our lives like undetectable cancer. It seductively appears in one area of our lives, and, if left unchecked, it can consume every other area as well. If we are honest, I believe we'd all agree that it's heartbreaking to see how the Church has lost conviction in God's rule of Spiritual Law. The Body of Christ has decided to alienate the world, yet enjoy the lust of the world at every convenient opportunity. We have, for the most part, watered down the Gospel of Christ so it will be accepted by the world, while it remains inoffensive to the world.

God is clear in His WORD that He does not condone compromising

His standards. *Psalms 119:1 tells us that joy is a by-product of integrity and conviction.* It is imperative that we remain subservient to God's will; that we do not deviate from His standards; that we hear and obey only His voice and only His commands (John 10:27). Just as importantly, we cannot deviate from His WORD, and we can't allow ourselves to be deceived by the principalities of this world (Colossians 2:8; Revelation 22:18–19). Our convictions ought to enable us to defend the Word, and gently correct those who are in opposition to it; that they may repent and come to the knowledge of truth (2 Timothy 2:24–25). So many profess Christ but lead lives that are completely contradictory to the precepts of Scripture. Jesus describes these souls perfectly in Mark 4:18–19 (ESV),

> *And others are the ones sown among thorns. They are those who hear the word, but the cares of the world and the deceitfulness of riches and the desires for other things enter in and choke the word, and it proves unfruitful.*

God is looking for a few good Warriors who are willing to stand up to the call of High Command with commitment and genuine conviction. Spiritual conviction says, "I will live by the laws of God, and I'll continue to share the Gospel of reconciliation with the ungodly until my last breath of life!" It speaks with authority and makes a declaration of refusal to be called a citizen of this world: *Choosing rather to suffer affliction with the people of God than to enjoy the pleasures of sin for a season* (Hebrews 11:25 KJV). Spiritual conviction is always synonymous with valor, courage, responsibility, faith, and strong character. It flies with Eagles called sincerity, commitment, stability, and strength. A "Spiritual General" with "Command Level Conviction" builds his house upon "Christ the Rock," and he is strongly anchored to that rock as well. A Hurricane of the greatest magnitude could not move him or his house from a firm stance upon the WORD of God.

How does a believer attain this level of conviction and the ability to forsake all of life's compromises? If there were a simple way to achieve this, we would all be Spiritual Generals tomorrow. There is, however, a formula for Command level Conviction and it goes like this:

(A strong prayer life) + (Deep knowledge of scripture) + (God's

Anointing) + (A renewed Mind) + (A crucified body) + (A Heart that is submissive, joyous, courageous, and faithful). Then from that sum, subtract (Fear) -(Slothfulness) - (Pride) - (Compromise).

At that point, you will undoubtedly possess Command Level Conviction. This equation is not complex; it simply requires a lifetime of dedication and commitment to complete. Achieving this plateau of conviction is likened to running a cross-country marathon. It takes stamina, endurance, training, and conditioning to run this kind of race. A Green Beret or a Navy Seal could easily run ten miles with a fifty-pound rucksack in full battle gear because he's trained and conditioned to do so. On the other hand, an Army cook would most likely pass out after the first mile under the same conditions because his level of conviction to training and physical conditioning is not as high as the Green Berets. Just as a USSF Commander stands firmly by the principles of physical conditioning, the HKSF Commander must likewise have Command level Conviction upon the principles of Spiritual Conditioning. *Our responsibility to have Command level Godly Conviction, void of compromise, is based on a posture of obedience and sacrifice in the terrain of the heart and mind (spirit and soul).*

How strong are your convictions in Spiritual Conditioning and Godly living? How often do you compromise your spiritual integrity and gutlessly ride the fence on important social issues like Abortion, homosexuality, and racism? How about personal issues like drinking, profanity, smoking, witnessing, or tithing? These are challenging questions, but they must be answered honestly. Attempting to live a spiritual life with one foot in God's kingdom and one foot out places your spirit and soul in grave danger! The Word says,

> *...work out your salvation with fear and trembling.*
>
> (Philippians 2:12 NIV)

We will answer for every idle word and every deed. Jesus said,

> *No one can serve two masters, for either he will hate the one and love the other, or he will be devoted to the one and despise the other.*
>
> (Matthew 6:24 ESV)

It is of paramount importance that we learn to walk with a heightened sense of reverence for God. As believers, we somehow acknowledge God's love for us, and John 3:16 reminds us of the intensity of that love. But ironically, we don't seem to acknowledge God's impending judgment upon us, and likewise, Revelation 3:16 reminds us of the intensity of that judgment. *"So, because you are lukewarm and neither hot nor cold, I will spit you out of my mouth"* (ESV). As Jesus spoke these prophetic words to the Apostle John in the Book of Revelation, He began the prophecy by rebuking the seven Churches and gave *scathing* words of warning if they refused to repent. The Lord made statements like, I'll come upon you like a thief; I'll remove your lampstand from my presence; I'll wage war against you with the sword in my mouth; I'll cause you to suffer Great Tribulation (Revelation Chapter 2–3)! We simply cannot dance around the issue of Spiritual Conviction. So, as you rate yourself in this responsibility, please do so with an honest heart before your Father.

Responsibility Rating (1–10)

Rating Number Three:

What is your strength of "Spiritual Conviction"? _____

Self-Evaluation/ Group Study Questions

1. When was the last time you compromised your "Spiritual Convictions" on a major scale?
2. How did that decision impact your relationship with God?
3. Name a few personal issues that you compromise on often.
4. What are a few things you could do to help strengthen your overall level of Spiritual Conviction?
5. Do you walk with a high level of "Spiritual Conviction" mostly because you fear God or because you love him?

Responsibility Number 4 of a Spiritual General

Must Be a Faithful Steward

Just as a Spiritual General must have the qualities of courage and faith, he also bears the responsibility of being a faithful steward. Faithfulness differs from faith. In their simplest definitions, faith is believing in something, and faithfulness is being loyal to it. But let us define these terms a bit deeper.

The Bible says that "*...faith is the substance of things hoped for, the evidence of things not seen*" (Hebrews 11:1 KJV). It's simply being sure of what we hope for and certain of what we cannot see. Faithfulness, however, is synonymous with being "trustworthy, reliable, dependable, honorable, and conscientious".[5] *Faith in God is believing and trusting Him at His WORD. Faithfulness to God is acting in accordance to His WORD.* So, Faith is a matter of believing, and faithfulness is a matter of acting or deeds. The Holy Spirit broke this concept down perfectly in Chapter 2 of the Epistle of James.

> *What good is it, my brothers, if someone claims to have faith, but has no deeds? Can such faith save him?*
>
> *So too, faith by itself, if it is does not result in action, is dead.*
>
> *O foolish man, do you want evidence that faith without deeds is worthless? Was not our father Abraham justified by what he did when he offered his son Isaac on the altar? You see that his faith was working with his actions, and his faith was perfected by what he did.*
>
> *As the body without the spirit is dead, so faith without deeds is dead.*
>
> (James 2:14, 17, 20–22, 26 BSB)

---

5   "Faithful." 2020. In *Thesaurus.Com*. https://www.thesaurus.com/browse/faithful?s=t.

The Apostle Paul said to the Corinthians,

Moreover it is required in stewards that a man is found faithful.

(1 Corinthians 4:2 KJV)

A Spiritual General must be a Faithful Steward in all that is entrusted to him, recognizing that he owns nothing on this Earth! Everything in our lives belongs to God, and we are blessed to be entrusted to manage them all. You see, *when we become God's possession, our possessions become his, and we instantly transition from being owners to stewards* (1 Peter 2:9). Paul said, *"What do you have that you did not receive?"* (1 Corinthians 4:7 BSB). A steward is one who manages another's property or financial affairs. Therefore, being a faithful steward involves much more than tithing, it includes faithful management of everything we've received from God:

- our bodies (1 Corinthians 6:20; Romans 12:1);
- our children (Psalms 127:3);
- our time (Ephesians 5:15);
- our planet (Genesis 2:15);
- our homes;
- our churches;
- our Gifts (Romans 12:3–8);
- our talents;
- our marriages;
- and our relationships!

That is an awful lot of managing, and I didn't even include the car, the job, the 401k, etc., etc.

It's no wonder that we sometimes find ourselves overwhelmed with stress from so many responsibilities. To whom much is given (…) much will be required (Luke 12:48 NKJV), but we must never lose sight of the fact that God is in control; that He will never give you more than you can bear; and that we can cast our cares upon Him when the load becomes too heavy. Here are a few principles we can apply in our quest to become better stewards of God's property.

- Be faithful in the little things — "*Whoever can be trusted with very little can also be trusted with much…*" (Luke 16:10 NIV).
- Waist Nothing — The miracle of the "five loaves and two fishes" is the only one spoken of in all four Gospels. Jesus clearly shows us that He can not only bring an increase from little, but He can also bring an increase from leftovers. "*When they had all had enough to eat, he said to his disciples, 'Gather the pieces that are left over. Let nothing be wasted.' So they gathered them and filled twelve baskets with the pieces of the five barley loaves left over by those who had eaten*" (John 6:12–13 NIV).
- Be Steady and Consistent — It is not about speed. Victory is achieved by executing a task with an approach that can adjust its pace according to that task. "*Therefore, my beloved brothers, be steadfast, immovable, always abounding in the work of the Lord, knowing that in the Lord your labor is not in vain*" (1 Corinthians 15:58 ESV).
- Never forget who owns what you have been given — Although we've been given the responsibility to manage a ton, as "High Commanders," it is important never to forget the "Commander-in-Chief" owns it all! God not only owns it all, but He also created it all, and will therefore protect it all. He is faithful to guard His possessions with the utmost care!
- Stay out of debt — Owe no man any thing, but to love one another: for he that loveth another hath fulfilled the law (Romans 1:8 KJV). Good stewardship over your finances starts and ends here.

One of the classic passages on stewardship is Jesus' parable of the talents (Matthew 25:14–30; Luke 19:12–27). In it, the master rewards the two stewards that invested the talents left to them and punishes the steward that did not. The two stewards whom God rewarded as faithful were intentional about using the master's resources for His purposes. God is pleased with disciplined stewardship of that which belongs to Him. Jesus uses a monetary parable to demonstrate the universal principle of stewardship and shows us that it is not how much we've been entrusted with, it's a matter of how responsible we handle what we've been entrusted with. If you do not properly maintain the Honda Civic, then don't expect to be blessed with the Mercedes Benz.

Being faithful stewards of everything we have been blessed with is an important responsibility of a Spiritual General. It will take the work of the Holy Spirit to teach us how to manage His properties faithfully.

Responsibility Rating (1–10)

Rating Number Four:

Your level of Faithfulness Stewardship _____

<u>Self-Evaluation/ Group Study Questions</u>

1. In what ways are you faithful to God with your finances?
2. Name a few areas of unfaithfulness in your life.
3. How could you become more faithful in these areas?
4. Are you a good steward of your time? What is the most important thing that you are a steward of?

Responsibility Number 5 of a Spiritual General

Know your Strengths and Weaknesses

As mentioned in the chapter introduction, there are four *Leadership responsibilities* of a "Spiritual General". They are: to know our strengths and weaknesses, to delegate authority well, to keep our team inspired and motivated, and to keep our team alert, trained, and ready for battle. As we begin with the responsibility of knowing our strengths and weaknesses, let us keep in mind that knowing the strengths and weaknesses of our subordinates is just as critical as knowing our own. We will dissect the strengths and weaknesses of our enemy in Responsibility number 12.

Each of us was created uniquely by God. Although we were created in His image, we all have certain abilities, talents, and flaws. Those of us with healthy egos are most likely in touch with our abilities and talents, yet out of touch with our faults and weaknesses. On the other hand, many believers lack self-confidence and self-esteem. They are unaware of their strengths and abilities, yet are keenly aware of their faults and weaknesses. As High Commanders, we must find a balance between these two postures—To know our strengths and deny our weaknesses makes us unfit for command. Conversely, to know our weaknesses and deny our strengths makes us equally unfit for command. *It is the Holy Spirit's desire for us to be balanced in every dimension of our triune being*!

Before we attempt to identify our strengths and weaknesses, let us take a moment to define them, so we can identify them with greater ease. Beginning with strength, there are two types, natural and spiritual. Natural Strength usually begins with talent development. Your talent is your natural pattern for thinking, feeling, or doing something. It is that God-given ability we all have in specific areas of our lives. Your talents represent your potential, and they are breeding grounds for your strength. When you identify your talent, practice it consistently, refine your skills, and build your knowledge base, you have then created a Natural Strength. Your talents are a gift from God, and therefore, your Natural Strengths are a gift as well.

Your Spiritual Strengths are also gifts from the Father; however, they differ dramatically from your Natural Strengths. *You see, in the natural realm, your strengths are the trust you place in your abilities. In the spirit realm, your strengths are the trust you place in God's abilities to rise above your inabilities!* Accepting and perfecting a Natural Strength is important, but a Spiritual General must principally rely on the Spiritual Strength that only the Lord can provide.

My late son Christopher called it Godstrength. He tattooed the beautiful slogan "GODSTRONG" on his arm, and after his tragic death in 2003, all that knew him ultimately did the same. The phrase means, allowing God to move naturally through our strengths, and supernaturally in our times of weakness. If God said that He could operate best in times of weakness, then it is in hardship, insult, persecution, and times of difficulty that God can manifest His power at the highest level! 2 Corinthians 12:9–10 (ESV) says,

> *But He said to me, "My grace is sufficient for you, for My power is perfected in weakness." Therefore, I will boast all the more gladly in my weaknesses, so that the power of Christ may rest on me. That is why, for the sake of Christ, I delight in weaknesses, in insults, in hardships, in persecutions, in difficulties. For when I am weak, then I am strong.*

The Apostle Paul was encouraging us to *trust God to manifest His power in moments when you are powerless!* True Godstrength is allowing God to move naturally through the strong areas of our lives, and supernaturally in the weak moments, not in the weak areas. *In the natural realm, your internal weaknesses are your liabilities, and the enemy will always use them against you! In the spiritual realm, your moments of weakness are God's possibilities to use your infirmities for His Glory!*

Many opportunities to see the supernatural move of God can be found in our situational weaknesses—Possibilities to be vessels of His power and majesty where no flesh receives glory, only God! He will not share His glory with men as He moves us through sanctification towards eventual glorification (Isaiah 42:8). We must be careful because when

God exhibits His power through our talents and Natural Strength, it can often open the doors of pride, self-adulation, and self-praise. When the Father exhibits His power through our Spiritual Strength, it always opens the doors of humility, God-adulation, and God-praise because His power is leading the way! In that posture, we cannot take credit for the victory, and we cannot praise ourselves for the amazing outcome. This is why the Apostle Paul boasted about his situational weaknesses. He recognized that his Spiritual Strength was at its most profound level in those moments of difficulty.

We must be crystal clear that weakness in character and human ability differ dramatically from weakness imposed upon us from situations that are often beyond our control. God will often move mightily in our situational weaknesses but will seldom move in our character weaknesses. Our character weaknesses must be strengthened, or they will be used against us as we battle the powers of darkness. Our external weaknesses cannot be strengthened because they are caused by unforeseen circumstances. These situational weaknesses were the kind Paul was speaking of in 2 Corinthians 12:10. Being persecuted, imprisoned, and beaten, Paul experienced many reproaches and moments of tribulation. We often experience moments of trouble in our day to day lives as well. Calamity can suddenly strike without a moment's notice, and it can come in many ways. It is in these times of situational weakness that God's supernatural power can manifest itself through our trust, faith, and joy!

This is how we increase our Spiritual Strength. The WORD of God shows us three great sources of Spiritual Strength:

- *"...the Joy of the LORD is your strength"* (Nehemiah 8:10 NIV).
- *"...In repentance and rest you is your salvation, in quietness and trust is your strength..."* (Isaiah 30:15 NIV).
- *"...My grace is sufficient for you, for My power is perfected in weakness"* (2 Corinthians 12:9 ESV).

These scriptures teach us that Spiritual Strength increases when our joy of the Lord increases when our trust in the Lord increases, and when our acceptance of God's use of weaknesses as strengths increases.

The reality is that in times of trouble, our joy usually slips away, our trust in the Father wanes, and we lean upon our own strength and not our Godstrength!

Once we understand our Natural Strengths, our Spiritual Strengths, our Internal Weaknesses, and our External weaknesses, we place ourselves in a position to be led well by the Holy Spirit. We must be careful not to allow our Natural Strengths and our Internal Weaknesses to work against us. A High Commander must train to allow His Spiritual Strengths and His External/Situational Weaknesses to work in His favor. When we elevate our Spiritual Strength and couple it with the use of our Spiritual Gifts, we can achieve great exploits for God's Kingdom! *To lead others well for the sake of Christ, we must first be led well in the Spirit of Christ.*

As you train to lead in High Command, you must be able to walk circumspectly around your heart and allow the Holy Spirit to identify your strengths and weaknesses. Converting a weakness to a strength requires commitment and a willingness to practice actively the reverse behavior through the power of the Holy Spirit. With this in mind, let's perform a critical exercise that will be an invaluable tool in identifying your character strengths and weaknesses.

On a blank sheet of paper, create two columns numbered one to five. Label the first column "Self-Strengths," and the second column "Self-Weaknesses". Under "Self-Strengths," list your five strongest attributes, talents, or abilities. Under "Self-Weaknesses, list your five weakest attributes or biggest faults. Mark this page and return to it when you have completed the exercise.

Self-Strengths	Self-Weaknesses
1.	1.
2.	2.
3.	3.
4.	4.
5.	5.

Note the length of time it took to complete column one and column two. Those of us with healthy egos had no problem filling out the first column and probably struggled to fill the second. Those with poor self-esteem may have struggled with column one and breezed through column two. The purpose of this exercise is not to label you as an unconfident or egotistical person, but to allow you to search your Inner-man that you may know who you are in the fullness of your being.

If you are serious about this training, try taking this self-analysis exercise a step further. On three separate sheets of blank paper, repeat this five-point, two-column chart system. On these charts, label the columns as such: Family strengths and weaknesses, Church strengths and weaknesses, Occupational strengths and weaknesses. Upon completion of the charts, look them over carefully to be sure that they are honest and accurate. I encourage you not to skip this step in the training process. You cannot effectively lead others if you are not willing to be transparent to yourself or to the Father. Our goal from this point forward will be to focus on turning "Internal Weaknesses" to strengths within ourselves, our families, and our churches. God will seldom use an internal character weakness for His glory. However, physical weaknesses and situational weaknesses are often used to magnify His name and advance His Kingdom. let us now take the difficult step of rating ourselves on this critical responsibility of a Spiritual General.

Responsibility Rating (1–10)

Rating Number Five:

How well do you know your own Strengths
and Weaknesses? _____

<u>Self-Evaluation/ Group Study Questions</u>

1. Do you consider yourself to be a person with more strengths than weaknesses or more weaknesses than strengths?
2. What is your greatest personal strength?
3. What is your greatest personal weakness?
4. Have you ever seen God use your external weakness as a strength?
5. Have you ever seen a "Natural Strength" of yours become a liability? What caused that strength to hurt you rather than help you in that scenario?
6. Do you credit your successes mostly to your Natural Strengths or your Spiritual Strengths?
7. Are you aware of the strengths and weaknesses of your family?
8. How about your co-workers and Church family?

Responsibility Number 6 of a Spiritual General

To Wisely Delegate Authority

Several decades ago, when my boy was six and my daughter was eight, they asked me if they could wash my car to earn some spending money. Thinking it was a rather cute idea, I gave the consent to do so. After giving them some quick instructions, they sailed off on their adventure, and I hurried along to work. Arriving home late that evening, I could not see how well the children had washed the car, but the next day, oh my goodness! I walked outside and almost had a heart attack! There were sponge marks, soap streaks, and missed areas all over the car. I was naturally upset. If I am to be perfectly honest, I was furious! After scolding the kids and refusing to pay them for a job poorly done, I realized that not only had I foolishly delegated authority, but I had given verbal instructions to young children that needed hands-on instructions. It would have been much wiser if I had delegated the task to my fourteen-year-old daughter instead. She was tall enough to clean the roof of the car and wise enough to rinse off the vehicle thoroughly. The Spirit of God immediately convicted me. I repented of my anger, apologized to the children, paid them, and got stuck re-washing the car myself.

A commander that can wisely delegate authority to his subordinates makes his Army far more efficient, organized, and timely. Wise delegation brings forth effective coordination as well. If a pastor, for example, tried to do the job of a youth pastor, a music minister, a counselor, and an administrator, he would be overwhelmed with responsibility. The ministry would collapse rather quickly in this scenario. To delegate these jobs to responsible individuals would not only save him time but would allow him to operate more effectively in his pastoral duties.

There are many excellent biblical examples of proper delegation of authority. As Moses led the Children of Israel through the wilderness, Jethro, his father-in-law, came to him at Mount Horeb. He was delighted to hear of all the goodness which the Lord had done in delivering them out of the hands of the Egyptians. Jethro was pleased with this but was very disturbed to see how Moses was dealing with the people.

The Children of Israel, which numbered in the tens of thousands, would individually come to Moses for counsel whenever they had important matters to deal with. He would counsel and judge the thousands of people from morning to evening, and Jethro saw that this was wearing Moses down. As he counseled Moses, he told him to stop trying to do everything alone. He recommended that Moses should find some God-fearing men of valor amongst the people and place them in leadership positions. Some would be rulers of thousands, and some rulers of ten. Jethro advised Moses to allow these rulers to judge the small matters of the people, and the great matters he could judge. Moses harkened to the wise counsel of Jethro and established order amongst the people by wisely delegating authority to capable individuals (Exodus 18:17–27).

As Samuel stood before the sons of Jesse to anoint a new King, he wanted to choose Jesse's son Eliab because of his appearance, countenance, height, and stature. The man looked like a King of Israel ought to look; handsome, tall, and distinguished. God reproved Samuel by saying, *"For the Lord sees not as man sees: man looks on the outward appearance, but the Lord looks on the heart"* (1 Samuel 16:7 ESV). Samuel obeyed God's directive and chose David, who, of course, went on to become the greatest King Israel has ever known.

Jesus also gave us an excellent example of the wise delegation of authority when He chose the twelve disciples. As we read the Gospels, we see fishermen selected, poor men selected, even murderers selected (Paul). If we analyze the choices Jesus made in the natural, they would appear to be poor ones at best. The Master did not choose this Motley Crew because of their powerful positions; He chose them because of their powerful potential. The Lord knew that He could turn a life-taking persecutor into a life-giving preacher when He called Saul of Tarsus on that lonely Damascus road. Just as Jesus looked beyond appearance, a "Spiritual General" must do the same when selecting subordinates to hold key positions of authority within his organization. A "High Commander" must always look upon the subordinate's heart to ensure that it is one of truth, one of love, one of faith in God, and one of wisdom. Individual strengths and weaknesses must also be carefully considered when delegating authority. A "Spiritual General" must ultimately be led by the voice of the Holy Spirit in the authority delegation process.

Responsibility Rating (1–10)

Rating Number Six:

How wisely can you delegate Authority? _____

Self-Evaluation/ Group Study Questions

1. Have you ever delegated authority to the wrong person?
2. Why did you choose that individual?
3. Do you struggle with delegating authority because you feel that you can multi-task well?
4. How efficient is your organization, be it a family, a church, or a business?
5. Is the efficiency a result of good delegation of authority?
6. Is the Inefficiency a result of poor delegation of authority?
7. What are the key factors you look at when placing someone in a position of authority?

Responsibility Number 7 of a Spiritual General

To Inspire, Lead, and Motivate Others

What must a man or woman possess that indirectly gives them the ability to inspire, lead, and motivate others? Whatever it may be, Abe Lincoln possessed it, Martin Luther King possessed it, John F. Kennedy, and a surprise inclusion to the list, Adolf Hitler possessed it as well! Men that love God can possess this ability, and men that hate God can possess it as well. So, what is this marvelous possession that gives an individual the ability to influence, drive, and propel others to follow? Is it wealth? Is it fame or charisma? How about charm, political genius, or perhaps masterful oratory skills? These are all wonderful assets to have and perhaps useful resources as well, but unfortunately, being a wealthy well-spoken political genius will not necessarily inspire anyone. What will inspire and motivate others to follow is a VISION!

Vision ignites passion and purpose in the Heart Terrain! It breeds persistence, commitment, and hunger to win. When a "High Commander" has a vision, the people follow willfully with hope and inspiration. In paraphrasing Proverbs 29:18, the Bible says that where there is no vision (revelation of divine guidance), the people have no lawful direction or hope, and they ultimately perish.

The topic of vision is a bit tricky because it rears the question, Who is the vision-giver? The source of the vision is critical because it determines the motive of the vision and the consequences of its realization. You see, we can inspire and lead others into the darkness of sin, or we can inspire and lead others into the light of Christ. Jesus said in John 12:46,

> *I have come as Light into the world, so that everyone who believes in Me will not remain in darkness.*

> (NASB)

Hitler had an evil vision from satan, yet it still charged the entire German nation with enthusiasm and inspiration for a pure country and a pure German race. The power of vision is incredible! Lincoln had the divine vision from God to rid the nation from the bondage of slavery, and his vision gave life to the entire Union. He saw slavery as a foul pestilence from Hell, and his God-vision to abolish it was conjoined with integrity, compassion, authenticity, and good communication. It gave the pain of a brutal war purpose on the battlefields of Shiloh and Gettysburg, and his vision ultimately led to the historic passage of the Thirteenth Amendment.

Dr. King's vision from God to fight for the Civil Rights of African Americans inspired, motivated, and led our nation through a very dark period in its history. The thick walls of segregation and racial discrimination came tumbling down God's way, through peaceful protest and transformative legislation. We can see in these few examples that *"Vision is what all 'High Commanders' must possess, and the source of the vision is the key to its success."* Being such a critical possession for a "Spiritual General," let us take a moment to look at vision in a bit of detail. There are several aspects of vision that we need to explore, so let's glance at the types of vision, the sources of vision, the purpose of vision, the effects of vision, and how we receive vision.

Vision is the ability to think about or plan the future with imagination, revelation, and wisdom. That imagination, revelation, and wisdom, as we have seen, can come from Good or evil sources. There are essentially three sources of vision:

1. Those that others create for us, including demonic spirits.
2. Visions that we see and create for ourselves (hopefully under God's inspiration and not satan's).
3. Visions that God created for us before we were conceived.

It's the responsibility of a Spiritual General to recognize the source of his visions and to ensure that those he creates for his life, his family, and his ministry line up with God's vision for them as well. It is equally important for a "High Commander" to ensure that his vision is harmonious with his superiors and his subordinates. Misalignment of vision can cause anarchy within the ranks of an organization faster than just about anything. A Spiritual General will never follow someone else's vision for them if that vision becomes misaligned with God's vision for his own life. In Jeremiah 29:11 (NIV), God tells us what that vision is.

> *"For I know the plans I have for you," declares the LORD, "plans to prosper you and not to harm you, plans to give you hope and a future."*

If we allow God the Father to be our Vision-Giver, then we can be confident that the plans and goals we set into motion will prosper and bring forth a fruitful future. Our vision for family, church, and career must never supersede the God-Vision for us all to reach the lost. When the Holy Spirit is our Vision-Giver, the visions will ultimately advance the Kingdom of God in one form or another. Let us always be careful to keep the Great Commission of Jesus at the center of all our visions.

> *"…All authority in heaven and on earth has been given to Me. Therefore, go and make disciples of all nations, baptizing them in the name of the Father, and of the Son, and of the Holy Spirit, and teaching them to obey all that I have commanded you. And surely, I am with you always, to the very end of the age."*
>
> (Matthew 28:18–20 NIV)

Without a vision for yourself, it is impossible to inspire and motivate others to have faith in what you believe. A leader that is not visionary simply flows through life like water taking the path of least resistance. Those that follow him do the same for lack of passion or purpose. Vision is the bridge between the present and the future, but it cannot be realized without being attached to a great plan. Therefore, our visions must be God-Visions. As such, we know that the plans and goals we set into motion will prosper, according to Jeremiah 29:11. Our personal vision can prosper as well if attached to a solid plan with realistic goals, but it's not guaranteed to prosper, it may not be God's perfect will, and it most likely won't do much to advance the Kingdom of God!

Once we are certain that the source of our vision is coming from the

Throne of God, we must then seek wisdom from the Holy Spirit in devising a strategic plan to realize the vision. The plan will consist of time-sensitive goals, and God will provide the provisions needed to achieve the goals, including manpower, angel-power, equipment, and funding. The goals are the vision broken down into manageable phases. Without sustainable, attainable goals, the mission will lose its sense of urgency, and the vision will be stalled in its realization.

A Spiritual General knows how to plan and goal set well as he moves towards the God-Vision, but he never tries to order the steps he must take to reach it!

> *Commit your works to the Lord and your plans will be achieved. A man's heart plans his course, but the LORD determines his steps.*
>
> (Proverbs 16:3, 9 BSB)

The Apostle Paul planned his numerous missionary journeys throughout Asia Minor, but he never tried to control his itinerary for location or time. Together at times with Barnabas, Silas, and Timothy, Paul allowed the Holy Spirit to control their movements completely. His "God-Vision" was awe-inspiring! It ignited them, pushed them through pain, failure, persecution, and imprisonment. God's Spirit controlled Paul, directed him, warned him of danger, and revolutionized his Faith, his hope, and his work ethic. Being led by God's vision and not his own, others were motivated and inspired to follow Christ and support his vision of building the early Church.

Understanding the importance of God-Vision is critical for success in "High Command," but understanding what vision is does not help us understand how to attain it. Ironically, our training thus far, has been showing us all along how to acquire God-Vision! We have spoken of the need to depend on the retina of the Holy Spirit several times in our training. God-Vision is divine revelation and guidance from the Lord regarding His plan and purpose for us and those we lead. It's our responsibility to seek this guidance and revelation from God every single day of our lives! We have been teaching all along that we receive God-Vision through praise and worship, intercessory and devotional prayer, and meditation on God's WORD. Along with vision, we grow in wisdom and understanding as well with dedicated daily prayer and Bible study.

There is an incredible lack of visionary leadership in the Body of Christ today due to a relaxed attitude towards daily prayer and Bible Study. We're in desperate need of "High Commanders" that possess God-Vision in every area of their lives. Leaders that know how to write the vision down plainly so that all who read it will be inspired to achieve it. Commanders who know that if it's a vision inspired by God, it will surely come to pass at its appointed time! (Habakkuk 2:2–3). Commanders that refuse to seek their own vision for selfish motives, but instead yield their visionary will to the will of God the Father for his divine purpose!

If you've come this far in training, I believe that you are one of the elite "High Commanders" God has been seeking to lead His Church into a new era of leadership and warfare. We have recently seen societal breakdown occur with COVID-19 and national protesting over race relations. In both cases, it was sudden and massive. God will need well trained Spiritual Generals to lead the faithful through the impending chaos lying ahead, and to provide the God-Vision that will inspire the lost to embrace Jesus as Savior and Lord. My prayer is that all who have come this far are beginning to see things in the unseen realm that were not possible before. I trust that our Heavenly Father is making this journey a life-altering one, so let us continue the self-interrogating process.

Responsibility Rating (1–10)

Rating Number Seven:

How well do you inspire and motivate others? _____

Self-Evaluation /Group Study Questions

1. Name the number one vision for yourself, for your family, and your career.
2. Were any of these visions given to you by God, or are they personal visions you have for yourself without God's inspiration?

3. Have you ever been misaligned in your vision with someone in charge of you? Did mom come to mind?
4. How uncomfortable did that misalignment feel?
5. Do you believe God feels that same discomfort when your visions are misaligned with His?
6. What comes to mind when you hear the popular phrase, "Not every good thing is a God thing"?

Responsibility number 8 of a Spiritual General

To Keep Forces Alert, Trained, and Ready for Battle

I recall a great conversation with a trusted Co-Commander of mine. We were discussing the Standard Operational Procedures of the Air-Land Battle Doctrine. This, of course, is the incredible battle doctrine we will be dissecting in the next chapter. While speaking on Battle Tenets such as the imposition of will, the creation of imbalance, and striking with tenacity, I painted for my friend a visual picture of the present-day Spiritual Battlefield as so…

Imagine an Apocalyptic battlefield with barren lands and polluted skies. As you look across this vast devastated field, there is nothing more than a few trees remaining. Behind these scattered trees, you can see a handful of Commandos firing at an enormous regiment of enemy soldiers charging on their positions. Strangely enough, you can also see thousands of soldiers roaming around the battlefield like zombies—No armor, no weapons, and no sense of awareness that they are in a battle of any sort. Only the Commandos behind the trees are fighting? Even stranger, you can see that the enemy soldiers are focusing their entire attack on the Commandos that are assaulting them from behind the trees. They run past the zombie soldiers with no fear as they kick, abuse, and stampede over them. Though vastly outnumbering them, the enemy soldiers are losing to the few fighting men because they only have bow and arrows that cannot seem to penetrate the glowing shields of these elite warriors.

Meanwhile, the Commandos behind the trees are firing weapons that the enemy forces have no defenses for. To make matters worse, the Commandos keep calling down these powerful Angelic beings to assist them in the assault. That is my perception of the Spiritual Battlefield in a way that is easily understood. The thousands of desensitized soldiers represent the Church in its present condition. We have a choice to be the Elite Commandos firing the nuclear weapons or the dysfunctional soldiers roaming the battlefield waiting to be slaughtered.

To slumber on the Spiritual Battlefield means certain defeat at the hands of satanic forces. A slumbering apathetic attitude towards advancing God's Kingdom has become the norm in the Body of Christ! It's the equivalent of being the wounded zombie soldier on the battlefield I just described: You're no threat whatsoever to the enemy, and if you don't get healing from the medic, you'll eventually be tortured and imprisoned by the enemy. The saddest part of the Church's slumbering disposition on evangelism is the eternal consequence of disobeying the Great Commission. Like a wounded soldier cannot defend his comrades, and they ultimately perish. So too will the souls that never receive the good news of the Gospel because of our slothfulness!

1 Peter 5:8 (BSB) tells us,

> *Be sober-minded and alert. Your adversary the devil prowls around like a roaring lion, seeking someone to devour.*

A Spiritual General must always be alert and prepared for battle! He also has the responsibility of maintaining that same level of vigilance and readiness in his ranks, and those ranks may be his children, co-workers, or co-worshippers. Maintaining this state of readiness and preparation for battle is critical, and it is only achieved by constant training. General George Patton said, "Training is the cornerstone of success in battle." As it is on the Natural Battlefield, so it is on the Spiritual Battlefield.

All soldiers, regardless of rank or branch of service, are familiar with the term Alert. For the benefit of those who have never served in the Armed Forces, an Alert is a training exercise used by a company, battalion, or division commander to measure the state of readiness of their troops. When a military unit goes on Alert, the objective of the commander is to see how rapidly the soldiers can be assembled, armed, and ready for combat. Additionally, the ranking officers can assess how quickly tanks and vehicles can be deployed from motor pools by way of convoys. An accurate analysis of readiness can only be achieved if everyone is unaware of the Alert except the operational officers. Alerts are stressful for this reason, but the stress is the purpose of the exercise. During the anxiety through it all, you are very aware that speed and focus are paramount, and if the Alert is real, one mistake in a combat environment could cause unspeakable tragedy.

Many other training exercises are performed regularly to ensure the soldiers maintain a high level of proficiency in their various fields of expertise. For example, infantry and field artillery units must conduct field training exercises more frequently than most units, primarily to preserve sharp combat skills in ever-changing battlefield situations. A chemical battalion will conduct specialized training differently than a maintenance battalion. Each will focus on proficiency in the designated military occupational specialties (MOS) within their units. The Post Commanding General knows that the combat readiness and proficiency of his Brigade is rooted in the proficient training of every troop under his command, right down to the squad level.

These very same military combat training principles apply to the Spiritual Battlefield as well. As a Spiritual General and High Commander, you must be just as concerned about the skills, abilities, and readiness of your soldiers as you are of your own. How quickly can your family or ministry react to a financial, or perhaps an ugly sexual crisis? The answer to this question lies in that of another. How well have you prepared your family or ministry staff to respond effectively to these types of crises? An effective "High Commander" spends adequate time teaching and training his troops on how to fulfill the God-Vision they are all pursuing progressively. He inspires them to move enthusiastically from objective to objective, step by step. A Spiritual General prepares his troops for the inevitable obstacles and the impending demonic attacks. When setbacks occur and insurmountable obstacles arise, his troops know how to maintain composure and press the fight in the Spirit Realm!

Our Lord and Savior Jesus was the Spiritual General we all aspire to emulate. He had a vision for His disciples to become worldwide fishers of men and to establish a new kingdom. They were inspired by the Master's Vision" of a new kingdom only because they thought it was an earthly kingdom He spoke of. It was not until His resurrection that they understood the depths of His Heavenly vision. Jesus did not simply share His vision with the disciples; He spent time teaching and training them how to fulfill it progressively step by step. The power they would need to fulfill the vision would come later, but the teaching and training were continuously being administered by the Lord. Amongst hundreds of lessons and parables, He taught them how to pray, how to live by faith, how to give, how to love, how to build His Church, and how to war against the powers of darkness to defend it.

James and John were next to Jesus during what was perhaps His greatest battle in the Garden of Gethsemane. Even in His deepest moment of sorrow concerning the death He was to suffer, the Lord still took the time to teach His men because He understood the importance of their readiness for the incredible battle that was about to unfold. He instructed Peter, James, and John to post themselves on guard while He prayed. The Lord was dismayed as He found them sleeping each of the three times He returned. "*Peter,*" shouted Jesus. "So, *could you not watch with me for one hour? Watch and pray that you may not enter into temptation. The spirit indeed is willing, but the flesh is weak*" (Matthew 26:40–41 ESV). If Jesus needed to remind His three most trustworthy disciples to stay alert and be ready, what do you think He would say to us today?

Above all other training, as Spiritual Generals, we must train our people in the knowledge of God's WORD and teach them to practice the principles of godly living every day. It is our responsibility to stay sharp, to remain alert, and to enforce this code of conduct with those we lead, be it family members, co-workers, or fellow believers. Proficiency in living sanctified and walking in the spirit come the same way as most things do, through practice and "God-Discipline". Training provides that practice, and it is the acquisition and daily implementation of knowledge. The distinguishing factor for a Spiritual General is his ability to lean upon God's knowledge and not that of his own. Let us take a moment to rate ourselves on the responsibility of keeping our forces alert, trained, and ready for battle.

Responsibility Rating (1–10)

Rating Number Eight:

Do you keep your people alert, trained, and ready? _____

Self-Evaluation/ Group Study Questions

1. How often do you speak of God to your family, co-workers, classmates, or friends?
2. Name someone in your life that pushes you to grow in the knowledge of Christ.
3. Does that person provide practical ways for you to exercise godly principles?
4. What can you do today to start training yourself more aggressively in the Spirit Realm?
5. Do you see yourself as the drifting soldier on the battlefield or the commando firing from the trees?
6. If you identify as the drifting soldier, how does that make you feel? Name a few ways you could begin to transition from the drifting soldier to the firing commando.

Responsibility Number 9 of a Spiritual General

To Stay Peaceful and Calm During Difficult Battles

Let the peace of Christ rule in your hearts...

(Colossians 3:15 NIV)

We live in one of the most challenging times in the history of mankind. As stated often in this manual, times will become more uncertain and far more perilous as the spiritual battles in the Heavenly realms intensify. Standing as an ambassador for Christ will eventually become a dangerous posture to take for any believer world-wide. A Spiritual General will not only need courage and power through these difficult times, but he'll also need the peace and self-control that only God's Spirit can provide. Having a spirit of peace and calmness allows the Holy Spirit to impart wisdom and judgment into any strenuous situation. If the spirits of anger, fear, anxiety, or confusion are successful in oppressing our souls, we will be drawn away from the Holy Spirit in our hearts and controlled by these unclean thoughts and feelings. Indecisiveness and poor judgment become inevitable at that point. Allow me to share a brief testimony of failure in my life that demonstrates this principle perfectly.

Back in 1997, I was on vacation in Cancun, Mexico, for five days with my wife and two sons. We had been gifted a three-day car rental as a result of attending a time-share presentation on the first day, so we enjoyed the remainder of the afternoon, and I picked up the Volkswagen Beetle by sundown. We decided to spend the next day visiting a popular lagoon destination not far from Cancun called Xcaret. After a good night's sleep and a light breakfast, we jumped into our complimentary VW Beetle, quite excited about seeing one of the most beautiful coves in the Mayan Riviera. I pulled out of the Hotel's parking lot and stopped behind a City Bus, waiting at a stoplight. For reasons I will never understand, the bus unexpectedly began to move in reverse right towards our stationary Beetle. There was no time to put the

Volkswagen in reverse, and to my disbelief, the bus ran into the car and completely smashed the front end of the vehicle!

We are convinced it was by the grace of God that the gifted rental-car was a VW Bug, which, as you may know, has the engine in the rear, not up front. A smashed engine would have been a far more dangerous situation for my family, but regardless, I completely lost my composure! The bus driver would not take responsibility for the accident, and it felt as though the police officer was dismissive as to who was at fault. The spirits of anger and anxiety welled up inside and took complete control of my soul. Well, in the end, we took the blame for the collision, and without picking up the optional insurance coverage, we took the financial fall for it as well. Our Auto policy at the time only covered rental-car damage in the U.S., not in Mexico, so we were liable for all damages incurred to the vehicle. It ultimately cost us over $3,500 in repair fees, but more importantly, the accident destroyed the vacation! With frustrations and disappointments mounting, we decided that it would be best to attempt to leave the next day. Flying as non-revenue standby passengers, none of us had confirmed seats, and being a spring break weekend, all the flights were full. Adding misery to peak level frustration, we missed all five flights and got stuck sleeping at the Cancun Airport in hopes of making the first flight at 6:00 a.m. The Airport was 60 degrees, and it was truly a cold, miserable night for everyone. That was one of the most egregious examples in my life of being drawn away from the leading of the Holy Spirit in a sudden battle. I exercised poor judgment and made several ill-advised decisions because they were not God-Advised decisions.

As we strive towards the ranks of "High Command" in the Army of God, it is critically important that we learn to allow the peace of God to rule in our heart's! The WORD of God tells us,

> *God's kingdom isn't about eating and drinking. It is about pleasing God, about living in peace, and about true happiness. All this comes from the Holy Spirit.*
>
> (Romans 14:17 CEV)

Peace and self-restraint are two of the nine Fruits of the Spirit (Galatians 5:22–23), but how do we practically stay calm and at peace when the volcanoes of life erupt? When the enemy comes in like a flood (Isaiah 59:19), what steps should we take to allow God to raise up a standard against him? The answer to this question seems to be the same answer to most others… PRAYER!

Prayer puts our minds on Christ and allows us to fixate on the things of God for divine guidance and direction. According to Romans 8:6, setting our minds on God's Spirit brings peace, and according to Isaiah 26:3, that peace is perfect! It is the perfect peace of God that surpasses all understanding, and it guards our hearts and minds against anxiety, fear, and stress (Philippians 4:6). When we draw near to the Father, He will draw near to us (James 4:8). *It is God's presence in our prayers that not only brings His perfect peace, but it assures us as well of His promises, His protection, and our access to His power.*

If I had drawn near to the Father on that awful day in Cancun, His peace would have brought calmness into the equation, and His power would have been available to perhaps change the outcome of events. I would have most likely responded to the incident with much more love, patience, and consideration for my family as well. *Prayer brings the calmness needed to see the battle through the retina of the Holy Spirit, and the foresight, insight, and oversight needed for victory in the battle*! Exercising prayer as the first option in a difficult battle keeps us focused on the big picture. When a Spiritual General does this, he maintains confidence in God's promises to provide for ALL our needs, to deliver us from ALL evil, and to fight on our behalf in ALL situations. As our Father, God will always stand by his promise to fight for us, but a Spiritual General understands his responsibility to exercise his own God-given power in battle and to carry his delegated weight in combat. *The "Commander in Chief" must be able to depend on his staff of "High Commanders" to engage the enemy and make command and tactical decisions at their own discretion.*

When Moses stood on the banks of the Red Sea with an impassable body of water to his front, and Pharaoh's entire Army in pursuit from the rear, he maintained a prayerful posture of peace and calmness. We often miss the importance of the intriguing statement God made to

Moses in Exodus 14:15, as he faced this dire confrontation with the Egyptian army. The Israelites were certain that Moses had led them to death in the wilderness at the hands of Pharaoh, but Moses told the people, "*Do not be afraid. Stand firm and you will see the LORD's salvation, which He will accomplish for you today...*" (Exodus 14:13 BSB) He then said in verse 14, "*The LORD will fight for you; you need only to be still.*" Moses told the Israelites that God would fight for them, and there was nothing they needed to do but stand around idly. God responded to Moses in verse 15 with a bit of an angry tone, saying, "*Why are you crying out to Me? Tell the sons of Israel to go forward*" (NASB).

God wanted Moses to recognize that his power was already present in Moses's self-restraint. He wanted Moses to access His power by exercising his faith. Telling the people to go forward would have been exercising faith, telling them to stand still was encouraging doubt and complacency. Stretching forth his staff to part the waters on his own accord was the kind of faith God was looking for, but as usual, Moses disappointed. He would struggle with God over this issue of calmness and use of power throughout the entire forty-year journey through the wilderness.

> "*For God has not given us a spirit of fear and timidity, but of power, love, and self-discipline.*"
>
> (2 Timothy 1:7 NLT)

Calmness and peace not only usher in the presence of God, but they also usher in His power. When that power is available to us as "High Commanders," God wants us to be confident that we have access to it with no need to ask of His authorization for use. The principle is somewhat like how we use power around our home. It is paid for so we can use it at any time without asking for permission from the power company to charge our phones or turn on lights. Jesus paid the price for the power we now freely have access to!

We can see this principle very clearly with the behavior of Jesus during the storm on the Sea of Galilee. The disciples allowed the spirits of fear, confusion, and doubt to oppress their minds. They were overwhelmed by the enormity of the storm, but Jesus was so relaxed that

He never allowed the storm to disturb His rest. When Jesus rested, He always communed with the Father in His mind, and I believe that God gave many instructions and directives to Christ during these periods of rest. But even at rest, He was fully aware of the storm and the fear it imposed on the disciples. It was one of many opportunities Jesus would take to test the faith of these Spiritual Generals in training. Upon awakening, He spoke to the storm, saying, "*Peace! Be still!*" (Mark 20:39 ESV), then proceeded to reprimand the disciples saying,

"Why are you so afraid?" He asked. "Do you still have no faith?"

(Mark 4:40 NIV).

When the storms of life are raging full force, and our ships appear to be sinking, a "High Commander" must recognize that regardless of appearance, Jesus has everything under control. He is not sleeping through your storm because He doesn't care about it. He's at one with the Father watching to see if, with faith and authority, YOU will speak to the storm and say, "Peace! Be Still!"

Here is an important principle of "High Command". *A strong "Spiritual General" will not ask Jesus to fight a battle that he is already equipped to fight, lead, and win himself!* He will remain calm, listen to the Holy Spirit, and react to his directives. Nothing will distract him from gathering his forces, weapons, and resources, and attacking the enemy with the power and authority that Christ has given him! This is what Jesus had hoped the disciples would do, but as we know, they instead woke Him from sleep so that He could do what they had the power to do themselves.

The most difficult battle Jesus ever faced was not the wilderness, not the scourging, not even the agony on the cross. His most difficult battle was in the Garden of Gethsemane. It was there that the destiny of mankind was weighed in the balance, and the fate of the world would be determined by His decision… What a tremendous burden to bear!

Even though Jesus could see in His mind the ripped flesh on His back, the piercing thorns that would be driven through His skull, and His mutilated body hanging on the cross, He remained calm. Through His torturous distress, He sought God's will on His knees all night in

PRAYER! Only then was the Lord able to submit to God's will and have the peace, courage, love, and power it would take to endure the pain and agony that was set before Him at Calvary's Cross.

I openly lay these questions before you. Does the peace of God rule your heart when the going gets tough? Do you remain calm and maintain composure when things begin to look impossible in the natural, or do fear and doubt grip your soul? Can you maintain a calm posture of trust, joy, and faith through moments of External Weakness? As you honestly answer these questions, please keep in mind that you will not be berating yourself on your day-to-day temperament or disposition. Perhaps you are a calm individual most of the time, but when adversity hits and the thunderstorms of life role in, you tend to panic, lose composure, and forget that God's umbrella of protection is covering you. Please rate yourself only on your temperament amid intense battles and moments of trauma.

<u>Responsibility Rating (1–10)</u>

Rating Number Nine:

Are you calm and peaceful during difficult battles? _____

<u>Self-Evaluation/ Group Study Questions</u>

1. What was the most difficult battle you have ever faced in your home? How about on your job or in your church?
2. Were you able to stay calm in these battles, or did fear and anxiety take over?
3. If you remained calm, what was the effect of that calmness?
4. If you lost composure, what was the effect of your anger or panic?
5. Do others turn to you for strength, comfort, or encouragement when they are facing difficulty? If no, then why do you believe others do not feel comfortable leaning on you in times of trouble?

Responsibility Number 10 of a Spiritual General

Able to use Weapons, Manpower, and Resources Effectively

An effective Military General knows the strength, courage, and physical condition of his men. He is in tune with their moral, emotional, and spiritual condition as well. To be successful in combat, a "High Commander" must know the striking capabilities of his weapons and the ballistic count of his munitions. Additionally, a good Military General is aware of his Army's resources such as allied support, communication systems, weather advantages, terrain advantages, or even division of enemy troops.

An excellent military battle example of effective use of manpower, weapons, and resources was the Battle of Tannenberg. It was fought in East Prussia, in 1914, during World War 1. While the majority of the German Army attacked France, General Paul Von Hindenburg, Commander of the German Eighth Army, defended the province of Prussia against two Russian Armies, one in the north, and the other in the south. The Russian Army outnumbered Hindenburg's German Army in manpower and weaponry, but as a divided unit, it proved to be an inferior fighting force to the Germans. Hindenburg realized that allowing his forces to fight simultaneously on both the northern and southern fronts would not only be unwise, but it would also create the same type of division in his forces that existed in the Russian forces. To more effectively use his manpower, weapons, and resources, Hindenburg decided to pull out of the northern front inconspicuously and concentrate his forces in the south. Five days later, he encircled the Russian Army in the south with all his troops, armored vehicles, and artillery, and defeated them in dramatic fashion near Tannenberg. As a result, the Russian Army broke up in panic, losing 125,000 men and 500 guns from August 26 to Aug 31, 1914.[6] With resounding victory in the south, the Germans turned back to the north and drove the

6   "Battle of Tannenberg Begins." 2020. History.Com. 2020. https://www.history.com/this-day-in-history/battle-of-tannenberg-begins.

remaining Russian Army out of East Prussia entirely. General Paul von Hindenburg's superior use of manpower, weapons, and resources against the divided Russians resulted in the Germans losing only 10,000 men while imposing losses of over 50,000 men on their Russian counterparts.

Combat strategies require adaptation to ever-changing battle scenarios. A "High Commander" must be extraordinarily flexible in adjusting how he uses his manpower, weapons, and resources in real-time. An enemy's weakness could suddenly become a strength, and the offensive or defensive strategy that worked a minute ago is suddenly obsolete or ineffective. An enemy's defensive scheme could become ineffective if the offensive game plan can be adjusted to exploit the weaknesses of the scheme.

Let us spend a few moments looking at the game of American football to draw some analogies on offensive and defensive combat adaption. A change in defensive formation by the Defensive Coordinator will initiate a change in offensive formation and strategy as a response by the opponent's Offensive Coordinator. These changes can occur quickly on the football field. They can occur even quicker on the Spiritual Battlefield. The speed of interpretation and the proper response is critical to neutralize the success of the enemy's offensive initiative, be it on the football field or the Spiritual Battlefield. Throughout the game, each team will adapt to the other's apparent strengths and weaknesses, trying various approaches to outmaneuver or overpower their opponent in the quest for victory. On a football field, the battle, although serious, is all about entertainment. On the Spiritual Battlefield, the battle is not only serious, it is about saving human souls from eternal damnation, as we war to advance the Kingdom of God.

The initial strategy against any given opponent is called the Game Plan. In American football, it is comprised of hundreds of diagramed plays, strategies, and schemes that are worked out in advance for pre-determined situations. On the Spiritual Battlefield, the Game Plan is likewise comprised of various strategies and schemes that will defeat the powers of darkness in any given situation. The Defensive Coordinator looks at the opponent's offensive capabilities in the pregame planning phase. Upon analysis, he will position his manpower (eleven players) in a way that focuses on shutting down the opponents running game or their passing game. An opponent with a strong running game requires a defensive strategy that utilizes not only the defensive linemen but also the linebackers to stop the ground assault. If the opponent's offensive strength is passing the football, then the Defense Coordinator may need to employ a defensive scheme that creates four linebackers instead of the usual three. Like football, on the Spiritual Battlefield, we must have a solid Game Plan to defeat satan's forces. *A Spiritual General must be an exceptional Offensive Coordinator! On the Spiritual Battlefield, victory is only attained with an offensive posture and mind-set.* Great defenses can win football games, and they can win wars, but on the Spiritual Battlefield, great defense will never win the battles against the forces of evil. Only a great offensive Game Plan with flawless execution will do that!

Superbowl LI (fifty-one) will go down as one of the greatest football games in NFL history. The New England Patriots overcame a 25-point third-quarter deficit to beat the Atlanta Falcons 34–28 in overtime.[7] Some consider it to be an epic choke by the Falcons, while others consider it to be a masterful display of offensive brilliance by Coach Bill Belichick and quarterback Tom Brady. The Patriots were held to three points in the first seven drives by the Falcon's masterful defensive scheme. Falcon's head coach Dan Quinn decided to use a defensive strategy called "Cover 1-Lurk". This defensive scheme allowed Atlanta's strong safety Robert Alford to cross-jump the man to man coverage and double cover receivers crossing the middle of the field. It placed Atlanta defenders in Tom Brady's favorite passing lanes and neutralized the Patriot's passing game the entire first half of the Superbowl.

After half-time, Coach Belichick recognized Coach Quinn's defensive scheme to close-off the middle of the field, so he adjusted the offensive strategy, and Brady began to work the outside part of the field to take advantage of Atlanta's one on one coverage and inside stacking. His patience and discipline targeting the underneath routes began to pay

---

[7] "Super Bowl Victory Is Decided In OT: Patriots Beat Falcons 34–28." 2017. NPR.Com. 2017. https://www.npr.org/2017/02/06/513388136/super-bowl-victory-is-decided-in-ot-patriots-beat-falcons-34-28.

off as Atlanta's defense began to tire in the fourth quarter. Coach Belichick made simultaneous adjustments in his defense by blitzing the Falcon's quarterback frequently in the second half. The Patriot's decision to operate outside of their comfort zone and adjust their offensive and defensive strategies brought about a highly improbable comeback victory for their historic franchise. It was an incredible moment in sports history, and a great example of the effective use of manpower, weapons, and resources in combat.

The Bible has many examples of tremendous battles that were won by the Children of Israel when they offensively attacked their enemies. In discussing a Spiritual General's ability to use his manpower, weapons, and resources effectively, there is one Biblical battle that stands out amongst the rest: That is, Gideon's battle against the Midianites.

Gideon, although he doubted God and himself, proved to be a mighty man of valor and an outstanding general for the Israelite Army. As the story is portrayed in Judges Chapters 6 and 7, the Lord had called upon Gideon to save Israel from the hand of the Midianites. After God overcame Gideon's doubt, he pitched the Israelites on the south side of the valley of Jezreel, as the host of the Midianites and Amalekites were gathered in the valley. They laid along the valley like grasshoppers for multitude, and their camels were without number. The host of the Midianites was so vast in number, the Bible says they were like the sand by the seaside for multitude.

The Lord then did a strange thing. He forced Gideon to reduce Israel's fighting Army from 32,000 mediocre soldiers to 300 courageous Commandos. God was being certain that He would receive all the glory for victory over the Midianites. How would 300 men be able to destroy a people so great in multitude that their numbers could not be counted? With God, all things are possible, and as the story unfolds, Gideon uses a battle strategy that is a classic military example of how to maximize the use of manpower, weapons, and resources.

The 300 men were divided into three companies of 100 soldiers. Each soldier had a trumpet in one hand and an empty pitcher with a lamp inside in the other hand. In the middle of the night, the 300 men encircled the Midianites as they took cover in the valley's surrounding hills. When Gideon blew his trumpet, the soldiers also sounded their trumpets, broke their pitchers, held up their lamps, and cried with a loud voice, "The sword of the Lord and Gideon" (Judges 7:20 NKJV).

The confusion and fear created by this peculiar assault caused the Midianites to panic. They began to kill one another and run in disarray. Gideon and the 300 soldiers pursued those that fled and ultimately killed every man in the enemy's camp. The Israelite Army had far less manpower and far fewer weapons than the Midianites, yet they prevailed for two reasons. First and foremost, they trusted in the WORD of the Lord, which came to Gideon and foretold of their victory. Secondly, Gideon effectively used his manpower, the hilly terrain surrounding the valley, and crafty resources like the lamps in the pitchers. His God-given Offensive Strategy caused the Midianites to believe they were surrounded by 100,000 men, not 300.

The Battle of Tannenberg, Superbowl LI (fifty-one), and Gideon's battle against the Midianites are excellent examples of effective use of manpower, weapons, and resources on the natural battlefield. Gideon, Von Hindenburg, and Coach Belichick experienced overwhelming victory because they understood the importance of these offensive combat principles. Just as this basic doctrine is vital to the assurance of victory on the natural battlefield, it is equally important to the assurance of victory on the Spiritual Battlefield. So, the question is, how does a Spiritual General effectively use his manpower, weapons, and resources? Let us first look at the manpower of a Spiritual General and how it can be used effectively. We will use an example in the family.

As the Spiritual General of my home, effective use of my manpower means that I know how to mobilize my family members to accomplish certain tasks and to fight life's battles. It also means that as the "High Commander," and priest of my home, I know how to effectively use the Angels of the Heavenly Host to war for my family, minister to my family, and guard my family.

Many years ago, when my son was in second grade, his sub-standard reading level began to threaten his ability to graduate to third grade. I ensured the school staff that my family and I would work diligently throughout the summer months to advance my son's reading skills.

We purchased three reading comprehension workbooks. I enlisted my wife and oldest daughter to rotate with me on tutoring my son all summer long. I also asked the Lord to launch Warring Angels against the dumb spirits that harassed my son. We incorporated several other study resources, and along with the Angelic weapons and effective use of family manpower, my son climbed to a third grade reading comprehension level in three months.

How about the weapons of a Spiritual General and the ways in which they can be used most effectively? In Chapter 1, we studied about the weapons of our warfare quite extensively. In reviewing, we recall that the Name of Jesus, the Blood of Jesus, and the WORD of God are available to the Saints as weapons, and they are mighty through God to the pulling down of strongholds (2 Corinthians 10:3). Unfortunately, knowing what weapons we possess has nothing to do with understanding how and when to use them.

Over the course of many years, I have found in my own spiritual combat experiences that the weapons of our warfare are most effective when launched in a certain sequence. When we launch the Blood warhead against satan first, we psychologically demoralize the demonic spirits involved in the battle. Launching our testimony at these foul spirits causes a demoralizing effect as well (Revelation 12:11). When we launch the Jesus warhead after the Blood, the demonic spirits involved become paralyzed! The Name of Jesus forces them to drop to their knees and tremble, thereby rendering them powerless and immobile (Philippians 2:9–10). Finally, the warhead of the WORD can be launched! As previously stated in Chapter 3, this is the most powerful weapon in our arsenal because it allows us to attack the devil with pinpoint precision. God's WORD is so profound that it addresses every aspect of human and demonic existence. We can find an exact scripture to conquer, divide, and destroy every stronghold that satan can impose on us, as well as strongholds we impose upon ourselves. With a specific scripture, concerning a specific problem, we can bomb the enemy in a specific location. Each of the three warheads can be used independently of each other and still inflict tremendous damage in satan's kingdoms, but the impact of three nuclear warheads will always be more severe than the impact of one.

I truly enjoy using this method of warfare to annihilate demons! For most of my life, I sat back and allowed satanic spirits to drop me to my knees, paralyze my soul, and utterly humiliate me in many areas of my life. In those moments, I was completely at their mercy, but now they are completely at mine! The WORD of God teaches that once I become completely obedient, I can readily take revenge on (punish) all disobedient spirits (2 Corinthians 10:6). Just as our Lord and Savior put on a garment of vengeance and defeated the devil, He has empowered us to do the same (Isaiah 59:17).

Most believers know how to call upon the Name of Jesus or plead the Blood of Jesus in times of trouble, but few know how to launch the warhead of the WORD of God effectively. Many Christians are ineffective with this weapon because they refuse to spend time learning or memorizing God's Holy WORD. Additionally, they neglect to utilize the many tools available to believers that assist us in studying God's WORD, like digital concordances or Bible study apps. Being a believer and not using these tools is akin to being a carpenter and not using a hammer. If the enemy is attacking you with the spirit of lust, how can you effectively fight back if you have no way of finding scripture that can counter-attack the lust of the flesh? We will discuss this technique of counter-attacking the enemy and demonstrate it with real-life examples in the final chapter.

To answer our initial question fully, let us discuss how a Spiritual General can effectively use his resources. In Chapter 3, we took a close look at the resources of the Saints of God and their application to our weapons and forces. We saw that there are two categories of resources. "Missile Resources" are resources of the human tongue that can launch our weapons of warfare. They include preaching, teaching, confessing, testifying, resisting, binding, loosing, speaking in tongues, praising, and worshipping. We emphasized that *the weapons of our warfare cannot be effective unless they are launched verbally with one or more of these "Missile Resources"*. "Strength Resources" are resources that empower the Saints of God and the Angels of the Heavenly Host. In review, they include The power of the Holy Spirit, faith, fasting, tithing and giving, intercessory prayer, the gifts of the Holy Spirit, the five gifts to the Church, speaking in tongues, and the prayers of the Saints to empower the Angels of the Heavenly Host. It is clear to see that as believers, we have quite a variety of Strength Resources and Missile Resources at our disposal, and they can be used in an infinite combination of ways. Perfecting the use of your "Strength Resources" comes from the constant application of them in your day to day walk with the Lord. It is much like going to the gym to strengthen different areas of your body. If we fail to exercise our faith or our gifts, then our spiritual muscle will never grow strong. Perfecting the use of your "Missile Resources" also comes from the constant application of firing them in your day to day battles with the enemy. *If we fail to war against the powers of darkness, then we will never learn how to fire these powerful missiles on the Outer-Battlefield to advance the Kingdom of God.*

There is an infinite number of ways we can combine our Strength Resources with our Missile Resource" to fight on both the Inner and Outer-Battlefields. Some battles you will face can be fought best with missiles of Preaching and Testifying. Other battles may require the launching of a Praise and Worship" missile combined, perhaps, with your Strength Resources of fasting, intercessory prayer, or dispatching of Angels in prayer. Some battles can be won by faithfully sowing a financial seed into a ministry and losing the chains of lack and poverty off that ministry, or perhaps off your finances.

Another battle may be won by launching the missile of Confessing with the WORD of God (your nuclear warhead) for healing in your body. If that is combined with the missile of Resisting satan's attack of sickness or disease with the Blood of Jesus and the Name of Jesus as warheads, healing is truly possible. This same battle for healing could also include the Strength Resources of fasting, speaking in tongues, request for dispatch of Warring Angels, etc.

My personal testimony speaks of the power and truth in these strategies. I have been married to an amazing woman for thirty-one years. When Evelyn and I took our marital vows, I was fully aware that she had been diagnosed with Leukemia and had previously undergone extreme therapy to push her blood cancer into a state of remission. Her medical reports were showing that she had from five to seven years remaining before the cancer would win the battle for her life.

I entered the marriage, taking on the responsibility of raising her three young children, as well as my young twins. Although I knew there was a strong chance that I would be baring that responsibility alone if the cancer battle was lost, the decision to take her hand in marriage was an easy one. I loved Evelyn deeply, and if five years were all I would have with her, then that was enough for me. Knowing that the coming years would most likely be the most difficult ones of my life, I was spiritually and emotionally ready for the battles on the horizon.

Looking back, I was not wrong. The cancer returned with a vengeance in our fourth year of marriage, and the battle for Evelyn's life was brutal, painful, and grueling, especially on the children. From bone marrow transplants to high-level chemo and radiation treatments, nothing would drive her cancer back into remission. As a couple, we decided that quitting was not an option, and we were determined to win the battle with Jesus leading the way no matter how difficult it would become!

The strategy was to attack with a joint, all-in, non-stop, offensive assault on the powers of darkness that were determined to take her life. It would prove to be a battle for the ages! We first gathered scores of scriptures about defeating satan, healing, and prosperity. Carrying these special designation warheads of the WORD with us every day, we would seize every available moment to speak these scriptures with our tongues. Individually and collectively, every Missile Resource and practically every Strength Resource was called upon to engage the enemy every single free moment of every single day! We were relentless in our offensive campaign!

As each treatment continued to fail in remitting the cancer, Evelyn would somehow continue to exercise her incredible Gift of Faith. Never a complaint, and although her body was losing all its strength, her spirit never did. Her faith boosted mine daily, and we fought bravely, ignoring the weight loss, the weakness, and the doctor's report that constantly said the end is near.

Well, God had a different plan, and as a result, we experienced a miraculous outcome! One night at a Morris Cerullo camp meeting in Miami, God laid his hand on Evelyn's body and extracted every cancer cell from it. It is a documented miracle that we praise God for continually! The cancer never returned, and she is healthy and strong to this day. I say it was her strong faith, and she says it was my strong support, but we both agree that it was mostly God's amazing grace and His boundless love! *His uncontainable power was able to be released by our faith, our obedience, and our will to fight with an attitude of humility from a posture of "High Command".*

We fired the Weapons of our Warfare without ceasing, and God miraculously demonstrated the truth and power of His Holy WORD by pulling down the stronghold of cancer (2 Corinthians 10:4). His promises are sure because He is God from everlasting to everlasting (Psalms 90:2)! If the Father spoke it in His WORD, it is the truth, it will surely come to pass, and we can now speak it with AUTHORITY! God has freely given us that authority because of the obedient sacrifice made by His only begotten son. It's so beautiful to know that we've been picked up off the side of the road like roaming vagabonds, lost and broken; then accepted, cleansed, forgiven, and adopted by our Master as heirs to the Throne of God, and even more unbelievably, as joint-heirs with Jesus Christ!

When we are making decisions on battle strategy, as "High Commanders," we must always strive to be led by the Holy Spirit! As we reveal the Air-Land Battle Doctrine in the next chapter, we'll discuss Battle Strategy in-depth, so enjoy the salad before the main course because the Filet Mignon in Chapter 6 is a choice-cut from the Lord. Now my friend, once again, comes the difficult step of self-evaluation. It is never easy to evaluate yourself honestly. Most of us only enjoy looking at our pleasant features when staring in the mirror of our hearts. Somehow, we find a way to ignore the moles, the pimples, the grey hair, and the cellulite. Honest acknowledgment of weakness is the first step to developing strength in Christ! You know exactly where you stand in these areas of Spiritual Warfare, so please take this time to rate yourself accordingly.

Responsibility Rating (1–10)

Rating Number Ten:

How effectively can you use your manpower, weapons, and resources in "Spiritual Warfare"? _____

Self-Evaluation/ Group Study Questions

1. Have you ever been in a hopeless situation that required a change in strategy to prevail?
2. What did you do differently, and why?
3. Are you flexible enough to change course quickly if a strategy is failing, or do you stubbornly press on regardless of the signs?
4. Have you ever fought a Spiritual Battle using audible resources such as preaching, singing, or testifying?
5. When was the last time you tried to fight a Spiritual Battle in the natural realm?
6. How badly, and how quickly, did you face defeat?

Responsibility Number 11 of a Spiritual General

Must have knowledge of Military Strategies, Operational Art, and Military tactics

Let us begin by understanding the military terms Strategies Art" Operational Art, and Tactical Art. Their proper application on the battlefield is crucial for success in combat. When a "High Commander" decides to launch an offensive campaign against his enemy, he must plan the attack in three phases.

The Battle Strategy is the first phase of the offensive plan. Strategies Art consists of the commander's plan of action to maneuver his forces against the enemy. He must have an overall motive and strategy for victory, and that strategy must include an offensive objective. Several basic military strategies can be used by a "High Commander" to attack the enemy. Maneuvers such as the ambush, the multi-force attack, the counterattack, the psychological attack, the biological attack, and the electronic attack, can be used on the Natural Battlefield" as well as the Spiritual Battlefield.

The second phase of the offensive battle plan is the Operational Art phase. Operational Art is defined as the ability of a "High Commander" to know when to conduct a campaign, on what terrain the campaign will be executed, and under what conditions his forces should fight. For example, a wise commander would not engage and the enemy on a terrain that provides no cover or concealment for his troops. For this reason, most military conflicts are conducted at night. Additionally, the commander would not conduct an offensive strike during poor weather conditions unless those conditions aided him in the element of surprise or the ultimate success of the mission. A "High Commander" must weigh in many factors when making these Operational Art decisions, as he plans a successful offensive campaign. Here are but a few of the factors that could affect the Operational Art of a commander's battle plan:

- Strength of his troops
- Strength and build-up of enemy troops
- Division of enemy troops
- Defensive fortification of enemy troops
- Extent of combat support systems
- Intel of enemy strategy
- Terrain features
- Weather and temperature conditions
- Manpower and weapons needed for offensive engagements

How do these battle plan factors translate into a Spiritual Battle? Well, how many demonic spirits are involved? Are you solo, or do you have a prayer team of other soldiers enlisted in the fight? Are you fighting a deeply rooted generational stronghold, or is this a rouge spirit? Is the enemy using a familiar type of defensive strategy, perhaps one which you have seen on countless occasions, or is his strategy unfamiliar? Is this a fight in the flesh or the spirit? Are you strong enough spiritually to engage the enemy without being defeated? Are you planning a sudden ambush, a multi-force attack, or a flank attack? Should you call in air support from the Angels of the Heavenly Host? Will you need all the weapons of your warfare? What missiles will you use to fire the weapons? These are the when's, what's, and where's of the Operational Art decisions a Spiritual General must make before assaulting the enemy.

The final phase of the offensive battle plan is the Tactical Art phase. Military tactics are defined as the actual physical maneuvering of forces to execute the battle strategy. How well can a "High Commander" and his forces actually fight the enemy according to the battle plan? Tactical success is based on several factors, as well:

- The degree of combat experience
- The degree of combat training
- The power of weaponry and the ability to use it effectively
- The strength of forces
- The level of preparation and planning
- The strength of combat resources

These terms may seem foreign to you, but to comprehend God's battle doctrine for the Church, defining them is important in laying a strategical and tactical foundation for spiritual combat. Now that we have become familiar with the terms strategy, operations, and tactics, I'd like you to rate yourself on your knowledge of their application on the Inner and Outer Spiritual battlefronts. Your rating on this responsibility should be low until you are taught how to apply these offensive concepts with the Air-Land Battle doctrine. I have only defined them for you, but once you've completed your training and have spent time applying these principles in your life, you should go back over this section and re-evaluate yourself. I am certain that you will be pleased to see a substantial promotion in rank by that time.

<u>Responsibility Rating</u> (1–10)

Rating Number Eleven:

How well can you apply military strategy, operational art, and military tactics in Spiritual Warfare? _____

Responsibility Number 12 of a Spiritual General

Be extremely familiar with the tactics, motives, strengths, and weaknesses of the enemy

If you know your enemy and know yourself, you need not fear the result of 100 battles. If you know yourself but not your enemy, for every victory gained, you will suffer a defeat. If you know neither yourself nor the enemy, you will succumb in every battle.[8]

—Sun Tzu—

Here is a bold statement! *A "High Commander" who is not fully knowledgeable of his enemy's tactics and motives is not fit for command!* Regardless of the commander's strength in forces, armament, or resources, his lack of knowing the enemy's motives and or mode of operation will ultimately cause defeat in battle. This principle holds true in the sports world, the business world, and in Spiritual Warfare! The tactics of a Spiritual General must always be predicated on the conventional tactics and motives of his enemy.

Both Vince Lombardi and Bill Belichick have experienced tremendous success as commanders on the battlefields of the NFL gridiron. As a result of successfully applying the Game Plan strategy of knowing your enemy's tactics, motives, and mode of operation, they are universally regarded as the greatest NFL coaches in the league's history! Looking specifically at Coach Belichick's strategies, over the past nineteen seasons, he has been able to take advantage of opposing teams because of his willingness to adapt to ever-changing defenses. As an offensive-minded commander, he has been able to morph his offensive strategy from one of heavy wide-receiver use in the Randy Moss era to that of tight-end dominance in the Rob Gronkowski era.

Most recently, coach Belichick found "a new way to take advantage of opposing teams (…). As defenses across the league have evolved to counteract spread offenses, they're left vulnerable to run-heavy

---

8   Tzu, Sun. 2007. Chapter 3.

teams."[9] "So, Belichick's Patriots" began to pour "resources into developing a sturdy offensive line to power his run game."[10] In an era dominated by the passing game, his running backs all play a bunch of snaps, thus minimizing the potential for fatigue or injury and maximizing his use of manpower. As excellent pass receivers, the Patriot's backfield presents both passing and running threats throughout an entire game. Constant offensive attacks eventually wear down defenses on the football field, just as they do on the "Spiritual Battlefield".

The legendary coach has always turned to great leaders for guidance. A favorite quote of Coach Belichick's that all Patriot players are familiar with comes from Sun Tzu's 2,500-year-old military strategy book. It is entitled, *The Art of War*, and one of my favorites as well. "Every battle is won before it is fought," said General Tzu.[11] "He will win who, prepared himself, waits to take the enemy unprepared."[12] In a recent interview, Coach Belichick said, "You have to know what the opponents can do, what his strengths and weaknesses are, and what to do in every situation."[13] Perhaps unaware, he has been able to sustain success using the principles Jesus taught as well. Like Christ, Belichick (No Saint here… pun intended ☺) decided to build his teams with players that other teams had given up on. He brought in outcast backs, receivers, and linemen then transformed them into pro-bowlers. In like fashion, Jesus brought in outcast fishermen, tax collectors, and thieves, then transformed them into renowned apostles. What Lombardi and Belichick always looked for in their players is not much different than what God looks for in His children: Loyalty, hard work, unselfishness, and humility.

Knowing your enemy's motives and tactics give you the power to fight him on favorable terms. Knowledge of his strategies, strengths, and

---

9 Wepfer, Jack. 2019. "How Emphasis on Running Game Could Help Packers Rebound in 2019." Packers Wire. 2019. https://packerswire.usatoday.com/2019/01/30/how-emphasis-on-running-game-could-help-packers-rebound-in-2019/.
10 Ibid.
11 Tzu, Sun. 2007.
12 Ibid.
13 Connley, Courtney. 2019. "Patriots Coach Bill Belichick Lives by a Quote from 'The Art of War.'" CNBC LLC. 2019. https://www.cnbc.com/2019/01/31/bill-belichick-uses-this-sun-tzu-quote-to-inspire-the-patriots-to-win.html.

weaknesses provide an offensive advantage in developing effective counterstrategies as well. There is a great example that demonstrates the power of this principle in the business world. Southwest Airlines has a success story that is based on CEO Herb Kelleher's decision to use different Flight Operation tactics than the major airlines, with different motives as well. By careful analysis of unprofitable operational decisions made by the major carriers, he devised a system whereby his equipment and manpower could be used more productively than his competitors. The motive of all the major airlines was based on profitability, and that type of corporate culture often caused tension between management and the unionized workforces. Kelleher gave his employees a better vision based on a better motive. If the motive could be affordability and fun for passengers, and partnership with employees while still achieving the goal of profitability, success would be imminent. With good stock options and profit-sharing plans, employees quickly bought into his vision of creating a friendly and joyful flight experience often filled with songs and laughter. Coupled with their decision to avoid competitive routes, bypass hub cities, and operate a fleet consisting of only Boeing 737 type aircraft, Southwest has now risen to the number one ranking of airlines around the world!

In the realm of Spiritual Warfare, the stakes are a bit higher than Superbowl trophies or corporate profitability. It is your life, as well as the lives of all who are within your sphere of influence that lay in the balance. A "High Commander" must understand the tactics and motives of satan and his band of foul demons. Before expounding on this important responsibility of a Spiritual General, let us take a moment to review satan's weapons and resources. In reference to Diagram number five in Chapter 3, we know that his weapons are lying, stealing, cheating, killing, accusing, hating, deceiving, and dividing. These arrowheads are launched with the bows of tempting, oppressing, and influencing, and they are attached to *the arrows of our emotions. Fear, anger, pride, lust, greed, jealousy, envy, and selfishness are the resources used to give flight to satan's weapons (fiery darts).* It is important that we become extremely familiar with the arsenal of weapons and resources satan uses to attack us, but knowing his weapons, strengths, or weaknesses, won't help us to understand his motives, strategies, and tactics.

The WORD of God tells us that he cannot take advantage of us if we become familiar with his devices (2 Corinthians 2:11), so let's expose the devil and break down his basic battle plan. His motive is quite simple: To ascend to the third Heaven, overthrow God the Father, and sit on the Throne of Heaven as the new Commander-in-Chie"! That was always plan "A" since his eviction from the third Heaven.

As he orchestrated the fall of Adam and succeeded in manipulating the Nation of Israel, the plan to defeat mankind, and eventually God, seemed to be working perfectly. With the birth of Jesus, plan "A" suddenly began to unravel! His fatal mistake at the cross backfired, and that mistake changed everything!

Mankind was saved from the fate God had imposed on the devil when he unknowingly shed the pure blood of the sacrificial Lamb of God that took away the sin of the world! By the crucifixion of Christ, he lost the greatest battle in history, "The Battle of Calvary." That foolish decision eliminated plan "A" by seating Jesus on the Throne of G" at the right hand of the Father. The devil was forced to devise a new strategy, and plan "B" was implemented.

His new battle plan was similar to plan "A," but just not as bold and aggressive. Going directly after God's only begotten Son was far too ambitious, and the strategy failed miserably. Working on the destruction of God's weakest forces would prove to be a wiser strategy. After the resurrection, satan became fully aware that the Church could not be destroyed either.

Jesus told Peter in Matthew 16:18 that once His Church was built, the strength of its foundation would not allow the gates of Hell to prevail over it. But what if he could weaken the Saints of God that make up the Body of Christ and comprise the Church? If he could not have the Throne, then at least he could weaken this new Church and deceive as many Christians as possible.

Satan was determined to have mankind endure the fate of eternal torment along with him in the Lake of Fire. *The devil recognized that the heart of the Church is the unity of the family, the unity of the family is the strength of the marriage, and the strength of the marriage is the Priesthood of the man*! That's it!! Distract, deceive, and weaken the men! That is the enemy's current modus operandi, to attack the priesthood of the man, and it has proven to be a highly effective strategy over the past two millennia. He has succeeded in destroying the morality of men and distracting them from their priestly responsibilities in the home. This has brought about the destruction of the marriage institution, and thereby, the destruction of the family. In dissecting the devil's battle plan "B," we can see that step one in perverting the priesthood of men has been unbelievably successful. He is using human senses and the sinful nature to pervert the minds of men all around the world. Just as the Priesthood of Aaron was defiled from sculpting the Golden Calf on Mount Horeb, so too has the Priesthood of Christian men globally. This has decimated the Body of Christ in ways we are only beginning to acknowledge or understand.

With further sub-analysis of this campaign against men, we can see that the devil's primary weapon is the arrowhead of deception by using the foul spirits of lust and sexual perversion. He tempts men with these spirits using the arrows of their own lust and selfishness to draw them into the abyss of pornography. That allows the enemy to fire every arrowhead in his arsenal at the wives that have been sexually abandoned, emotionally victimized, and now fully exposed!

Arrowheads of deceiving, lying, cheating, accusing, and dividing, pierce marriages often to the point of divorce! This is why pornography has become a multi-billion-dollar industry. Satan's objective in all forms of pornographic material is to deceive men into believing that a woman of beauty must measure 36" x 24" x 36", have long beautiful hair, a perfect smile, big lips, eyes like a Persian cat, and curves that exceed those of normal female anatomy.

Additionally, we face an ever-growing epidemic of young boys becoming addicted to porn at early ages. The images of perfect bodies and lude acts become their sexual norm and their twisted expectation of how a woman should behave and look. This causes adolescent boys to only desire girls that fit these unrealistic qualities, and they carry these unnatural desires into manhood, and eventually marriage. The truth of the matter is, most women are not shaped like Barbie Dolls, and most women are dignified and do not behave in lude sexual ways as pornography portrays.

This perverted female imagery brings a wedge into many Christian marriages as well as secular ones. Affairs ensue, and divorce is usually not far behind. There is truly an all-out assault of perversion on the minds of men throughout the world. We must stand up as Spiritual Generals and counter-attack the enemy in this critical area of the Inner-Battlefield. When men of God learn to take authority over these seducing spirits and tame the lust of the flesh with the WORD of God, we'll begin to look at our wives through the eyes of Christ, and not the eyes of sexual perversion.

Thank God for the many ministries that are addressing these embarrassing and often secret sins that so many millions of men struggle with daily. Our women have not only become the victims of these perverted habits, but they have also been forced to step into the man's role of father, priest, and provider. This scenario plays out in millions of households every day, and it is creating a social epidemic of spiritually dysfunctional families. God ordained the man to be the priest of the home, and the woman to be His help-meet, not His help-meat.

A family functioning outside of this God-ordained structure cannot walk in God's perfect will, only in His acceptable will. By no means am I conveying that God cannot bless a single parent home! I am simply expressing a sound Biblical truth. Any institution or species that are not functioning the way God originally designed cannot perform perfectly. A young male who has never had the opportunity to observe and emulate a father walking as the priest of his home is missing out on one of the most important facets of manhood development. He will eventually become a man that acts as the tail, and not as the head of his family. A daughter that is raised watching her mother perform the duties of both mother and father will bring that independent mentality into her future marriage. This will perhaps cause her to struggle with submissiveness to her husband and attempt to lead her family as the priest of the home.

Divorce teaches children that the marriage institution is unsacred, unstable, untrustworthy, and very painful. There is a song by Soul Asylum whose lyrics drive this truth home quite nicely. The chorus says, "I am homesick for a home I never had."[14] The effects of a broken family on the mind of a child often become wounds that never heal. That desire for a functional family creates a deep longing that is never fulfilled in the life of a young adult who is a product of a broken home. The need is often replaced by drugs, alcohol, or sex. None of these things could ever replace the love of a mother or father, but the youth of today are searching so desperately for parental love, they will try anything that may provide a substitute for the void that exists. When all else fails, we are seeing so many youths today reverting to suicide as the enemy launches his ultimate arrowhead of death!

There are now more single-parent families in the Church today than there are families with both parents living in the home. The Church is weakened when the families that comprise it are predominantly broken ones. I know in my heart that this training manual was designed by the Father to reverse this curse of dysfunctionality within the family! By raising up a new generation of "High Commanders," the Body of Christ will be in a position to counter-attack this demonic plan against men with an aggressive Offensive Campaign! Satan has been successful in seducing the minds of Christian men for far too long! He continues to destroy Christian marriages and break up Christian families, but he'll never be successful in the destruction of the Church, as long as the Holy Spirit is in the Earth, and Christ, the head of the Church, is seated at the right hand of the Father, the "Bride of Christ" will prevail over satan!

In paraphrasing 2 Thessalonians 2:7, the Bible says, although the devil is at work and sin is prevailing (even in the Church), his power is limited until the Holy Spirit is taken out of the way. This scripture is speaking of the revealing of the Anti-Christ and the Great Tribulation that will follow. It is only when the Church and the Holy Spirit have departed from the Earth that satan will be allowed to move in the fulness of his power.

So, if God has placed limitations on the kingdoms of the darkness for

---

14 "Homesick Lyrics by Soul Ashylum, Written by David Pirner and David Anthony Pirner, 1992." n.d. Lyrics.Com. 2020. https://www.lyrics.com/lyric/830500/Soul+Asylum/Homesick.

now, then how much worst will it be in the seven years of the Great Tribulation? The devil will be given free rein, and if seasoned men and women of God are being deceived now, how difficult will it be to live for Christ in these coming days? This generation is progressively worsening, but God forewarned us of man's condition in the end-times.

> *For men will be lovers of themselves, lovers of money, boastful, arrogant, abusive, disobedient to their parents, ungrateful, unholy, unloving, unforgiving, slanderous, without self-control, brutal, without love of good, traitorous, reckless, conceited, lovers of pleasure rather than lovers of God, having a form of godliness but denying its power.*
>
> (2 Timothy 3:2–5 BSB)

These times can in no way compare to the perilous times that are coming soon! If we cannot operate as bold Commanders for Christ today, then how can we expect to make it through the battles that await the marriages, families, and churches in the perilous day to come? The war to win the battles of sexual perversion, brutal violence, racism, and epidemic drug addiction will only escalate in the coming days before the glorious return of Christ, our Lord! By exposing our enemy at the highest level, we give ourselves the greatest chance for victory in the battles mankind will continue to face. We must resist the urge to fight these enormous battles in the natural realm, flesh against flesh. This is satan's primary objective, and the Kingdom of God cannot advance if we concede to it!

We've now exposed satan's overall motives and tactics. In doing so, we can better understand the reasoning behind his actions and the tactics he uses against us to accomplish his objectives. Now let us agitate his kingdom further by exposing his weaknesses and strengths.

Let us first take a look at his limited strengths. It is a common mistake by many believers to make the presumptuous statement, "The devil is weak." I have personally heard this opinion backed by quoting 1 John 4:4 (NASB), which says, *"Greater is he who is in you than he who is in the world."* It is true that Christ in you is greater than the spirit of the Anti-Christ in the world. It is also true that the devil is a defeated lying foe because of the finished work of Christ at Calvary's Cross. We cannot be deceived into thinking that just because satan is a defeated liar, he is a weak being. If satan was weak, do you think that God would have chosen to sacrifice His only begotten son to destroy his works? If the devil was so weak, then why is he prevailing against marriages and families, even though he was defeated at the "Battle of Calvary?"

The truth of the matter is, even in a defeated state, satan is still a strong foe. Although he is dumb and undiscerning, he is still powerful and extraordinarily deceptive. Let us not confuse ignorance and strength as they are very different characteristics that can easily co-exist in any being. I am sure we all know someone that is as dumb as a mule, yet strong as an ox. Well, this is a great description of satan. Understand that we are not giving the devil any glory when we discuss his power; we are simply exposing him for the limitations of his power. Here are the reasons why the WORD of God says he is a strong foe, but his power is limited.

- <u>Firstly, lucifer was created as an Archangel, which is the most powerful type of Angel/Cherub in the ranks of the Heavenly Host</u>. His fall from God's grace did not change the nature of his being. He is now an Archdemon possessing the same powers of any other Archangel, including Michael (Jude vs. 9). All Archangels are capable of performing supernatural signs and wonders. The Angel of the Lord appeared before the children of Israel in the wilderness as a pillar of cloud by day and fire by night. An Archangel supernaturally broke the chains off Peter's feet when he was rescued from prison as well. There are many other examples of supernatural signs and wonders performed by Archangels in scripture.
- <u>Secondly, satan is a master deceiver who has been sharpening his tools of deception for over 6,000 years!</u> A being with this kind of experience in the art of manipulation will inevitably be an extremely dangerous one due to his experience alone. He has tried and perfected every deceptive tactic known to exist, from the seduction of Eve to the betrayal of Judas, to the proliferation of abortion, opioids, and pornography.
- <u>Thirdly, he is strong because we've allowed ourselves to be so weak!</u> Most believers do not permit the Holy Spirit to operate in them with the fullness of his power, thus making 1 John 4:4

of no effect. *He who is in you is truly greater than he who is in the world, but if the work of the Spirit in you is hindered, then he who is in the world can dominate you! In and of ourselves, we are not stronger beings than satan. It is Jesus Christ in the person of the Holy Spirit working in us that gives us the power over the enemy if he can work unhindered by our minds and flesh.* Millions of Christians have given Christ residence in their hearts yet are still being abused by the powers of darkness. It is only those Saints of God that are allowing the Holy Spirit to have unlimited control of their being who are experiencing victory coming in, and victory going out; victory in their failures, and victory in their successes; victory on the offense, and victory on the defense.

Just as we analyzed our own strengths and weaknesses, we must do the same with our enemy. Satan's three strengths are limited to his created nature as an Archangel, his experience in deception, and his ability to use our own sinful nature against us. But every created being has strong and weak assets. Let us now look at satan's three weaknesses:

- Weakness 1 — satan *and all of his demonic cohorts don't have a defensive mechanism against the Weapons of our Warfare* because those weapons are mighty through God to the pulling down of demonic strongholds (2 Corinthians 10:4). When we launch the warheads of *The Blood of Jesus, The Name of Jesus,* and *The WORD of God,* there is nothing in the enemy's camp that can ward off the destructive power of these nuclear bombs! There are no mystical ceremonies they can perform, and no protective shelters they can hide in when the warheads strike! All the kingdoms of darkness, from the underworld to the high Heavens, are extremely vulnerable because of this fact. We, on the other hand, have many defensive mechanisms. We have the Helmet of Salvation, the Breastplate of Righteousness, the Loins of Truth, the Sandals of the Gospel of Peace, and the Shield of Faith which is capable of quenching all the fiery darts of the wicked one (Ephesians 6:14–17). This armor must be worn by the Christian every day! Over 90 percent of all believers today are familiar with this passage of scripture. Unfortunately, most of us do not put on the full armor of God every day, and this is why the Body of Christ is presently walking in such weakness, compromise, and defeat.

- Weakness 2 — *The devil is not omnipresent (all present), omniscient (all knowing), or omnipotent (all powerful)*, although he wants the Saints of God to believe that. Only the triune God of Abraham, Isaac, and Jacob possesses these inconceivable attributes. I use the word inconceivable because, with our limited intelligence, man cannot possibly understand the magnitude of God's power, knowledge, and presence, although we often try to describe it with our primitive minds. Satan's attributes as a created being are very much the opposite of God's. God is a spirit in the highest order, and He has the ability to be everywhere at once. Satan is a fallen Archangel and can be in only one place at any given time. God is so awesome He can create time, matter, light, life, and cause death. The devil is so pathetic that he can only create lies, deception, and darkness disguised as light. God's knowledge is so profound that He knows how many grains of sand are in the sea and the number of hairs on your head. Satan's knowledge is so limited that he cannot even discern the prophecy that says he is bound for an eternal sea of fire where he'll be tormented forever, so he foolishly continues to fight. Although he knows scripture better than any man, his inability to discern it accurately is a major weakness.

- Weakness 3 — *satan only knows our weaknesses by our actions and our words!* Many Christians believe that demonic entities can read the minds of men, but no one has the ability to discern the thoughts of men except God (Hebrews 4:12; Psalms 94:11). Nowhere in Scripture do we find an Angelic being demonstrating the ability to know a man's thoughts. According to God's WORD, Angels were created to be ministering beings, not telepathic ones. The only power demons have concerning the minds of men is the power of supernatural suggestion. This occurs when, after careful observation and planning, demonic spirits suggest evil thoughts to the mind, but the seductive suggestions cannot be heard by the Human Ear, only the Human Soul. Much like when the Archangel Gabriel spoke to Zechariah about Elizabeth birthing John the Baptist, and Mary birthing our Lord

Jesus. The Archangel's voice was not audible to either, yet it was heard from within their minds. In John 13:2, we can see the devil putting the idea of betraying Jesus into the mind of Judas. If Angelic beings have the ability to materialize as men that can be heard speaking audibly (Genesis 18:2; Hebrews 13:2), then Angelic beings, both honored and fallen, undoubtedly have the ability to speak to our triune being (body, soul, and spirit) without using our bodily sense of hearing. Foul spirits can speak to your mind, and that's the Bible truth. But they can only devise a strategy and send tempting messages based on what they see and remember you doing, or what they hear you saying. They cannot read your thoughts or understand your Heavenly Language, and that alone gives us a tremendous strategical edge in combat!

With the inability to read the human mind, satan has compensated for this inadequacy by demanding that his lords/rulers, princes, and imps become master spies! They have become highly skilled at observing and analyzing our body movements, facial gestures, spoken words, tone of voice, and our emotional disposition. These foul demonic spirits have greater access to our lives than we can imagine. They are assigned to us individually, to our families, and our churches. As wicked beings full of hatred and deceit, they spy, scheme, and deceive as individuals, or as legions. These demonic entities infiltrate our minds, and our hearts in various ways, at numerous levels, and at various distances on the vast terrains of the Inner and Outer-Battlefield.

They have mastered the art of deception and know exactly how and when to C.A.T.C.H. - U. - D.E.A.D.

    C — Compel you to sin

    A — Attack your weaknesses

    T — Torment you

    C — Catch you off guard

    H — Harass you constantly

    U — Undermine God's plan for your life

D — Deceive you

E — Entice you

A — Afflict you with sickness and disease

D — Defile your thoughts

As "High Commanders," we must continuously seek to develop our spiritual sight and our God consciousness. Only with heightened awareness in the spiritual realm can we sense the presence and activity of demonic beings, as well as our holy Angelic comrades in arms. They are all around us, all the time, and they exist in vast numbers.

The devil's motives are clear, and his plans and weaknesses are obvious, but it's up to us as "High Commanders" to gird ourselves up in the full Armor of God, come out of our bunkers, and fight as courageous warriors should! When the Apostle Paul told us to put on the full armor of God in Ephesians 6:11–13, he encouraged us to take a stand against the devil's schemes! The NIV, Berean, and Christian Standard translations denote "taking your stand" as "standing your ground," "having prepared everything to take your stand," and "after fighting to the end you will still hold your ground."

The WORD of God does not tell us to put on the full armor of God so we can stand still in a defensive posture. When we discern the various translations, it's very clear that *Paul was encouraging us to dawn our armor, pick up our sword of the Spirit, which is the WORD of God, conduct an "Offensive Fight" to the end, and then stand our ground! Improper interpretation of this passage of scripture leads us into a continuous defensive posture, but proper interpretation of it leads us into a continuous offensive posture* (recall Moses in Exodus 14:15 being scolded by God for telling the people to stand still)!

As "High Commanders," it is time to take the fight to the enemy with aggressive determination to destroy his works and advance the Kingdom of God on a new level! We have absolutely nothing to fear with superior armament, superior strength in Christ, and superior weapons of warfare!

Now that we know satan's tactics and motives, we also have superior intelligence. We can overpower the wicked forces of evil in every battle if we would only answer the call to "High Command." God is waiting for a few anointed men and women to step into this call with humility, yet ferocity! Congratulations, warrior of God! As you've made it this far in your training, you've now been officially called, you are now officially a decorated soldier in the Army of the Heavenly Host, and you are being rewarded with a rating score of 10 on Responsibility number 12 of a Spiritual General. I'm hopeful that your dedication to leadership training has prepared you to now receive and apply the spiritual principles behind the Air-Land Battle doctrine.

We understand the lay of the battlefields and the rules inside of its various terrains. Additionally, we now understand the qualities and responsibilities we will need to adopt in the quest to lead ourselves and others to victory on the Inner and Outer-Battlefields. Finally, it is time to understand the nuances of Offensive Strategy utilizing the Air-Land Battle doctrine that will ensure the victory over satan and his legion of demonic spirits.

In Chapter 4, we spent a great deal of time focusing on the necessary Qualities of a "Spiritual General". Here in Chapter 5, we have discussed the responsibilities of a Spiritual General in great detail. Now, you will have the opportunity to total your scores from Chapters 4 and 5 and establish your present rank in God's Army. Here is a scoring sheet to assist you in totaling your points:

Rating Score Card

Quality Ratings

1- Holy Spirit Anointing power　　　　_____

2- Education level in God's WORD　　_____

3- Strength of your prayer life　　　　_____

4- Your level of spiritual disciple　　　_____

5- The strength of your faith and courage　_____

Responsibility Ratings

1- Submission level to first-line Command　_____

2- Your ability to always glorify and exalt God　_____

3- Your strength of "Spiritual Conviction"　_____

4- Your level of faithful stewardship　_____

5- Knowledge of your own strengths and weaknesses　_____

6- How wisely you delegate authority　_____

7- How well you inspire and motivate others　_____

8- Keeping your people alert, trained, and ready　_____

9- Calm and peaceful during difficult battles　_____

10- Use of manpower, weapons, and resources　_____

11- Military strategy, Op Art, and tactics　_____

12- Knowledge of satan's motives, tactics, and strengths　_____

　　　　　　　　　　　　Total score　_____

Now that you've acquired a total score, please match that score to the appropriate rank in the chart below.

Score	Rank	Group
155 - 170	Four Star General	High Commanders
150 - 154	Lieutenant General	High Commanders
145 - 149	Major General	High Commanders
140 - 144	Brigadier General	High Commanders
135 - 139	Colonel	High Commanders
130 - 134	Lieutenant Colonel	Commanders
125 - 129	Major	Commanders
120 - 124	Captain	Commanders
115 - 119	1st Lieutenant	Officers
110 - 114	2nd Lieutenant	Officers
105 - 109	Cmd Sgt. Major	Sergeants
100 - 104	Sergeant Major	Sergeants
95 - 99	1st Sergeant	Sergeants
90 - 94	Master Sergeant	Sergeants
85 - 89	Staff Sergeant	Sergeants
80 - 84	Sergeant	Sergeants
75 - 79	Specialist	
70 - 74	Private	

It's important to understand the purpose of ranking ourselves as soldiers in the Army of our Lord. Without knowing the coordinates of your present location, it's impossible to reach your final destination. Knowing your present honorary rank will greatly assist you in setting the proper pace for growth and promotion into "High Command" rank.

Promoting from the rank of Sergeant to Lieutenant General takes work, commitment, and time. God will require that you go through years of training and testing to be certain that He can trust and depend upon you to lead in battle.

In a marathon of this length, you must be willing to go through the wilderness, through the loneliness, through the rejections, through the valleys, through the betrayals, through the crucifixions, through the burials, and through the resurrections! Regardless of where you're presently positioned in God's Command structure, you can be used if you will only make yourself available and humble yourself before God's mighty hand.

Many sinners make the mistake of believing that before they can come to Christ, they must fix up their problems and get their lives together first. Likewise, many Christians make the mistake of believing that before they can be used of God, they must know the Bible inside out and have a leadership position in a church. The truth is this: It isn't your knowledge, wisdom, experience, or position that will lead a person to Christ. It is by the power of God's Spirit that men are led to repentance and salvation (John 6:44).

Wherever you may fall in the symbolic rank structure we've established, I would like to take a moment to congratulate you on firmly establishing yourself in the echelons of God's magnificent Army! I encourage you to now continue forward into our final phase of training.

Let's do so in the power of the Holy Spirit, laying aside every weight and sin which does so easily beset us, looking unto Jesus, the author, and finisher of our faith (Hebrews 12:1–2). Do you not know that in a race, all the runners run, but only one gets the prize? Run, therefore, in such a way as to get the prize (1 Corinthians 9:24 NIV).

Let the battle training begin!

CHAPTER 6

The Air-Land Battle Doctrine

Introduction

Put on the full armor of God, so that you can make your stand against the devil's schemes.

(Ephesians 6:11 BSB)

Endure suffering along with me, as a good soldier of Christ Jesus. Soldiers don't get tied up in the affairs of civilian life, for then they cannot please the officer who enlisted them.

(2 Timothy 2:3–4 NLT)

For the creation eagerly waits with anticipation for God's sons to be revealed.

(Romans 8:19 CSB)

What I am about to disclose to you can truly change the way you walk as a man or woman of God! Your desire to fight, your ability to fight, and your confidence to win are about to change as well. We must begin by challenging the overall lack of desire to fight that is found in most believers! It is impossible to become Violent in the Spirit if we are not angry with our enemy. The Air-Land Battle doctrine will give us the confidence and ability to fight the powers of darkness, but we will need a reason to fight if we are to win the battles we'll face in "High Command."

Jesus showed us how to fight, the correct posture to fight from, and the reason why we are called to fight. He was full of compassion, grace, love, and gentleness towards men, yet He was forcefully destroying demonic activity at every turn during His brief three-year ministry. Healing the sick, casting out demons, and rebuking death itself, Jesus was very Violent in the Spirit, yet rarely raised His voice. His desire to fight satan for the souls of mankind came from His love for man and His desire to give all men the gift of eternal life. He knew it was only this gift that could allow men to escape the curse of eternal damnation.

Our desire to fight must come from the same place! We must become angry with the one who is responsible for our broken homes, churches, marriages, families, schools, and government—Angry with the one who is responsible for deceiving billions of souls with lies and deceptions that will separate them from God eternally. *It is a godly anger that we place in the spiritual realms of darkness as we walk in agape love before man. We must begin to adopt a healthy balance of an attitude of love, grace, and truth towards men, with an attitude of violence and force towards satan and his evil kingdom*! This is *why* we should fight, but He didn't only show us why Jesus showed us *how* we should fight as well. That is, from an Offensive Posture using Offensive Aggression! So, what is this Air-Land Battle doctrine that Jesus taught us how to fight with so perfectly?

The Air-Lan" Battle doctrine is a profound warfare doctrine that was used by the U.S. Army from 1982 to 1990. It replaced the 1976 Active Defense doctrine and was itself replaced by the modern Full Spectrum Operations or Multi-domain Battle doctrine. It reflects the structure of modern warfare, the dynamics of combat power, and the application of warfare principles on the ever-changing modern battlefield. It was designated as the Air-Land doctrine in recognition of the three-dimensional nature of modern warfare, land, sea, and air. Throughout the doctrine, ground actions are strongly affected by the supporting air and sea operations. Offensive Aggression, often from every angle of the battlefield, is the core element of the doctrine's standard operational plan or S.O.P. Nearly every battle that changed the course of a major war utilized the same core elements of overwhelming Offensive Aggression found in the Air-Land Battle doctrine. From the Tet Offensive in the Vietnam War to D-Day in World War 2—From operation Desert Storm in the Gulf War to the Battle of Gettysburg in the Civil War, the Offensive Initiative was seized with agility, initiative, depth, and synchronization. These are the four tenets of the Air-Land Battle doctrine. Let us first look at these tenets from a spiritual perspective before further analysis.

The war we are engaged in with the powers of darkness is truly an Air-Land battle. We, as Christians, are God's ground forces and the Angels of the Heavenly Host are the supporting air operational forces. As we know, satan is called the prince of the power of the air in Ephesians 2:2. His band of fallen Angels can operate under the Earth, in the Earth, in the atmosphere, and space above the Earth.

The rulers of darkness have been using the combat strategies found in the Air-Lan" Battle doctrine against the Body of Christ throughout the history of the Church. It's now time to seize the principles of this battle doctrine and use the strategies for their intended purpose. That is, to put the Church on the offense, set the captives free, and put the powers of darkness on the defense once and for all.

Not only is the name of the Air-Land Battle doctrine so appropriate for the spiritual war we are engaged in, but its standard objectives and tenets are even more appropriate for our battle strategies against satan. *Every dimension and aspect of the Air-Land Battle doctrine is a precise depiction of the type of battle doctrine that Jesus used as His foundational strategy of warfare against demonic forces*! He is calling upon today's Church to begin to do the same, and it starts with the leaders. It starts with those of us who are willing to bear the weight of responsibility that comes with accepting the call to "High Command."

It is not until we dramatically change our spiritual posture that we will see the prophetic words of Jesus fulfilled:

> *Verily verily, I say unto you, he that believeth on Me, the works that I do shall he do also; and greater works than these shall he do, because I go unto My Father.*
>
> (John 14:12 KJV)

The time has come to do these great works and assault the enemy with the same aggression and ferocity used by Christ, our Lord. We must begin to move in the realm of the miraculous through the power of the Holy Ghost within, always recognizing the miracle that matters most—The eternal salvation of the human spirit! Always recognizing that this is what we fight for: But,

> *How shall they believe in Him of whom they have not heard? And how shall they hear without a preacher?*
>
> (Romans 10:14 NKJV)

God does not need your voice. You need His!

The principles, tenets, and imperatives of the Air-Land Battle doctrine are based upon Offensive Aggression! The Church has been in a defensive posture for the most part of its 2,000-year existence. We will never hold victory in our possession if we do not begin to apply Offensive Aggression against these rulers of wickedness in high places. Jesus not only showed us how to apply Offensive Aggression, but He also taught us how to apply strategies of warfare like when to retreat, when to ambush, how to respond to an ambush, when to fight, and when to refuse to engage the enemy. The Angels of the Heavenly Host provided the same comfort, warning, and protection for Christ as they are willing to provide for every believer today. Jesus developed a strong ground assault with the disciples and an Angelic air assault that provided intel and cover even before His three-year offensive campaign began. The Church must now do the same and develop courageous Spiritual Generals with an offensive Air-Land Battle plan against abortion, pornography, opioids, racism, false doctrines, and a host of other strongholds imprisoning mankind.

Ephesians 6:13 tells us that we must fight these strongholds until the end, and then we can stand and hold our ground. *We have completely misinterpreted this scripture, and the consequence of our stagnation has been tragic!* To simply stand and hold our ground will do nothing to gain new ground, nothing to take back the ground that was stolen, and nothing to advance the Kingdom of God in winning new souls for Christ. Just as God challenged Joshua to attack and destroy the strong inhabitants of the promised land, He is challenging us to attack and destroy the strongholds of our homeland. Politics, legislation, and reform will not defeat these enemies. Only a revival of our spirits and our will to fight can bring forth victory in our families, our churches, and our nation. *Breakthrough signifies an offensive thrust past a defensive line, and that is impossible when we just stand in a defensive posture. Breakthrough requires Offensive Aggression!*

The old Bear Bryant cliché that "defense wins championships" is strategically wrong and statistically false. In any competitive confrontation, the prevailing team is usually the one that imposes the strongest offensive assault. It takes an offensive spirit to score, and it takes scoring to win, whether it is a football battle, a military battle, or a spiritual battle. We're about to learn how to apply numerous Offensive Strategies using the battle tenets and imperatives of the Air-Land Battle doctrine. It is sad to see that the only dimension of Offensive Strategy we have ever been taught in the Church is called Defensive Counter-Attacking"

Defensive Counter-Attacking is a reactive phase of offense that can only be applied in a defensive posture. It is much like back-peddling away from a fight while you are still trying to fend off your assailant. When the enemy strikes, we react to the attack by striking back while retreating. This is operating from a defense that reacts, and it is in no way as powerful as operating from an offense that initiates.

A reactive defense is one that is unprepared, disoriented, and caught by surprise. The reactive response comes from a place of fear and desperation and can often break the defender's will to win. An Initiative Offense like the Responsive Counter-Attack is one which is well prepared, highly camouflaged, well managed, and very much in control. *An offense that initiates can decide when, where, and how to strike. A defense that reacts must fight on the enemy's terrain, on his terms, and from a disadvantaged posture.*

This was the exact scenario portrayed by the New England Patriots in Superbowl LI. In the first half, the Patriots found themselves in a reactive, defensive posture as the Atlanta Falcons poured on an Offensive Aggression they were not prepared for. With strategic adjustments to the stifling Atlanta defense, coach Belichick mounted a brilliant Responsive Counterattack using pressure, agility, depth, and synchronicity of the run and pass attack. They executed an offensive Air-Land Battle plan that will forever stand in the annals of Superbowl history.

In the Body of Christ, most believers never go on the offense at all. Many believe we should focus on loving our neighbor and walking in peace and humility before men. I certainly believe this as well; however, the Bible calls us soldiers, warriors, and combatants for a reason. It tells us that we are in a battleground, not a playground, and it's not against men, it is against the demonic rulers of this world.

The greatest way we can love others is to use our Spiritual Weapons to help set them free from the strongholds of the enemy, and in the case of Christ, that meant fighting to the death! In the case of Peter, Paul, and all the Apostles, fighting the powers of darkness for the souls of men also meant fighting to the death!

The truth is, we are all called to martyrdom—Not necessarily to the death of our bodies, but to the death of our will, and our sinful flesh to the Spirit.

> *Truly, truly, I say to you, unless a grain of wheat falls into the earth and dies, it remains alone; but if it dies, it bears much fruit.*
>
> (John 12:24 NASB)

Likewise, unless a soldier dies to self, he will not die for another that they may bear the fruit of eternal life. Paul said in Philippians 1:21, *"For to me to live is Christ, and to die is gain"* (NIV). He was willing to die to His own will, so His preaching of the Gospel would lead men to the saving knowledge of Jesus Christ! Where are the Paul's of today? Where is the Spiritual General that fear no evil and are ready to fight with a Joshua spirit? I'm absolutely certain that if you've come this far in training, you're one of those "High Commanders" that God will use greatly in these last days. The Air-Land Battle doctrine is going to show us how to apply tremendous offensive pressure on satan's kingdom.

Let us first look at the full scope of the doctrine to include the objectives, the tenets, and the imperatives. For the sake of clarity, I will condense the doctrinal principles to a few pages, and we will focus primarily on the doctrinal objectives. At the core of the doctrine's theme is recognizing that "Offensive Aggression" must occur F.A.S.T.—with Force, Aggression, Speed, and Tenacity.

The Standard Operational Plan (S.O.P)

The SOP of the Air-Land Battle doctrine is based on securing and retaining the Offensive Initiative and exercising it aggressively! It contains four operational objectives, and we'll dissect this portion of the battle doctrine deepest. We must <u>impose our will</u>, <u>create imbalance</u>, <u>move with speed and intensity of force</u>, and we must <u>maintain control of the battle</u>.

Objective Number 1

Imposing Your Will

To impose your will upon someone is to force them to move and behave exactly the way you want them to. The keyword here is to *force* the opponent to conform to your will. The power of imposition only exists in the offensive posture. If I move, the enemy must follow. If I act, the enemy must react accordingly. Now he is moving and behaving the way I want him to because I'm initiating the Offensive Aggression. I can't impose my will in a defensive posture because I'm not using force, I'm not applying pressure, and I'm not leading the battle.

Matthew 11:12 (NASB) says,

> *From the days of John the Baptist until now the kingdom of heaven suffers violence, and violent men take it by force.*

This verse is not speaking of natural force, but of Spiritual Force. *The natural force we possess in and of ourselves is quite ordinary. The Spiritual Force we possess in Christ is unlimited and extraordinarily powerful when we impose it aggressively upon the enemy!* By learning to utilize the powerful forces of our Spiritual Weapons, we can experience victory over satan, victory in the Inner-man, and victory bearing fruit that will feed generations to come. We must be willing to become one of those violent men! Not in the natural, but in the Spirit Realm. Violent men are destined to be prisoners in the natural realm, and no one wants to be considered a violent person, but violent men are destined to be "High Commanders" in the Spirit Realm, and it's the most admiral position a soldier can hold in God's mighty Army!

A violent attitude or spirit is one in which a person moves forcefully against something he/she hates, motivated by passionate feelings towards something he/she believes in. When we see violence in the world, it usually appears as someone moving forcefully against good, while being motivated by intense feelings of hatred. On the contrary, for the Saints of God, violence means moving forcefully against evil while being motivated by intense feelings of righteousness and love! That's a big difference!

Violence and bullying have become huge issues for our children in school, and it is justifiably unacceptable to impose our will upon a weaker vessel, for any reason. That is true in the natural realm, but completely false in the Spirit Realm!

In the realm of the unseen, the rules are quite the opposite. Changing our point of reference can often bring clarity and better understanding. *<u>We have permission and authorization to be violent bullies in the spirit</u>*!

Most of us have been bullied by satanic forces for years without even knowing it because we were weaker vessels. That is no longer the case! Now with the power of the Holy Spirit, believers are much stronger vessels than fallen Angels. It is time for *us* to do the condemning, abusing, and accusing! Just as Jesus bullied and subdued demons on every corner of Jerusalem, Judea, and Samaria, we too have the power to bring these foul spirits under subjection to the will of God! Violence for the Spiritual General means that he is moving forcefully against evil and being led by the Holy Spirit with the Blood of Jesus, the Name of Jesus, and the WORD of God. His attacks are swift and relentless, and they are rooted in enforcing the righteousness of God's Kingdom and advancing it at all cost! Strategy is key, assaults are well planned, and battles are chosen carefully. *If one does not possess passion to see righteousness prevail over evil, he cannot fight with force and tenacity.*

You must believe in what you are fighting for, or you will not fight to win! If we would only take a stand against the enemy and impose our will, revival would break out in all the earth, and the last harvest would occur. As the Church takes this stand, the demonic wall to the Great Revival will surely come tumbling down!

Objective Number 2

Creation of Imbalance

Objective number 2 of the Air-Land Battle doctrine declares that we should throw the enemy off balance with blows from unexpected directions. The greatest advantage of this offensive battle philosophy is that it creates an enemy imbalance with the element of surprise.

A surprise attack creates an environment of fear, panic, and disorientation. How did you feel the last time satan launched a major offensive campaign against you when you least expected it? Maybe your child passed away, or the doctors gave your wife five months to live from cancer. I experienced both tragedies, and I know how much fear, doubt, and disorientation can consume you when surprise attacks occur.

For the record, let us be clear that every surprise attack or tragedy you face isn't a demonic assault. Our sinful nature and foolish decision making can sometimes place us in devastating situations that are rooted in our actions or inactions. In these cases, the enemy has no reason to get involved because *the devil doesn't need to blindfold a blind man, only those who can see!* If you saw the tire was bad in June and you experience a blowout on the freeway in September, you cannot hold evil forces accountable! You caused the drama, and you alone.

When demonic spirits become the objects of surprise attacks from the Saints of God, they experience the same fear, doubt, and disorientation that we do. *The Air-Land Battle doctrine applied in the Spirit Realm teaches us to assault the kingdoms of darkness with ferocity, consistency, and seldom from the same direction.* When principalities cannot discern the direction or nature of the next incoming Artillery round, their forces are thrown off balance, and mounting an effective counterattack becomes virtually impossible.

When we begin to attack demonic spirits in an area that they have established a stronghold, they immediately build-up their defense with reinforcements and concentrate their defensive efforts on that particular area of attack. When you suddenly and surprisingly shift your Offensive Aggression to a completely different area, the demonic forces are caught off balance and, therefore, unable to react effectively to this new area of attack. As you shift your attack from region to region, and stronghold to stronghold, the foul spirits assigned to the battle become fearful and disoriented. They must flee in the face of heavy resistance, just as the Bible says in James 4:7. This scripture tells us to submit to the Lord before we do battle with the enemy. *Always remember that the power to mount a successful resistance against satan comes from a posture of obedience and submission to the Holy Spirit. We can do nothing apart from Christ, and therefore nothing apart from the Holy Spirit* (John 15:5).

Jesus gave us an excellent example of creating imbalance and fear with Offensive Aggression from different directions in the eighth chapter of the Gospel of Matthew. It tells us of the story of two demon, possessed men that were healed in the tombs of Gadara. Upon crossing the Sea of Galilee with His disciples, the devil activated his forces and attempted to kill them all by attacking with a vicious storm. As the prince of the power of the air (Ephesian 2:2), his ability to cause death by storms is a biblical fact (Job 1:18, 19). What should have been a moment of tremendous victory for satan turned out to be one of total embarrassment. Jesus stopped the ambush at sea with three words. "*Silence! Be still*" (Mark 4:39 NLT).

When they arrived on the shores of Gadara, Jesus immediately shifted the direction of His attack. The demons that possessed the strongman in the tombs of Gadara panicked after seeing Jesus calm the storm, and they fell down at His feet, crying in fear and surrender. He cast out the legion of demons into a herd of swine, crossed back over the Sea of Galilee, and continued his "Offensive Aggression". Jesus once again attacked the enemy quickly. By healing the bleeding woman and raising Jairus's daughter back to life, satan's forces were shaken and completely disoriented. He did not stop there but continued to press the fight by sending out the disciples two by two to perform healing and exorcism raids throughout the region. Always imposing His will, always unpredictable, always with supernatural force, and always initiating the Offensive Aggression with agility, depth, and synchronization.

Objective Number 3

Speed and Intensity of Force

The third objective of the Air-Land Battle doctrine declares that the Offensive Aggression against the enemy must be rapid, unpredictable, and violent. If the attack does not incorporate these elements, the enemy will have time to establish a defense, re-enforce his demonic power, and organize a swift counterattack.

It is not difficult to understand how an army would move swiftly and violently on the natural battlefield, and the benefits of doing so are fairly obvious. From Napoleon's defeat at Waterloo to the American defeat at Pearl Harbor, military history has proven on many occasions that speed and intensity of force can result in overwhelming victory!

What exactly does speed and intensity of force look like for the Saints of God on the spiritual battlefield? Speed in Spiritual Warfare means that we are reacting to a satanic influence before it has the chance to build up to a demonic stronghold. This is known as speed in tactical maneuvering. We must also understand when to apply speed in the tactical phase of battle. The amount of time spent in planning an attack is dependent upon the intensity of the satanic oppression and the need for urgency. Some battles are best fought when they are well planned and heavily fortified with adequate manpower, weapons, and resources. Other offensive campaigns are most effective when they are initiated spontaneously. Whether in planning or maneuvering, speed is usually a critical factor in the victory against the powers of darkness when engaging in an Offensive Assault.

How many marriages have fallen apart because of a sluggish response to obvious problems? How about the number of children that could have been saved from overdosing had the early signs of drug dependency not been ignored? From church splits to teen suicides, attacking problems early will usually prevent the problem from taking a stronghold over the situation… pun intended. When the Body of Christ learns to react to the oppression of the enemy quickly, we will then begin to experience great victory because Strongholds will not be established.

Violence in Spiritual Combat is similar to violence in natural combat, except that there are different weapons involved and different motives for using it. Spiritual violence is motivated by love for God and the desire to uphold His banner of righteousness! Natural violence in men is usually motivated by anger, greed, selfishness, or hatred. The weapons of an unbeliever could be a bat, knife, or gun, but the weapons of a believer would be *"The Sword," "The Blood,"* and *"The Son"*.

Speed and swiftness mean nothing if violent force is not applied. This holds true in both the natural and Spiritual Realm. It is the combination of speed and intense force that make an Offensive Assault successful. We have seen throughout our training that the weapons of our warfare are launched with our tongues. When we launch our weapons violently and forcefully, we are launching them with assertiveness and intensity in our spirits, utilizing the power of the Holy Spirit as our source of fuel. *It is not the volume, emotions, screaming, or shouting that propel the warheads coming from our lips. Jesus overcame in so many of his battles using soft words spoken with authority and intensity.* When He healed the demoniac in the tombs of Gadara, He simply said, "Go." When He cleansed the leper, He softly said, "Be thou clean." The stormy Sea of Galilee calmed itself with the command of three words, "Peace, be still."

Believers cannot overcome the powers of darkness with words like "Go" or "Be cleansed," unless they're accompanied with the weapons Christ has given us. We have the power and authority to use the Name, Blood, and WORD of Christ. We do not have the ability or sovereignty of Christ. Because of the deity of Jesus, any word he uttered had power, and every command He gave had supernatural results. You and I do not have that same deity and therefore do not have that same ability. The warheads of the Name, the Blood, and the WORD are propelled, guided, and detonated by the Holy Spirit alone. *We need only to choose the right weapon and launch it with the right missile, in the right direction, at the right time. The Spirit of God is more than capable of delivering the package with "Speed and Intensity of Force".*

Objective Number 4

Control of Battle

Objective number 4 of the Air-Land" Battle doctrine tells us to maintain control of the battle always. We must create opportunities to fight on favorable terms. Fighting on favorable terms and conditions means fighting on familiar terrain, fighting when we are well rested, fighting when we fully understand the enemy's strategy, and fighting when or where the enemy is least expecting us to engage. As mentioned in Chapter 5 on Responsibility number 11 of a Spiritual General, this is known as Operational Art: Knowing when, where, and under what condition to fight. The most important principle of Operational Art is that it can only be applied in offensive strategy. In a defensive posture, you are never in control of when, where, or how combat occurs!

Let us be realistic and clear here. We cannot possibly be expected to remain in an offensive posture indefinitely. No fighting force can do that. If all we did were fight, we would neglect the other responsibilities we have as "High Commanders," and those are far more important than our responsibilities as warriors. *Your Priestly responsibilities and your commission to be a fisher and disciple of men hold a much higher priority than your responsibility to fight the powers of darkness! Fishing for men is the most important responsibility a believer has, and it's so much easier to catch men if we first exercise authority over the spirits that enslave them.*

Our Offensive Aggression brings victory, and it allows us to assume a defensive posture to rest, eat, restore our energy, and revise our battle strategy. The problem is that many Christians live their entire lives in a defensive posture, thus never affording themselves the opportunity to control the countless battles satan will force them to face.

There are just as many believers that have been taught to hide from the enemy and never make waves—Just stay out of his way. A child of God can only experience victory when he learns to live his spiritual life in an offensive posture, using the defensive posture as a means of recovery. If the defensive posture is held too long, the enemy will have time to rest, recover, and reorganize, and that cannot be allowed to happen.

The princes and rulers of this world have great strength in numbers of demonic spirits. They can recover from the greatest defeat very rapidly by reassignment of forces from other kingdoms and principalities. Therefore, we can't afford to bask in victory for very long. Take a short defensive break and come back fighting in full force. God will give us plenty of opportunities to come off the frontlines of battle and focus on our other important responsibilities of "High Command".

A Spiritual General that is skilled in the art of Tactical Ops will sometimes Retreat from an attack instead of defending an attack. If satan's forces attack you while you are in a defensive posture, it may sometimes be wiser to avoid engaging them at that moment by retreating from your position. How many times have we asked ourselves, "Why didn't I just walk away?"

Here is an important principle to remember in combat strategy. *Retreating does not mean that you are no longer a defender, and it does not mean you have chosen to surrender. Retreating simply means you won't fight according to the enemy's agenda!* When we engage on the attacker's terms, we relinquish Control of Battle.

There have been times that had I simply walked away, I would have given myself time to control my anger, pray, and with guidance from the Holy Spirit, counterattack according to His strategy. That may involve using the weapon of *Love*, *The Name*, *The Blood*, or *The Word*, but what matters is that we are giving ourselves time to rest, get counsel, strategize, and respond according to God's Op Order.

I will give a great example in my own marriage. For years, I believed that retreating was a sign of weakness, and something you should never do when a fight of any sort arises. When I began to see the way Jesus used the retreat, regroup, response technique, I started implementing the retreat maneuver for the first time in my marriage. The results were amazing! Sometimes the response after regrouping with God was a love attack on my wife, starting with a long hug. There were times that the response after regrouping was an attack using the missile of teaching the WORD of God, propelled by the love of the Holy Spirit. Many times, the response after regrouping was a strategy session with the Holy Spirit and an Offensive Assault on the foul spirits that were harassing her. *I discovered that Retreating can often be the best first response to most attacks regardless of their nature.*

The Spirit of God also showed me that Retreating can be a powerful tool in Offensive Strategy. Offensive strikes that follow Retreats are so effective because they're not launched from an off-balanced, defensive posture. Your Retreat has given you control of the time and point of engagement. Now your attack, if directed towards the demonic realm, can incorporate the elements of surprise, speed, the intensity of force, and the imposition of will.

Jesus used this Offensive Strategy of retreat, regroup, and aggressive response on many occasions. In Matthew 12:14–15 (KJV), the Bible says, "*The Pharisees went out, and held a council against him, how they might destroy him. But when Jesus knew it, he withdrew himself from thence: and great multitudes followed him, and he healed them all.*" The devil plotted to kill Jesus before His appointed time, so the Lord applied this strategy of "Retreat and Attack".

It was not the right moment to engage the enemy. The Retreat appeared to be a cowardice act, but it was designed to put the enemy in an overconfident and relaxed posture. Immediately, Christ launched a massive surprise attack from an unexpected direction by loosing a great multitude of people from sickness, disease, demonic oppression, and demonic possession. He did not make the mistake of fighting for His own life at the wrong moment, He wisely retreated, and to the enemy's surprise, fought for the lives of thousands of others instead.

The Lord applied the same strategy in Luke 6:11–19. In this passage of scripture, Jesus healed a man on the Sabbath. Verse 11–12 says, *The Pharisees "were filled with madness, and communed one with another what they might do to Jesus. (…) He went out into a mountain to pray, and continued all night in prayer to God."* Verse 13–17 says that the next day, He chose the twelve Apostles and came down from the mountain into a plain. There was a great multitude that came from Judea, Jerusalem, Tire, and Sidon, waiting to hear Him and be healed of their diseases. The Lord of Glory proceeded to launch one raid after another by casting out unclean spirits and healing them all!

We can see clearly that an integral part of our Lord's Retreat strategy was a deep prayer on high mountainous terrain. We must do the same and go to the Highest Heavens (Deuteronomy 10:14) at the Throne of God after retreating. With renewed strength and a divinely inspired Offensive Strategy, we can then enlist other strongmen and strong women to join us in our Counter-Offensive assault. Some battles will not require re-enforcements, but *every battle must incorporate God's strategic battleplan before engaging in combat*! This allows the Holy Spirit to keep us in Control of Battle.

Let us take a brief look at the Tenets and Imperatives of the Air-Land Battle doctrine. The Objectives of the Air-Land Battle doctrine are achieved only when the tenets and imperatives are closely followed.

Let me first provide two acronyms that will help you memorize the tenets and imperatives of the doctrine with ease. They A.I.D. our C.A.U.S.E. in reaching our Objectives.

Battle Imperatives

1. <u>Combining arms</u> — conserving strength of manpower.
2. <u>Ability to Anticipate Enemy</u> — knowing your strong and weak fronts and anticipating enemy strategies and maneuvers according to battlefield elements.
3. <u>Unity of vision</u> — All forces are operating in accordance with the Force Commander's mission plan.
4. <u>Shifting main efforts according to battle needs.</u>
5. <u>Effects of battle on soldiers.</u>

Actual combat will involve the use of various Combat Maneuver or Combat Tactic such as ambushes, flank assaults, envelopments, biological assaults, psychological assaults, propaganda, multi-force attacks, and guerilla attacks. Regardless of the tactics or maneuvers used, the Force Commander will apply all of the objectives, tenets, and imperatives of the Air-Land Battle doctrine. Decisions on Combat Maneuvers will be based upon a careful assessment of mission strategy, operational conditions, and tactical strategies based upon elements such as battlefield conditions, weather, supply chains, manpower, enemy readiness, etc.

So, now that I have your head spinning with military terms, you may be wondering how all these objectives, tenets, and strategies can be applied to your life in a practical way. Well, let us find out how they can not only be used in a practical way, but in a transformative way!

As we have just seen, there are many Combat Maneuvers and Combat Tactics available to a commander on the natural battlefield. These same tactics are available to a "High Commander" on the Spiritual Battlefield as well. For training purposes, we'll only be using three Combat Maneuvers and one Combat Tactic. We're going to focus on the **Ambush**, and the **Flank** Maneuvers, as well as **Multi-Force**, and Psychological **warfare** tactics. These are the maneuvers and tactics the enemy uses on us most often, but shout out to the Lord because we are about to turn the page and learn how to use these same tactics on him!

We will take an in-depth look at each maneuver on the natural battlefield, in biblical examples, and in real-life examples as well. Let us not forget that regardless of the maneuver or tactic being used, the Air-Land Battle doctrine requires that it must be implemented F.A.S.T.—That is with Force, Aggression, Speed, and Tenacity. Remember also that hiding is not a maneuver. Unless it is used as a spy tactic to acquire intel, it is nothing more than a cowardly, treasonous act.

The Ambush and Raid

An ambush or raid is a Combat Maneuver that's quick and hasty. It consists of a massive surprise attack from a concealed position, and it allows for little to no escape routes for the enemy. An ambush is similar to a raid in its uses of the element of surprise. However, it differs in that the attacker waits for the enemy in an ambush but assaults the enemy in a raid.

One of the most famous ambushes in military history was the Trojan Horse ambush in the city of Troy. "The Greeks constructed a huge wooden horse and hid a select force of men inside."[15] They "pretended to sail away, and the Trojans pulled the horse into their city as a victory trophy. That night the Greek force crept out of the horse and opened the gates for the rest of the Greek army, which had sailed back under cover of night. The Greeks entered and destroyed the city of Troy, bringing a complete end to the Trojan war."[16] With the infiltration and follow-on maneuver of opening the city gates, it was unique in being both a raid using a booby-trap as bait, as well as an extraordinarily successful ambush.

The WORD of God gives us several excellent examples of ambushes and raids on both large and small scales. Joshua was successful using both maneuvers in "The Raid of Jericho" (Joshua 6) and in "The Ambush at Ai" (Joshua 8). Ambushing was a common tactic of warfare throughout Israel's military and cultural history. Likewise, it is a common tactic of warfare in the spirit realm.

Our enemy is incredibly proficient at setting traps and leading us right into them unexpectedly. Demonic spirits can raid as well with stealth, agility, and force. The devil was constantly attempting to raid or ambush Jesus, and in Luke 4:28, we can see His Offensive Aggression on a small scale, but at peak level. The WORD tells us that Jesus was walking with power in the anointing of the Holy Spirit when He came out of the forty-day wilderness fast. After passing through Galilee, He returned to His birthplace to announce the birth of a "New Covenant". When He read from the book of Isaiah in the synagogue of Nazareth, He boldly proclaimed that He was the arrival of the Messiah!

> *The Spirit of the Lord is on me, because he has anointed me to proclaim good news to the poor. He has sent me to proclaim freedom for the prisoners and recovery of sight for the blind, to set the oppressed free, to proclaim the year of the Lord's favor.*
>
> (Luke 4:18–19 NIV)

The crowd was appalled! They snarled, "Isn't that Joseph's boy?" (John 6:42). as if to imply that He had no authority or stature to profess such

---

15   "Trojan Horse." 2020. Wikipedia, The Free Encyclopedia. 2020. https://en.wikipedia.org/wiki/Trojan_Horse.
16   Ibid.

things. Jesus rebuked them so aggressively for their doubt that they ambushed Him, drove Him out of town, and even attempted to throw Him over a cliff. With supernatural ease, He was able to somehow pass through the crowd and retreat from the ambush unharmed. It was not His time to die. The devil was never able to ambush or raid Christ successfully until the "Battle of Calvary". I will get to that in a second, but we certainly know how that battle turned out, don't we?

How many times in your life have you been ambushed? Maybe by friends, or perhaps worse, by family? The devil and his princes are constantly at work trying to attack us with any and every tactical maneuver they can devise. Ambushing and raiding tactics are their favorite maneuvers because believers are such vulnerable targets.

We are not staying vigilant and alert, we rarely wear our armor, and we seldom stand guard in preparation for the demonic raids. It may be a sudden strike to demoralize you from trusting God, or maybe a demonic trap that places your child in a dangerous situation. They can strike us hard and fast with foul thoughts, distractions, lies, deceptions, traps, sickness, and even accidents or assaults. With the relaxed posture of most believers, it is impossible to stand against the wiles of the devil when these attacks occur.

Well, the time has come to renew that thinking and to awaken the warrior from within! Jesus spent three years of His life performing countless raids on the devil and his legions of demons. He always used a raiding maneuver whenever He attacked the devil! He never attacked with an ambush by lying in wait for the devil, and we as "High Commanders" must begin to follow this powerful example. Jesus always assaulted satan suddenly and forcefully by unexpected healings, miracles, exorcisms, and deliverances. He knew His primary mission was to destroy the works of the devil (1 John 3:8), and He accomplished that mission at a great cost!

The only exception we see to this Operational Strategy is the trap and ambush at "The Battle of Calvary". It was the most brilliant battle-strategy in the history of warfare. The devil executed a raid on Jesus of massive size and aggression when he used the Romans to arrest, flog, beat, and crucify the Lord. Although it was a raid, Christ knew it was coming, and it, therefore, was not by surprise. Jesus trapped satan by playing along as a weak and helpless Messianic imposter forced to surrender His will. From a posture of Retreat, what looked like a surrendering of will was actually an imposition of will. The devil fell right into the trap. For the love and salvation of all mankind, our Lord endured the agony of the raid. But in the process of torturously executing Jesus, the devil made a fatal mistake. Much like the Trojan Horse appeared to be harmless, so did the Blood of Jesus! He had fallen into the trap of shedding pure, innocent, Holy Blood! Once Christ gave up His Spirit on the cross, and His Blood stopped flowing, the devil realized what he had done!

A deafening silence surely fell over the land, and satan was suddenly aware that he would be held accountable for ever drop of blood Jesus had just shed—From every thorn hole to every nail hole, and every flesh wound, every drop Christ had shed would eternally be on his hands! Through lightning, thunder, earthquakes, renting of the temple veil, and visitations into the heart of the Earth, Jesus made it known to satan and every demonic spirit that an irreversible crime had just been committed! Innocent Blood had been shed, and the death penalty satan intended for Jesus was imposed upon him!

Equally as devastating, the death penalty God had imposed upon man (The Law of Sin and Death), had been lifted as a result of the innocent blood being shed. Now that is a battle strategy that only God could devise or execute. An ambush in the spirit realm, using a foreknown raid in the natural realm, baited by a possum trap using pure blood… Priceless. Had satan known it was a trap, he would have never crucified the Lord of Glory (1 Corinthians 2:8). The infamous victory at the "Battle of Calvary" culminated with unarguably the most important event in the history of mankind—The Resurrection of Christ!

Jesus didn't only show us how to walk in love before men, He showed us how to raid with force against demons and even trap them in their own snares! The time has come to use the "Air-Land" Battle doctrine just like Christ and do a little raiding and trapping of our own. Things are about to get very exciting.

In just a few moments, we are going to bring together everything we have learned thus far to see all the principles in real-life situations. With our weapons and resources, we're going to see how to apply these tactics and maneuvers on the powers of darkness and unleash the warrior within. But before we further explore the raiding principles of this powerful doctrine, let's continue to look at a few more Combat Maneuvers and tactics.

The Flank (Envelopment)

The flanking maneuver is an attack on an enemy's side or rear as the main assault pushes from the front. Flank attacks are conducted in most ways like an envelopment maneuver, but flank attacks focus primarily on troops, while envelopment attacks can focus on both troops and assets like supplies, communication, or intel. Flanks from multiple directions are known as double flanks or encirclement if also from the rear.

One of the most successful flanking maneuvers in the history of modern warfare occurred during the Gulf War, with the single battle of "Desert Storm". In 1991, General Norman Schwarzkopf responded to the Iraqi invasion of Kuwait with a brilliant flanking strategy, like the Air-Land Battle maneuver David used in the fifth chapter of 2 Samuel. Saddam Hussein expected the U.S. led coalition to attack only from the eastern shores of the Persian Gulf, but General Schwarzkopf surprised the Iraqi forces with a flank attack from the west that was so successful, it would later be known as the "Left Hook" strategy [17].

The Shock and Awe air campaign prepared the way for an overwhelmingly successful ground assault that ended in three days! The Saudi-led Arab forces attacked Kuwait City, the Marines attacked the oil fields north of the city, and the Army invaded from the northern border of Saudi Arabia, then flanked towards Kuwait City from the west. The unexpected flanking maneuver was so massive and so aggressive, it enabled the coalition forces to defeat forty-two Iraqi divisions in ninety

---

17   Wright, D. n.d. "Deception in the Desert - Deceiving Iraq in Operation DESERT STORM." Army University Press. Accessed September 19, 2020. https://www.armyupress.army.mil/Books/Browse-Books/iBooks-and-EPUBs/Deception-in-the-Desert/.

hours of combat [18].

One of the most successful flanking maneuvers in the WORD of God can be found in 2 Samuel 5:20 (also in 1 Chronicles 14:8–17). This passage of scripture describes a powerful, yet little known Air-Land" Battle that took place in the Valley of Rephaim. David was anointed King of Israel at the tender age of thirty. The Philistines heard of this and went out in search of him, but David did not hide, he first inquired of the Lord. God did not instruct him to assume a defensive posture, but to pursue the Philistines aggressively, with his assurance of victory. David quickly defeated them and called the city Baal Perazim (the Lord of Breakthrough). The Philistines fled and abandoned their idols, but they wasted no time returning to Baal Perazim for a counterattack. David once again inquired of the Lord, but this time God instructed him to use a classic "Air-Land" battle flanking maneuver against the Philistines.

> *...Do not march straight up, but circle around behind them and attack them in front of the balsam trees. As soon as you hear the sound of marching in the tops of the balsam trees, move quickly, because this will mean the LORD has marched out before you to strike the camp of the Philistines.*
>
> (2 Samuel 5:23–24 BSB)

The contemporary English translation says, "*Wait until you hear a sound in the treetops like marching troops."* The word Angel is not used directly in this scripture. However, in the context of the passage, the marching sound on top of the trees that produce anointing oil cannot be anything but Angels! God commanded David to flank the enemy, wait for the Angels of the Heavenly Host to initiate the Offensive Campaign, and then charge with force, aggression, speed, and tenacity (F.A.S.T.). The battle ended quickly with an overwhelming defeat of the Philistines because the Battle-Plan was designed by God, and the Offensive Assault was led by God!

The "Battle at Baal Perazim" is a powerful example of the use of Angels in warfare—Just as the Angels came to the aid of David on the natural

---

18 Wright, D. n.d.

battlefield, they can do the same for us on the Spiritual Battlefield. Whether we are conducting a Raid or a Flan" assault on the powers of darkness, going in alone without God leading the way is never wise. *Against a demonic stronghold of any sort, a competent "High Commander" should always request Angelic assistance when commencing an Offensive Campaign.* He must lean fully upon the power, wisdom, and will of the Holy Spirit to devise a strategy and execute combat with supernatural power! The Lord can and will speak to us just as He spoke to David. If we would only enquire of God the way David did, we'd begin to see His plans more clearly, and His power demonstrated more often.

Let us take a moment to compare the Raid and the Flank maneuver in the Spiritual Realm. Jesus raided the powers of darkness often, and it's a combat maneuver we should often use as well. A solo raid is a forceful surprise attack on satan's forces directed at any stronghold, for any person, including yourself. A solo flank is conducted in the same manner as a solo raid with one exception: When I am conducting a solo raid, I want to keep the pressure on one stronghold alone. When I am conducting a solo flank, I want to shift the pressure spontaneously from stronghold to stronghold. For example, maybe the Spirit of God is leading me to attack a stronghold of lying for my daughter, then quickly, I'll be led to shift to a stronghold of disease for my friend in Vegas. Unexpectedly, I may shift to a stronghold of lust that may be harassing me. This is an excellent way to overwhelm the enemy with Offensive Aggression, but it is best as a young commander to begin to practice these techniques using only the solo raid maneuver.

A group raid/flank can be conducted with much more power than a solo raid/flank. The group can consist of any number of believers attacking the same stronghold or various strongholds, together. The Offensive Assaults are being launched at the principalities and powers with maximum force in numbers. An entire Church, praying for a single or multiple breakthroughs at the exact predetermined time? That kind of strategy will most certainly bring forth victorious results, but we as a body rarely do this today.

Multi-Force / Psychological tactics

As previously mentioned, against a demonic stronghold of any sort, a competent "High Commander" should always request Angelic assistance when commencing an Offensive Campaign. If a believer is led by God's Spirit to attack a stronghold, regardless of the maneuver being used or the manpower involved, the Angels of the Heavenly Host should lead the way!

They led the charge in battle for David at Baal Perazim (2 Samuel 5:22), and they are ready to lead the charge for us anytime, at the request of the Father. *When God tells us in His WORD that the battle is the Lord's, He means that leading it is His responsibility, not ours (2 Chronicles 20:15; 1 Samuel 17:47). Our responsibility as "High Commanders" is to be faithful in conducting a battle against the demonic forces of evil with the incredible weapons we've been given.* It is utterly and completely irresponsible to lay the duty of combat exclusively in our Father's hands. As heirs to the promises of God and joint-heirs with Jesus, we must tend to our Father's business and defend both His cause and His kingdom fiercely!

The Air-Land Battle doctrine shows us that the defense of our Father's Kingdom must be driven by strong Offensive Aggression for His Kingdom. It shows us that the offense can't be contained if it comes hard and heavy and comes from all directions. The Multi-Force tactic achieves this by the initiation of an all-out Offensive Campaign. On the natural battlefield, it will usually incorporate every aspect of warfare, all manpower available, and every corporal necessary for victory. This would include air assaults, amphibious assaults, ground assaults from multiple flanks, naval assaults, and deep rear assaults. The D-Day battle in Normandy and the aforementioned "Battle of Desert Storm," are textbook examples of using Multi-Force tactics in warfare.

On the Spiritual battlefield, a Multi-Force attack would look much the same. It would incorporate every aspect of Spiritual Warfare, all believers available, and in the case of a Church, every department needed for victory. It would also include the request from God for air support from our Angelic comrades. Angels that can both war and minister to the needs of the troops involved (Matthew 13:49, 26:53).

The combination of resources, missiles, and weapons would be carefully decided by the Holy Spirit and conveyed to the Spiritual General in command. They could include the use of strength or missile resources like fasting, praying, sowing financial seeds, binding, loosing, speaking in tongues, praising, worshipping (like Jehoshaphat's choir 2 Chronicles 20), and even shouting as the Israelites did at Jericho.

The weapons of the WORD, the Name, and the Blood of Jesus would be launched continuously from the mouths of all involved using various missiles aimed at various strongholds. Whenever we see revival break out in the Body of Christ, it is always a result of corporate warfare that's continuous and aggressive like this. Revival would break out all across the land if the Church would go back to the roots that make revival sprout forth. When strongholds are attacked in the Spirit Realm, breakthrough occurs in the natural realm, and revival takes place for everyone involved.

The last tactic we will look at is called Psychological Operations, or Psychops. This battle tactic is designed to do the three D's—deceive, demoralize, and disrupt the enemy. The goal is to weaken enemy resistance or even cause the enemy to surrender. Psychops has been used as a military tactic for thousands of years. The great Chinese military strategist Sun Tzu detailed its principles well in *The Art of War*. "All warfare is based on deception. Therefore, when capable of attacking, feign incapacity; when active in moving troops, feign inactivity."[19] Here are but of few of many military conflicts that utilized the Psychop tactic.

The Greeks pretended to sail away in surrender, deceiving the Trojans to accept the horse as a peace offering in the Trojan War. They deceived the enemy and won the "Battle of Troy" decisively. Alexander the Great left an over-sized suit of armor behind after retreating from battle. He likewise deceived the enemy and dissuaded him from pursuing what appeared to be an army of giants. In World War II, we saw NATO leaflets dropped throughout the European countryside, spreading disinformation. The objective was not only deception but

---

19   Tzu, Sun. 2007.

demoralization of the enemy as well. With modern-day cyber warfare, Psychop tactics like fake news achieve the same tactical objectives as traditional methods: Deceive, demoralize, and disrupt.

We see the tactic employed many times in God's WORD, and we have presented two of the most prominent examples earlier in training. Let us recall that Joshua used Psychop deception in the "Ambush at Ai," and of course, Jesus employed this very tactic in the greatest battle of all-time—The "Battle of Calvary." Here's the truth, and the Spirit of God compels me to expose it!

The devil has been using Psychop techniques on the Church for 2000 years! Well, maybe we should go back a bit further. Jesus called him a lying murderer from the beginning (John 8:44)! At man's creation, Eve fell prey to his lies, believing that she would not die if she ate of the forbidden fruit (Genesis 3:4–5; 2 Corinthians 11:3). Here is the reality that we, as the Body of Christ must accept… The devil has perfected his skills in Psychop warfare because he has been practicing the Art of Deception and lies since man's creation!

How many times a week as believers, are we consciously and sub-consciously deceived? We fall prey to the deceptive tactics of the enemy perpetually! I have got good news. At this point in our training, we are in a powerful place to turn the Psychop tactics that satan has used against us for so long, right back at his entire kingdom!

He has seductively persuaded believers to doubt their salvation, their worthiness, their inherited Heavenly promises, and their supernatural authority in Christ Jesus! Well, the truth is, as "High Commanders," we can now execute Psychop warfare against demonic strongholds without being deceptive liars like them. Instead of our Psychop tactic being deception, we can use the Psychop tactic of demoralization to proclaim the power of God's truth boldly!

Why does satan continue to fight in a war that was decided at "The Battle of Calvary?" Why can't his demonic comrades see that no weapon launched against us has the power to harm us? (Luke 10:19; Isaiah 54:17). Why can't they see that we know they are powerless liars with no hope for anything but a torturous eternity in The Lake of

Fire? They don't pay attention to these truths because there are not enough "High Commanders" to proclaim them on the mountaintops, with loud bullhorns! *There is no better way to attack strongholds than to initiate the attack with Spiritual Propaganda!* Before we drop demonic spirits to their knees with the Name of Jesus and force them to bow to His name, we can derive great pleasure in reminding them that resistance is absolutely futile! Reminding demons of their lack of power and defeated disposition stifles their will to fight back. It also discourages their motivation to retaliate when they are reminded of their horrible eternal fate! After they are taken to their knees, tormented by the "WORD of God," and cast down into utter darkness, there's little power or motivation left to mount a counter-offensive attack. This is usually a good time to assume a defensive posture for rest, but not long enough to give the enemy an opportunity to strike back. I have come to find that eventually, these foul spirits accept your authority in "High Command," and they redirect their attacks towards weaker targets that are close to your heart—From parents to siblings, to children, striking back at your loved ones becomes far easier than striking at you. These sorts of cowardly attacks can sometimes hurt more than any fiery arrows that could be launched directly at you.

I often remind these spirits of their gutless ways in the Psychop phase of my Offensive Campaigns against them. The more you exercise your authority in "High Command," the more you will see these cowardly attacks directed at your loved ones. The best way to hurt someone is to hurt someone they love. For this reason, it is a very good idea to use solo flank maneuvers for your immediate family as often as possible. The enemy will retaliate from your Offensive Aggression, and protecting your family from demonic counterattacks is an important responsibility of a Spiritual General.

At this point, it would be advisable to begin practicing these combat techniques immediately. This is the most important part of your training, and it may feel awkward, but that's ok. Just start fighting with these battle principles and watch how the Holy Spirit brings wisdom, strategy, confidence, and supernatural breakthrough! He will faithfully show you how to fight, where to fight, and when to retreat. Here are a few simple steps to aid you in practicing the art of spiritual war.

- In prayer, ask the Holy Spirit to show you which target(s) you should attack, what strategies you should employ, and what resources, weapons, and manpower should you involve.

- With God's Spirit leading the way, ask for a release of the Angelic forces you will need to prepare the battlefield and lead the charge.

- Prepare for battle with the manpower (if others are involved), resources, and missiles you will use to fire the warheads. (Note: Avoid going into battle without at least one designated scripture to fire verbally at the enemy. Remember, it is not about screaming, but about verbal force from a position of supreme authority over your enemy.)

- Begin the attack by calling out the spirits or principalities you are attacking. In the Name of Jesus, verbally command them to cease and desist their assault on a pre-designated individual (even yourself). Then, in Jesus' Name, command them to drop to their knees and confess that Jesus Christ is Lord (Philippians 2:10–11). Torment them by making them repeat and confess His holy name over and over again.

- Before commanding them to flee back to the underworld, spend some time using Psychops against them for the sake of demoralization before castration. The Blood of Jesus is the perfect nuclear warhead to launch first because it demoralizes demons at the highest level. Remind them of where they're going as a result of shedding His Blood and remind them of the power you now have as a result as well.

- Remind them that they must obey your commands because the WORD of God says… (recite your scripture, and it's ok to read it). This is an agonizing, tormenting process for demonic spirits, as just the Name of Jesus alone makes them tremble with fear (James 2:19). With the sting of the Blood, and the hypnotizing power of the Word, fleeing back to hell is less torturous.

- Finally, command them to flee back to hell and never return, or you will torture their entire principality. When using a flanking maneuver, this is where you will redirect your attack to another front, shifting the assault to a different spirit, harassing a different person. The shift of attack can happen numerous times in a single battle. This gives the enemy no time to regroup, and the element of surprise flanking maneuvers creates confusion, fear, and tremendous imbalance.

There are so many scenarios possible when conducting battle with the powers of darkness, but the blueprint above provides a good foundation for success. This cannot be a cerebral process because it takes place in the Spiritual Realm of the unseen. The more one practices Offensive Aggression in this realm, the more it becomes evident that only the Holy Spirit can guide you through battles of this kind. I can tell you from many years of experience that the feeling of liberation from breaking a stronghold over your life, and the lives of others, is exhilarating!

Let us always remember that successfully fishing for men is the very thing that expands God's kingdom on the earth. Our success in breaking demonic strongholds over men aids our ability to successfully fish for men! When we are abiding in Jesus, we all desire to see broken human souls come to the saving knowledge of Christ. There is no better way to prepare that soul to receive the good news of Jesus than to break-off the demonic chains of influence and deception that entrap it. This is why Spiritual Warfare is so vital to effective evangelism of the Gospel.

CONCLUSION

There you have it, my faithful friend and comrade in Christ! The Air-Land Battle doctrine unlocked, discerned, and interpreted in the spirit! I thank the Lord JESUS for affording me the humble privilege of delivering this powerful battle doctrine to the Body of Christ, and I pray that it will bring forth revival in the hearts of all who apply the principles it unfolds.

Isaiah 59:17 (CEV) says,

> *Justice was the LORD's armor; saving power was his helmet; anger and revenge were his clothes.*

2 Corinthians 10:6 (GWT) says,

> *We are ready to punish every act of disobedience when you have become completely obedient.*

A disobedient commander is unfit for command, so if you don't walk in the qualities/responsibilities of a Spiritual General, you will never see the Kingdom of God advancing through your leadership!

Congratulations on completing your training in leadership and Spiritual Warfare! I pray that you will continue to review and use this training manual for the duration of your life. Never stop pressing towards the mark for the prize of your calling in "High Command"!

Stay vigilant and violent in the spirit towards the powers of darkness, but far more importantly, stay humble and loving in the spirit toward your fellow man. Burn the WORD of God onto the fleshy tables of your heart. Go forth and make disciples of men, that healing and revival would break forth throughout the earth. Teach God's WORD to your children, tie it to your hands, bind it upon your forehead, and write it on the doorpost of your soul. Pray without ceasing! Know that nothing can bring separation from God's love for you and let nothing separate you from your love for God—not friends, not family, not satan, and not sin!

> *For this reason I bow my knees before the Father, from whom every family in heaven and on earth is named, that according to the riches of his glory, he may grant you to be strengthened with power through his Spirit in your inner being, so that Christ may dwell in your hearts through faith—that you being rooted and grounded in love, may have strength to comprehend with all the saints what is the breadth, and length, and height, and depth, and to know the love of Christ that surpasses knowledge, that you may be filled with ALL THE FULLNESS OF GOD!*
>
> (Ephesians 3:14–19 ESV)

May God grant you grace,

humility, and power

in your quest to become…

The

Spiritual General

The Prayer of Salvation

My assumption is that you've broken away from the training to take this life-changing step of accepting Jesus Christ as your Lord and Savior.

The gift of Salvation is eternal, it's glorious, and it can't be earned! It's been given to men freely, but the price Jesus paid for it was an agonizing, torturous, brutal death! It's the brutal torture He stopped you and me from experiencing in Hell for the consequence of our unforgiven sin! Since Jesus's death was a perfect sacrifice by a perfect, sinless man, God the Father has accepted the shedding of His pure blood as a one-time, final offering for the sins of all mankind. He paid a heavy price for our sins so that we could have the opportunity to be SAVED from eternal damnation from them. That damnation is real. That eternal torment and separation from God in Hellfire is real! The gift of God you're about to receive will not only save you from that eternal judgment, but it will also guarantee your eternal peace and your eternal existence in the family of God! The gift is free, but we must accept it and receive it by a simple mechanism called "FAITH". It's the only way to receive the gift of eternal life, yet it's so simple that many sinners can't accept it. Everyone can have faith from young to old, so it's the perfect, simple, non-discriminatory method that God chose to use to reconcile man back to himself. Accepting, by faith, that Jesus laid His life down in a brutal way for you is a humbling step. Although receiving God's gift of eternal life and forgiveness of sin requires nothing more than a simple prayer, **it must be taken seriously**. I'm convinced that millions have uttered some form of 'the sinner's prayer' and didn't have genuine faith in what they were confessing. Salvation and a supernatural "born-again" experience will not occur if the Father does not witness genuine faith and sincerity in your Heart when you accept the sacrifice of his son.

Let's pray and get those sins remitted so you can once and for all be adopted into the family of God and become a joint heir with Jesus to the Throne of God. Pray this audibly with a surrendered Heart:

Father, I come before you with a humble heart. I now understand why I need to be saved from my sins. I understand why Jesus had to die and shed His pure blood for my sins. I now confess my countless sins to you, and I ask that you forgive me for them. I surrender my life to you so that you can be my Lord as well as my Savior. I pray that you would fill me with the power of your Holy Spirit and that you would guide and carry me throughout the duration of my life. I surrender my will, my family, my finances, and all that I have into your care. Thank you, Father for accepting me as your son/daughter! I pray this in the Name of Jesus

Amen!

REFERENCES

"Article IV – Chemical Weapons." 2020. Organization for the Prohibition of Chemical Weapons [OPCW],. 2020. https://www.opcw.org/chemical-weapons-convention/articles/article-iv-chemical-weapons.

"Battle of Tannenberg Begins." 2020. History.Com. 2020. https://www.history.com/this-day-in-history/battle-of-tannenberg-begins.

Connley, Courtney. 2019. "Patriots Coach Bill Belichick Lives by a Quote from 'The Art of War.'" CNBC LLC. 2019. https://www.cnbc.com/2019/01/31/bill-belichick-uses-this-sun-tzu-quote-to-inspire-the-patriots-to-win.html.

"Faithful." 2020. In *Thesaurus.Com*. https://www.thesaurus.com/browse/faithful?s=t.

Freiberg, Kevin, and Jackie Frieberg. 2019. "20 Reasons Why Herb Kelleher Was One Of The Most Beloved Leaders Of Our Time." Forbes. 2019. https://www.forbes.com/sites/kevinandjackiefreiberg/2019/01/04/20-reasons-why-herb-kelleher-was-one-of-the-most-beloved-leaders-of-our-time/#1895d8beb311.

GOD'S WORD Translation [GWT]. 1995. *God's Word to the Nations Bible Society.* Cleveland, Ohio. https://www.biblegateway.com/versions/GODS-WORD-Translation-GW-Bible/.

"Homesick Lyrics by Soul Ashylum, Written by David Pirner and David Anthony Pirner, 1992." n.d. Lyrics.Com. 2020. https://www.lyrics.com/lyric/830500/Soul+Asylum/Homesick.

"Quote by Winston Churchill, 1906." n.d. Quote Investigator. 2020. https://quoteinvestigator.com/2015/07/23/great-power/.

"Super Bowl Victory Is Decided In OT: Patriots Beat Falcons 34-28." 2017. NPR.Com. 2017. https://www.npr.org/2017/02/06/513388136/super-bowl-victory-is-decided-in-ot-patriots-beat-falcons-34-28.

The Holy Bible: American Standard Version [ASV]. 1901. Thomas Nelson and Sons. Public domain. https://www.biblegateway.com/versions/American-Standard-Version-ASV-Bible/#booklist.

The Holy Bible: Berean Study Bible [BSB]. 2016. 1st edition. https://biblehub.com/bsb/genesis/1.htm.

The Holy Bible: Contemporary English Version [CEV]. 1995. *American Bible Society*. https://www.biblegateway.com/versions/Contemporary-English-Version-CEV-Bible/.

The Holy Bible: English Standard Version [ESV]. 2007. Wheaton, Ill: Crossway Bibles. Public domain. https://www.biblegateway.com/versions/English-Standard-Version-ESV-Bible/#booklist.

The Holy Bible: King James Version [KJV]. 1999. New York, NY: American Bible Society. Public Domain.

The Holy Bible: New American Standard Bible [NASB]. 1995. The Lockman Foundation. http://www.lockman.org/nasb/index.php.

The Holy Bible: New International Version [NIV]. 1984. Grand Rapids: Zonderman Publishing House. https://www.biblegateway.com/versions/New-International-Version-NIV-Bible/#booklist.

The Holy Bible: New Living Translation [NLT]. 2013. Carol Stream: Tyndale House Foundation. Tyndale House Publishers, Inc. https://www.biblegateway.com/versions/New-Living-Translation-NLT-Bible/#booklist.

The Holy Bible: The Christian Standard Bible [CSB]. 2017. Holman

Bible Publishers. https://www.biblegateway.com/versions/Christian-Standard-Bible-CSB/#copy.

Torpey, Elka. 2018. "Measuring the Value of Education." U.S. Bureau of Labor Statistics. 2018. https://www.bls.gov/careeroutlook/2018/data-on-display/education-pays.htm.

"Trojan Horse." 2020. Wikipedia, The Free Encyclopedia. 2020. https://en.wikipedia.org/wiki/Trojan_Horse.

Tzu, Sun. 2007. *The Art of War by Sun Tzu. LSC Communications.* https://www.goodreads.com/book/show/10534.The_Art_of_War.

Wepfer, Jack. 2019. "How Emphasis on Running Game Could Help Packers Rebound in 2019." Packers Wire. 2019. https://packerswire.usatoday.com/2019/01/30/how-emphasis-on-running-game-could-help-packers-rebound-in-2019/.

Wright, D. n.d. "Deception in the Desert - Deceiving Iraq in Operation DESERT STORM." Army University Press. 2020. https://www.armyupress.army.mil/Books/Browse-Books/iBooks-and-EPUBs/Deception-in-the-Desert/.

CPSIA information can be obtained
at www.ICGtesting.com
Printed in the USA
BVHW061010210321
603119BV00004B/594